歯科医療のおもしろさ

後輩たちへ贈る 28のドラマ

編集：橋本　光二
升谷　滋行
飯野　文彦

一般財団法人　口腔保健協会

はじめに

最近、我が国の経済状況が落ち込んで来ている事は周知の事実となっており、人材の雇用などにも陰りがみられるようになってきました。

歯科医師に関してみると、歯学部・歯科大学の受験者数の低下、歯科医師国家試験の合格率の落ち込みなどがみられるようになり、さらに歯科医師免許取得後の研修必修化などもあり、従来から言われて来た「歯科医師過剰問題」は事実上解消されたなどという話も出ているようです。しかし、実際には開業歯科医院における来院患者数の減少、また勤務歯科医師の雇用については大きな話題にはなっていないようですが、厳しい状況にあると考えられます。また歯科技工士に関しては専門学校の入学定員割れなどもあり、将来の技工物製作についても危惧されるような状態であり、歯科衛生士については就職に関しては需要が供給を上回る状況にありますが、3年制が義務化されて以来、受験者数の減少傾向がみられるようです。

このように歯科を取り巻く状況が悪化している中で、若い歯科医師、また歯科衛生士や歯科技工士の方々、さらには現在「歯科学」を学んでいる学生の皆さんは、どのような事を考え、また将来自分はどのように学び、経験を積んでいこうとしているのでしょうか。

厳しい現状があるとは言え、将来の我が国の歯科医療を担っていく若い歯科医師、歯科衛生士、歯科技工士の方、また現在学んでいる学生の皆さんに、先輩方の様々な経験や考え、悩みなどを通して、将来進んでいく方向への指針を与える事ができればという趣旨で本書を企画しました。

先輩達が自分の進むべき道をどのように選択したのか、スキルアップを目指しどのように経験を積んでいこうとしたのか、先輩たちからどのような影響を受けたのか、職業上ばかりでなく人生の師と思える人がおられたのか、などを本音で語っていただくのがねらいであり、単なる「成功者の歩んだ道」「こうすればうまくいく」を示してもらうための書ではありません。選択された道や方法が今思えば適切でなかった、こうしておけばよかったなどという事があったらそれについても書かれている筈です。

先輩達の歩んだ道、考えた事、そのために取った方法などを知り、できれば回り道をしないですむためにも参考になることが少しでも本書から得られれば、編集を担当した者として幸いです。

橋本　光二

目次

歯科医師編

私の歯科医療人生　―様々な出会いの中で―

（医社）愛雅会　いいだ歯科医院
埼玉県開業　飯田　雅之

国家試験に合格はしたものの、歯科医療の道を歩む決心がつかなかった著者。師匠や先輩・朋友との出会いやスタディーグループでの研鑽により矯正歯科（特に咬合誘導）に精通することに。専門歯科医院ではなく一般歯科医院として開業する決心は「患者さんとの出会いがすべてである」との考えから。歯科医療の10種競技者を目指すべく、若き歯科医師に贈る言葉は――。

歯科医師になり二十数年が経ちました。思えば私の人生は困った時、迷った時に必ず誰かに導かれ、影響を受け、答えを出すということの繰り返しでした。長い人生の中、誰しもが多くのいろいろな人々に出会い、ふれあい、かかわり合い、そして別れていくものです。人生とは人とのかかわりの中で自分をどう構築していくか。そんな紆余曲折な私の歯科医療人生が、若い先生の参考にはならないまでも何かヒントのようなものになってもらえれば幸いです。

歯科医療との出会い

学生時代から決して優秀な生徒ではなかった私は仲間が卒後の進路を着々と決めていく中、国家試験が終わった後も特に就職も決めず、家業を手伝いながらフラフラしていました。そもそも歯学部に進もうと自ら選択したわけでもなく、大学時代の勉強も嫌いだったこともあり、資格を取った後もどうしても真正面からこの仕事に向き合えない自分がいました。そんな時、学生時代に大変お世話になったある先輩より「歯科の仕事はしていないんだって？　今度、大学の先輩のオフィスに見学に行くから一緒に行こう。」とお声をかけていただきました。大学を卒業し、国家試験に合格しただけでこの世界のことは全く知らない自分にとって、他人のオフィスを見学に行くということの重要さなど知る由もなく、暇だしただなんとなく行ってみようかという感じで伺ったのを覚えています。今思えばなんとも失礼な話なのですが……。

実際に先輩の診療室に伺ってみて、ありきたりの表現ですがいわゆる「眼から鱗が落ちた」状態でした。それまで自分が持っていた「歯科医院」のイメージとは全く違った空間がそこにはありました。落ち着いた感じの待合室、プライベートが守られた美しい個室、教育されたスタッフ、何もかもが目新しく、まるで知らない外国に急に連れてこられたような感じすらしました。それ以上に驚いたのはいらしている患者さん方です。リラックスしていらっしゃって、とてもこれから歯科治療を待っている方とは思えなかったからです。どちらかというと患者さんといえば緊張した面持ちで寡黙に治療を待っているイメージがあったのですが、スタッフの方と談笑しながら治療を待っておられました。何でこんな雰囲気なんだろう？　不思議に思いましたが、答えはすぐそばに落ちていました。診療を見ていて一にも二にも患者さんと医院側との絶大な信頼関係のなせる技でした。一人ひとりの患者さんに十分に時間をかけ、ゆっくり、わかりやすく、現状や治療方針などについてお話されるのはもちろんの事、何よりよく患者さんのお話を伺うことにかなりの時間を割いていらっしゃいました。卓越した技術を背景にしながらも患者さんの気持ちをも汲み、ニーズにしっかり答えていく。治療を終わられた患者さん方は皆さんが笑顔でお礼を言われて帰途につかれる。歯科医院が患者さんにとってこんなに居心地のいい空間であるなんて……。「こんな仕事をしてみたい。」帰るころには来た時とは全く正反対の気持ちがふつふつと沸いてきていました。見学の後、先輩に食事をご馳走になりながら「どんな歯医者になりたい？」と質問され、なんとも返答に困ってしまい「何でもできる歯科医師になりたいです。」などと大それたことを言ってしまったのが昨日のことのように思い出されます。いずれにしてもかなりのカルチャーショックを受けたこの一日が、私にとって大きな人生の転機であったことには間違いありません。

師との出会い

数日後、先日見学に伺った先輩よりご連絡をいただきました。「君の家の近くに僕のよく知っている先生が開業なさっている。君が目標にしているように歯科治療一般、なんでもされる先生だ。一度伺ってみるといいよ。連絡はしておいたから大丈夫だよ。」と、先生はおっしゃいましたが、何の面識もない先生のオフィスにいきなり伺うなんて……。人見知りの自分にはつらい作業でしたが、勇気を振り絞り、その先生の医院のドアをたたきました。それから十年もの長きに渡りお世話になるとは思いもせずに……。その日は朝九時から夜六時までの診療時間中、院長の後ろをコバンザメのように診療室から院長室、技工室から待合室までぴったりと張り付いて歩きました。やはり先輩のおっしゃっていた通り、院長先生は一般治療はもとより、埋伏歯の抜歯、インプラントから矯正まで診療室内を所狭しと動き回られました。もう、何が何だかわからず、ただただすごいな~と思うだけでした。診療後、院長先生から「もし、仕事をしていないならしばらくの間見学に来なさい。そのうちに自分がどうなりたいのか、そのためにはどうしていけばいいのかがわかってくる。わからないことは何でも聞いてきなさい。」とのありがたいお言葉をいただきました。もちろん次の日から毎日毎日医院に通いました。診療が終わってからも院長先生に時間があれば診療哲学から診療の各論の話を深夜に至るまで伺う事ができました。今思えばあの時が人生の中で最も有意義で充実し、なおかつ楽しい時間であったと確信しています。院長先生も当時は「家族と一緒にいる時間より先生と一緒にいる時間のほうがはるかに長いな。」とおっしゃっておられました。ご家族の方々には本当に申し訳なかったなと思っております。そして一カ月程経ったある日、院長先生に「一カ月間頑張ったね。明日から正式にうちにいらっしゃい。」とお言葉をいただいた時には天にも昇るほどの気持ちでした。そのうえ、一カ月間ただ見学だけをして、院長先生の貴重なお話をいただき勉強をさせていただいたのは私なのに、なんとお給料までいただきました。当時、私は家庭の事情で家賃三万円、トイレは共同、風呂なしの下宿に一人で住んでおり、日本一貧乏な歯科医師を自負しておりましたが、院長先生はそのことも考え、大変だろうということで何もできない私にお給料を出してくれたのです。その時、自分はこの道で本当に生きていくんだ。この先生についていて行こうと決心しました。

この時代は本当に何もかもが恵まれておりました。何より毎日、一流の先生の治療が見られました。また治療計画の立案、患者さんへのカウンセリングなど院長先生は何一つ隠すことなくすべてをご教示くださいました。また最良の結果を得るためには歯科医師として知識と技術の研鑽を積むことに時間を惜しんではならないとの考えの下、色々な数多くのセミナーにも出席させてくださいました。本当に何から何までが有意義な時間で無駄なものなど何もない時期でしたが、中でも一番勉強になりましたのが院長先生のスライドの整理でした。デジカメなどがまだ普及していなかったその当時は、とにかく口腔内写真の整理には苦労したものです。院長先生が矯正のセミナーを開催していることもあり、その写真の量たるや膨大なものでした。ただそれは私にとって宝の山でもありました。いながらにして長期経過症例や矯正の術前、術中、術後などがあっという間にみられるわけですから。手先はまだまだ動かないものの治療による口腔内の変化は頭の中に焼きついていきました。何年もかからないとみられない治療結果が何百、何千症例とあっという間にみられるなんて、なんとめぐまれた環境でしょう。私はどんどん歯科医療というものに引き込まれていきました。また院長先生は「今のうちは何でもいいから勉強して多くのことを吸収しなさい。いろいろなものを勉強していくうちにいつか必ずそれがひとつにつながってくるから。」とおっしゃっていました。私はお子さんの治療を多く担当させていただいたこともあり、矯正に興味を持ち始めていました。当初のイメージではワイヤーをうまく曲げられれば何とかなるのかな～などと思っていましたが、矯正の最も大事なことは最初の診断であることを教えていただき、矯正の診断学を勉強をし始めましたが、そのためには解剖学が必要になり、理解を深めるためには咬合学が必要になり、その他どんどん必要なことが増え、ある程度の形ができてきた時にそれらの知識は矯正だけでなく、歯科一般の治療をするうえでもとても重要なものばかりであることに気づかされていました。

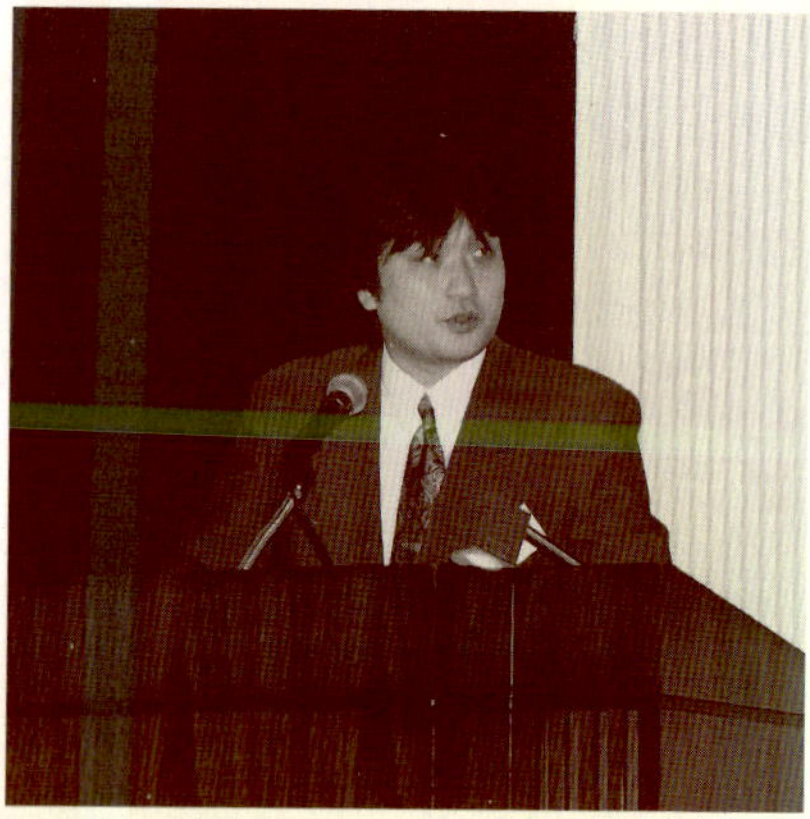

図1　旧所属スタディーグループでの講演風景

時間はかかりましたが、今となっては自分にとってはとても理にかなった勉強法だったと思っています。

さらなる研鑽を積むため、院長先生主催の矯正セミナーのインストラクターをさせていただいたり、国内はいうに及ばず、興味があれば海外まで舌側矯正のセミナーを受けに行ったりと毎日が大変忙しく、また充実した日々でありました。仕事が深夜にまで亘り医院に泊まったり、仕事の後に院長先生や他の勤務医の先生と呑みに行ったり、風呂がないのでサウナに連れて行っていただいたりしたのも今では貴重な、大切な思い出です。

私にとって自分の人生を語るうえで、この師との出会いは何事にも代え難いものであり、師は何年経っても何十年経っても永遠に追い越すことのできない、とてつもなく大きな目標であります。

スタディーグループでの出会い

入局当初から院長先生が所属しているスタディーグループにも参加させていただくようになりました。日本でも有数な伝統あるこのスタディーグループには、数多くの著名な先生方が所属しており、毎月の例会のたびに新たな発見、刺激がありました。当初は先輩の先生方の症例発表を拝見しても、いわゆる「自分が何がわからないのかわからない。」状態で月一回の例会に出るのも苦痛でしたが、諸先輩方の熱心なご指導の下、先進の技術はもちろんの事、「歯科治療の何たるか」ということを数多く学ばせていただきました（図

1、2)。特に歯科医療とは患者さんのことを中心に考え、診療の中心に患者さんという人間を置いた全人的なものであるということを強く教わりました。口腔内の疾患というものは、生活由来性の高い疾患であるがゆえに治療するに当たっては口腔内の状況だけではなく、患者さんの生活環境、習慣、全身の健康状態、ひいては心理状態まで含めた様々な因子まで考慮に入れなければいけません。歯科医院には病んだ歯が歩いてやってくるわけではありません。病んだ歯でお悩みを持った患者さんがいらっしゃるのです。卓越された技術の必要性はもちろんの事ですが、それ以上に疾患を診る力、患者さんを診る心構えが重要であることを勉強させていただきました。

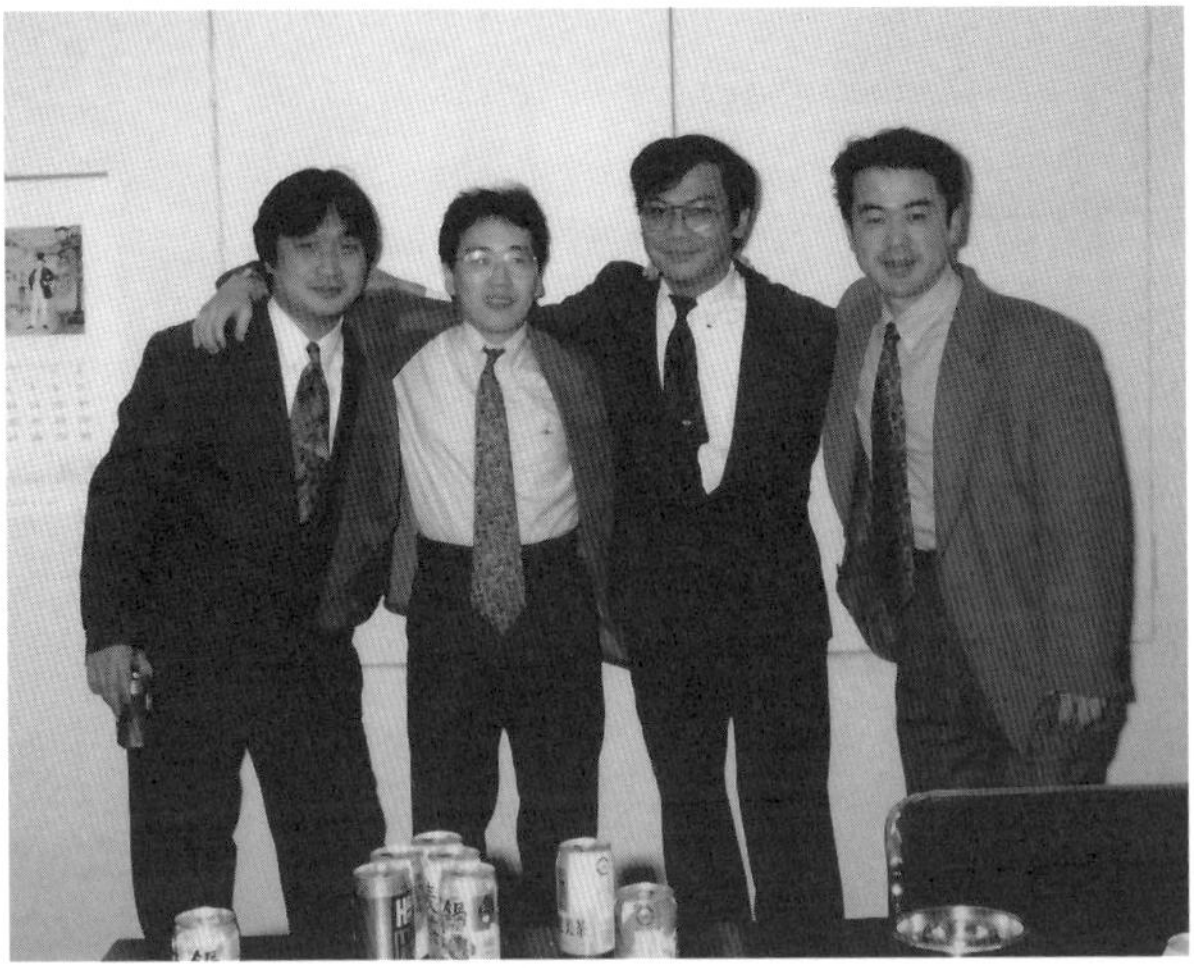

図2　スタディーグループの先輩方と

症例発表を重ねることでたたかれる事もしばしばありましたが、様々な先輩方からいただいたアドバイスそのひとつひとつが歯科医師としての血となり肉となっていきました。また、同年代の先生方の症例発表を見てはまたそれが刺激になり、負けてなるものかと翌日からの診療のモチベーションにもなりました。現在でも未だ未熟ではありますが、患者さんのよき理解者、協力者でいられるよう日々精進しているつもりです。スタディーグループはただ参加するだけでなく、どう参加していくかが重要なことだと改めて思います。

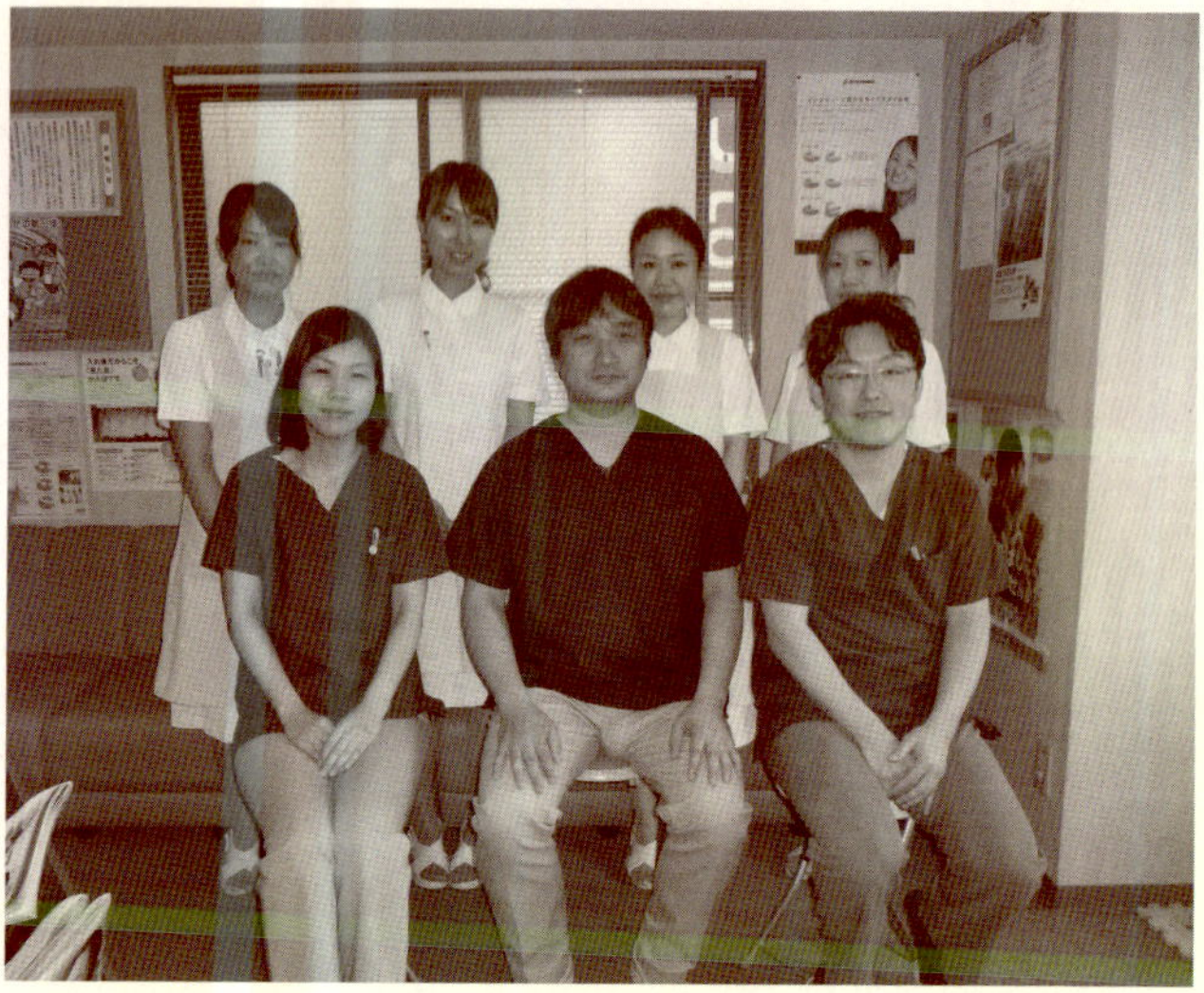

図３　現在のスタッフと

患者さん方との出会い

　歯科医師である以上、最も重要な出会いが患者さんとの出会いということになるでしょう。仕事について二十年も経つと色々な患者さんに出会います。私が卒後初めてお入れした金属床の義歯を今でもこれは自分の宝物だといって九十歳近くなった現在でも定期健診に通ってくださる方がいたり、最初は泣き叫んで治療もままならなかった子が、今では自分の子どもを連れてきてくれたり、母親のように慕っていた患者さんが病気でお亡くなりになり、家族の方がおどろくくらい告別式で大泣きしたり、出会ってきた患者さん一人ひとりとの出会い、かかわりすべてが私の貴重な財産であり、歯科医療、いや人生そのものであると確信しています。患者さん方のおかげで歯科医師として、人間として勉強させていただくことができ、成長させていただき、生活もさせていただける。こんな素晴らしい仕事が他にあるでしょうか。こんなに長くお付き合いすることができ、その方の人生の何パーセントかに携われることができる。こんな有意義な仕事に就くことができた自分は本当に幸せものだとつくづく思うのです。

若い先生方へ

私が今あるのも師匠や家族、スタッフ、友人、など私にかかわってくれているすべての人達のおかげです(図3)。特に患者さん方には感謝の意を表しようにも言い尽くすことは到底できません。まだまだ若輩者の私が若い先生方に物申すのもおこがましいですが、若くて体力や気力が充実している今でなければできないことは山ほどあります。開業して十数年経ちますが、未だにああすればよかったとか、こうすればよかったとか後悔する事しきりです。周りに惑わされることなく、自分を信じて明確な目標を持ち、それに向かってありったけの努力を惜しまない。その努力は必ず結果となって自分の身に返ってきます。

何かと暗い話題が多い歯科医療の現場ではありますが、患者さんと真摯に向き合い自分に正直に経験、研鑽を重ねていけば、きっと悔いのない歯科医療、ひいては素晴らしい人生が送れるものと思っております。

皆さんもたくさんの素晴らしい出会いをしてください。

Belief Is All!

時代とともに歯科の役目は増えていく

（公社）東京都玉川歯科医師会

大島　基嗣

歯学部卒業後に、国民に公衆衛生を含めた良質な歯科医療を提供する歯科医師となるために入会した公益組織としての歯科医師会の活動をとおして、特に口腔がん健診事業の開始のいきさつと今後の事業展望、現在の日本の歯科医療事情についての詳細な説明を、これから仲間として協力し、歯科医療を実施していく若い世代の先生に話したい――。

歯科をとりまく時代の変化

私が日本大学歯学部に入学したのは昭和五十二年で、丁度昭和大学歯学部が創立された年でした。その前の二十年間は高度成長期で急激に食料事情が良くなったにもかかわらず、ブラッシング習慣がない中、爆発的に増加したう蝕患者を数少ない歯科医師で対応しなければならず、それは大変な時代であったようです。

昭和五十二年の歯科診療所数は現在の約半分のまだ四万件にわずかに満たない程度で、ほとんどの医院は朝早くから夜遅くまでまともに食事を摂る時間もなく働き詰めの状態であったと聞きます。

一日に数多くの患者の対応が必要だったため、当然治療内容も痛みに対する応急処置がほとんどで、先生方の治療に対する葛藤、ストレス、疲労などは容易に想像がつきます。

そこでもっと歯科医師を増やせということになり、私立の歯科大学が数多く創設され、志望する受験生も急増し、当時は受験倍率も高く狭き門だったように思います。そんな時代の入学でしたが、毎年三、〇〇〇人程度の歯科医師が誕生するわけで、大学と大学院の十年間が経過したころには、歯科医師が過剰などと言われるようになっていました。

歯科の需給に関する環境は劇的に変化した訳ですが、一方社会状況もだいぶ変化してきました。

第一に歯科に対する要求のレベルが上がってきたことです。ひと昔前はとりあえず痛みがとれて、普通に噛めて、早く終われば良いと言うレベルであったのが、良く噛めて、長持ちして見た目も美しいのが当たり前で、スタッフの応対などにも注文が入る時代となったことは皆さんもご存じのとおりです。特に審美に対する要求は非常に高くなり、またそのおかげで審美補綴、プラスティックサージェリー、ホワイトニング、歯列矯正など要求を満たすための仕事も増えてきました。

第二に高齢化の問題です。長寿国日本は、物凄い勢いで高齢化が進んでいますが、歯科に関しても、在宅診療、介護予防、居宅療養支援事業などのニーズが生じてきました。また高齢者は高齢化により治療の必要性が増すことに加えて、勤労者より時間的に多く通院することが可能であるため、高齢の患者の受診率が増えることは歯科においても当然のことといえます。個々の長寿により、病態は多様化し、有病者数はどんどん増加していきます。

第三に社会の複雑化です。情報技術が進み、溢れる情報に振り回され休む暇もない現代人は、常に不安を感じ、まさにその環境はストレス社会と言って良いでしょう。そのためクレンチングなどから起きる顎関節症、第三の疾患と言われる咬耗症、肩こり・頭痛のような不定愁訴など色々な訴えも増えてきています。

歯科医師数は増加していますが、歯科医師が対応しなければいけない仕事も社会の変化とともに間違いなく増えてきているのです。一〜二世代前は虫歯の治療がメインであり、歯科のイメージは痛い、削る、抜くなどの悪いイメージが多かったのですが、現代ではトータルに健康な生活をサポートする良いイメージになってきているように思いますし、歯科医師もいっそう努力していかなければいけないと思います。

横ばいの歯科医療費

ほとんどの歯科医師は保険医であり、保険制度という社会制度にその生活をゆだねることとなります。簡単に言うと、保険点数の配分でその収入は決まってくるということです。それが社会的に見て妥当であるか低すぎるのかは我々が語るべきことではないのかもしれませんが、これまでの医療費の推移を見る限り厳しいと言わざるを得ません。医療費全体で見てみると、高齢化による自然増と新たなる医療技術の進歩により右肩上がりを示しています。**表1**に平成十三年度から二十年度までの総医療費と歯科医療費の推移を表にしてみました。

表1　医療費の推移

（単位：兆）

年　度	平成13	14	15	16	17	18	19	20
総医療費	30.4	30.2	30.8	31.4	32.4	32.8	33.4	34.1
歯科医療費	2.6	2.6	2.5	2.5	2.6	2.5	2.5	2.6

（厚生労働省：平成20年度医療費の動向、医療機関種別の概算医療費、厚生労働省ホームページより）

歯科医療費は全くの横ばいで、平成二十年度の総医療費に対する比率はわずかに七・五％しかありません。このような現実が多くの歯科医師に歯科は苦しいと言わしめているのだと思います。

歯科医師会という組織

歯科医師は歯科医師会という組織を形成しておりますが、それは歯科医師のためではなく、国民のための公益な組織であり、その目的は国民に公衆衛生も含めた良質な医療を提供することです。歯科医師が国民のために存分に力を発揮するためには、それなりに経営基盤が安定している必要があります。

多くの歯科医師は保険医であり、その収入は前述のとおり健康保険制度を基盤とした保険点数に左右されています。その制度が適正であるかないかは社会が決めることなのですが、保険で良質な医療を提供するためにはその医療行為が正しく相応に評価される必要があり、それが損なわれると歯科医師だけでなく歯科技工士さん、歯科衛生士さん、材料屋さん、メーカーさんなど歯科医療を支えている方々にも大きな影響が出てきます。

実際に都心では影響が大きく、この数十年で三十代、四十代の歯科技工士さんの離職率が高く、新たに資格をとる方々も激減しているようです。

このような状況を改善するためには、実際現場で仕事をしている歯科医師がまとまって声を上げて行く必要があります。そのために歯科医師会はその組織力を重要視しています。

また正しい評価を受けるためには、歯科医療が国民生活にとってどれだけ重要なのかを社会に理解してもらう必要があります。そこで日本歯科医師会は「国民の生活を支える医療」という観点で広報活動を行っております。

口はどれだけ重要か

食べるという行為は生きるために不可欠で、まさに生きることと同じでありますが、その食を支えるために重要な役割を担っている歯科はいろいろな側面を持っています。

口は食べるだけでなく、泣いたり笑ったりの感情表現や会話などのコミュニケーションをとったりと、社会生活には欠かせない機能を有しています。多くの人は口臭なども気にしていますし、美しい笑顔がどれだけその人の人生を豊かに彩るかは皆さん十分に理解できるでしょう。

体の入り口であり、無数の常在菌が存在するという特殊な環境である口腔が、全身にいろいろな影響をもたらすことがわかってきました。歯周病菌をはじめとした口腔内細菌が糖尿病、肺炎、心疾患、脳血管障害、早産などにかかわっていることははっきりしてきましたが、さらに他の疾患とのかかわりについても研究が進められているようです。また噛み合わせが肩こり、頭痛などの一因となっている可能性が示唆される事例も多くあります。高齢者にとっては　義歯を含めた歯の存在が、認知症の予防、口腔機能の低下防止、歩行などの運動の安定性にかかわっていることがわかってきました。

これだけ重要なお口の健康を守るため日夜努力していることを、歯科医師会は公衆衛生のイベントなどを通じて国民に訴えてきて、最近はテレビのバラエティーや健康番組で取り上げられる機会も増えてきました。

かかりつけ歯科医の重要性

多くの国民はお口にトラブルがあった時、自分のことをわかっていて対応してくれるかかりつけ歯科医を望んでいます。一生のおつきあいをしてくれる先生を捜しているのです。ですから歯科医院を転々としている方や、必要がないのにもかかわらず大きな病院で毎回長々と待ってやっと診療を受けている方々は、ある意味気の毒な患者さんかもしれません。患者さんは年齢、性別、経済状態、生まれた環境、考え方、健康観、生活習慣もまちまちで、歯の残存数、咬合力、口腔衛生状態、パラファンクションの有無、悪習癖など状態が同じ人は誰一人としていません。

したがって個々の患者さんをよく理解して、親身になってその方にとってベストな医療を考えなくてはなりません。この究極のオーダーメイド医療を健康保険のような一つの制度にはめ込むことは難しいことなのかもしれませんが、かといって多くの治療が裕福な方しか受けられない保険外の医療となってしまうのも問題で、国民の健康を維持するためにも保険治療が正しく評価されるよう、我々も努力していかなければならないと思います

高度な治療が必ずしもベストな治療ではなく、その方の状況にあったよりよい治療というものがあると思います。しかしながら我々はできるだけ多くの治療オプションを持っている必要があって、常に患者のニーズに応えられるように努力していかなければならないと思います。そして自分の技量を客観的に把握して、正しい診断の基に自身の治療だけにとどまらずに患者にとって最善な医療を提案していく必要があります。

かかりつけ歯科医促進のための口腔がん検診事業

歯科医師会の公衆衛生事業で主なものに各種健診事業があります。児童、学童に対する一歳六カ月児健診、

三歳児健診、就学時健診、学校検診、成人歯科健診、在宅高齢者を対象とした訪問歯科健診など、ほとんどは行政と協力して行っているものです。

これら健診は歯科健康啓発にとても重要な役割を担い、国民と歯科を結びつけるひとつのきっかけにもなっています。一般的に成人を対象とした検診というと、がん検診があげられますが、近年増え続けている口腔がんの検診を行っているところはほとんどありませんでした。一九九〇年代後半、ＡＤＡ（American Dental Association）では、ポスターなどを使いアメリカ全土に口腔がんの早期発見の重要性を訴えるキャンペーンを行っていました。私の所属する東京都玉川歯科医師会では東京都歯科医師会会長の浅野紀元先生が地区歯科医師会会長時代の平成十四年より口腔がん検診事業を始めました。私たちの行った検診方法は集団検診ではなく、会員個々の診療室で行う個別検診であることが最大の特徴でした。早期発見はがんの予後にとって不可欠ですが、特に口腔がんに関しては発見が遅れると命が助かったとしても切除量が多くなり、その後のＱＯＬ（Quality of Life）は著しく低下してしまいます。なんとしても早期発見が重要ですが、それには普段患者と接している一般の歯科医師こそが病変にいちはやく気づかねばなりません。そのために個別の歯科医院で相談や検診を行うことがとても重要なのです。

当時の地区で行ったアンケートによると、口の中にがんができるということを知らない人が意外と多いことがわかりました。

口の中に気になるしこりがあったとします。しかし口の中にがんができることを知らなかったり、知っていてもどこに相談すれば良いのかわからないと次の行動につながりません。また口腔外科に相談に行くべきだと思っても、大きな病院に初診で受診するのは時間もかかるし、なかなか敷居の高いものでしょう。そこでまずお口の中にもがんが発生するということを知ってもらい、それに対応するのは歯科医師であるという

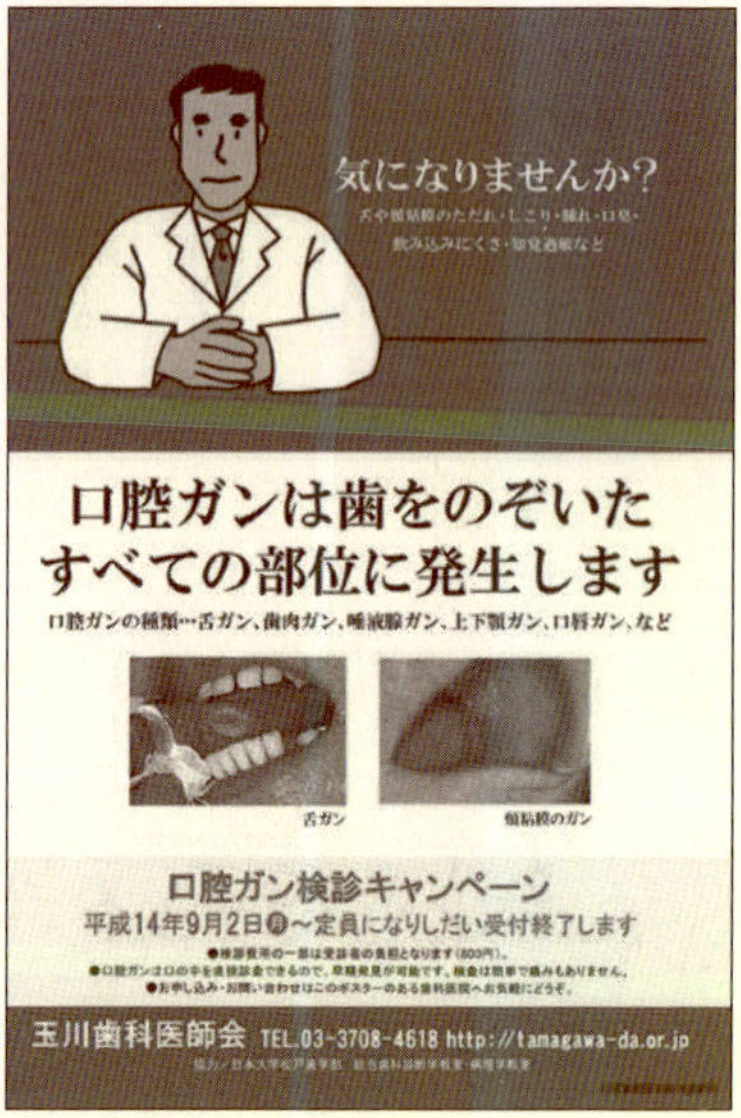

図1　口腔ガンポスター

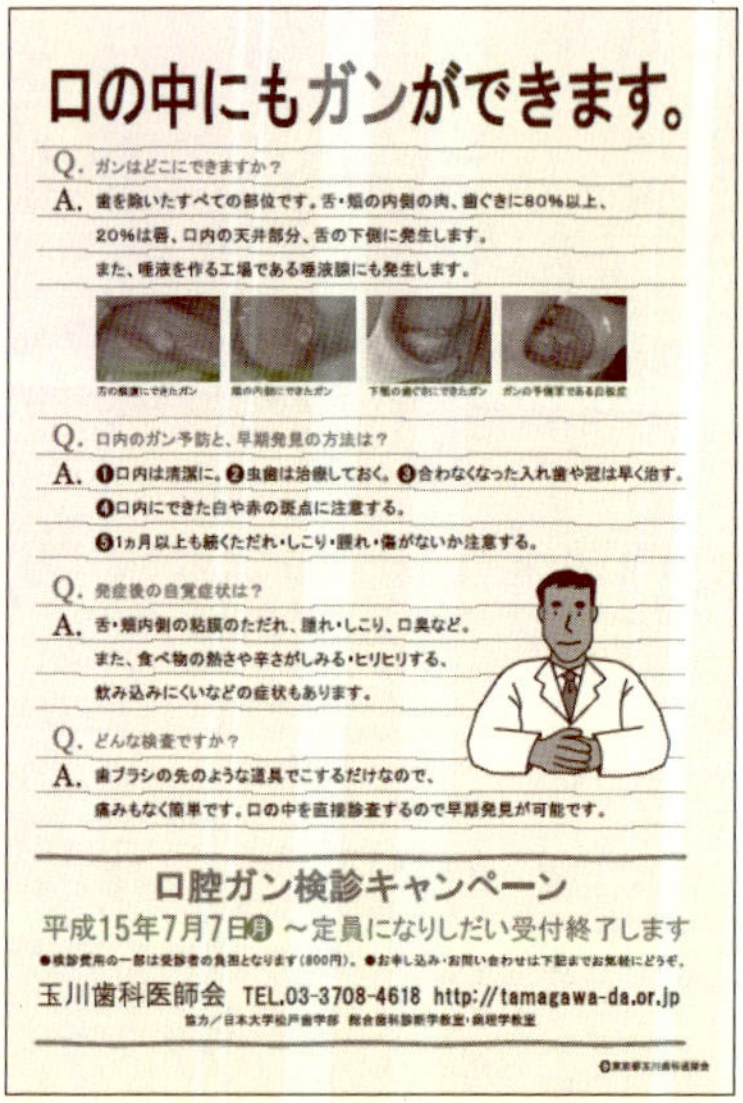

図2　口腔ガンチラシ

ことを理解してもらうことが重要だと考えました。赤をバックにした目立つポスターを作り「口腔ガンは歯をのぞいたすべての部位に発生します」という文字を入れ、各医院や区の掲示板、銀行の待合室などに掲示させていただきました（図1）。

またチラシを作り、玉川地区の町内会の回覧板に入れて回していただいたりしました（図2）。さらにプレスリリースを作成して新聞社、テレビ局などに事業を紹介して欲しいとアプローチしました。

その結果運良く「産経新聞」「東京新聞」「毎日新聞」に記事を載せてもらうことができました。またテレビではNHKの「首都圏ネットワーク」という番組で特集を組んでいただき、大変な反響がありました。

第一の取り組みは前記のような国民への広報・啓発運動でした。

次に検診を行う歯科医師の技量をある一定のレベルに均一化していく必要がありました。歯科医師会会員は出身大学も世代もまちまちで、軟組織疾患に対する教育をあまり受けたことのない先生が多いことがわかりました。そこで年に四回ほどの講習会のたびに繰り返し口腔軟組織病変のスライドを見て、日常臨床でも常に軟組織を意識的に診ていくように習慣づけていきました。我々が行っているのは一般の歯科医院でも負担なく行える擦過細胞診で、病理診断は日本大学松戸歯学部歯科臨床検査医学講座に依頼しています。同教室の福本雅彦先生にお願いして年に一回講習会もしていただき、全面的なご指導をいただきました。もちろん口腔がんを発見した場合、治療をお願いする高次医療機関の確保や近隣の医師会との連携など必要な準備もいろいろと整えて行きました。

会員には検診マニュアルを作り、研修会にも参加していただき、均一で質の高い検診を目指して頑張って参りました。

そしてスタートさせてから地道に活動を重ね、九年が経過しました。幸い発見された口腔がんの件数は〇件の年がほとんどですが、平成十六年度の検診においては総件数九九件中三件の口腔がんを発見してこの事業を始めて良かったと心から思いました。最初は世田谷区の玉川地区にある玉川歯科医師会だけの独自の事業でありましたが、この事業はすべての国民のために広がっていくべきであると考えて、他の歯科医師会にも広く広報してきました。興味を持ってくれた歯科医師会は多く、資料請求は五〇件近くありました。希望があれば本会の講習会に他地区の先生方にも参加していただき、また玉川の事業を講演して欲しいという歯科医師会もあり、一時間ほどの講演をさせていただいたこともありました。他の地区の先生方にもがん検診を元々お考えになっていた方が多かったようで、実際に行っている本会に協賛していただける会は数多くあり、事業は広がりつつあります。学会へのはたらきかけとして、浅野会長が演者となり、歯科人間ドック学会、歯科医学会での口腔がんシンポジウム、口腔外科学会のシンポジウムなどに参加させていただき事業を紹介しました。その中でも、特定の施設での集団検診より各診療所レベルで口腔がんのスクリーニングが行

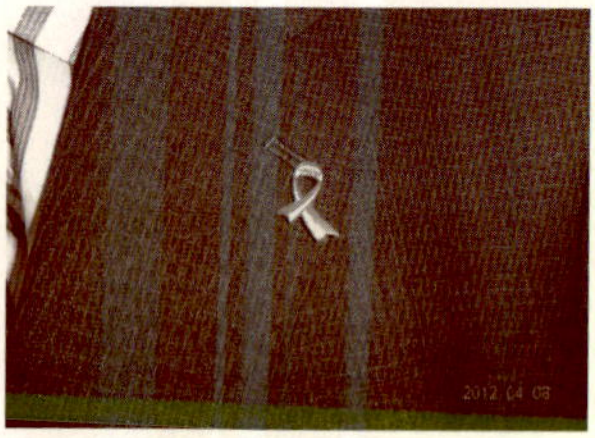

図３　胸に付けたリボンバッジ

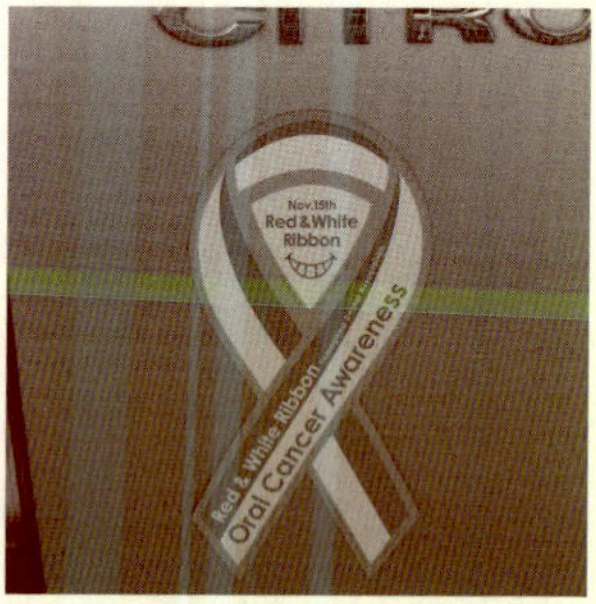

図４　車に張ったマグネットのリボン

ご存知ですか？
「口腔がん」のこと
Red & White Ribbon
「口腔がん」は口の中の歯を除いたすべての所にできます。
気になる症状があるときは、お近くの歯科医院までご相談ください。

図５　啓発用リーフレットの表紙

われることが早期発見に最も有効だというご意見を多くいただきました。さらに玉川歯科医師会ではより国民に理解してもらうために、一般の方々をも含めた口腔がん撲滅運動を行ってきました。乳がんのピンクリボンのような、今では誰もが知っているリボン運動などをイメージして、レッド&ホワイトリボンというシンボルを作りました。

胸につけるピンバッジ（**図３**）、車に張るマグネット（**図４**）、啓発用のパンフレット（**図５**）などいろいろなグッズを製作し、多くの方に口腔がんのことを知っていただけるように活動しております。

歯科という仕事

どんなに勉強して歯科のことに詳しくなっても、歯科医師という資格がなくては治療行為を行うことができません。多くの国民が口の中にトラブルを持ち苦しんでいますが、それを救うことができるのは我々歯科医師しかいないのです。まずは自分が歯科医療を通じて国民の健康増進を図るのだという決意が重要だと思います。歯科の仕事は国の定めた保険治療の枠内だけで考えられがちですが、前述したように歯科医師会を通じた公衆衛生活動や食育推進活動、予防事業など広い視野に立てば国民のためにできることはまだまだあります。特に高齢化社会を迎え、高齢者の介護予防事業などは益々ニーズが大きくなってくると思います。今は保険制度の中に口腔機能を維持するためのリハビリ的な要素は全くありませんが、歯科医師会などの公衆衛生活動の一環として行政と協力してこのような事業を伸ばしていくことも可能で、それらの実績をあげることで保険制度の見直しを訴えていくことも将来の国民のために必要ではないでしょうか。

まだまだやらなくてはいけない仕事はいっぱいあるのです。

情報が氾濫して社会も複雑化した現在、人と人が向き合い信頼関係の中で長い期間口の中を管理していく「かかりつけ歯科医」という考え方は、間違いなく歯科医師側の偏見のない誠意と、技術の向上だけにとどまらない人間としての絶え間ない研鑽が根底には必要で、それがあってこそ国民は我々をかかりつけ歯科医に選んでくれるのではないでしょうか。

我々もさらに研鑽し続けますが、若い世代の先生方が仲間になり、さらに国民から信頼、尊敬される職業になって欲しいと心から願っています。

まさに十年って一瞬ですよね

(株)デンタルアロー
北海道開業　小城　賢一

大学時代から学生生活で直面する疑問点を自ら解決するために行動してきた日々、その後に大学院では北海道大学発ベンチャー企業を設立する。現在、最も全国の歯科学生の気持ちと悩みを知っている歯科医師の先輩として、もし自分が二十二歳に戻れたらとの仮定で、どんなことができるだろうと考えた事を、後輩の新人歯科医師に話しをすると――。

イントロダクション

（1） 私は誰？

私は二〇〇二年に北海道大学歯学部を卒業し同年同大大学院に入学、二〇〇三年に大学発ベンチャー企業である（株）デンタルアローを設立しました（OralStudioや国試対策.netを運営しています、ご存知ですか？）。また私は、札幌でオーラルセラピーデンタルオフィスという在宅医療専門のクリニックを開業し、日々歯科医師としての仕事もしております。ちなみに大学院では保存修復学専攻でしたので、高齢者医療は専門ではありません。

会社を興したり、在宅医療に従事したり、私は〝ちょっと変わった？ 歯科医師〟かもしれません。ただ一つ自慢できることがあるとすれば「歯科医療という専門を通じて、日々が充実している」ということです。学生さんや新人の歯科医療従事者の方の中には様々な悩みを抱えた方が多くおられると感じており、そんな方々に精一杯のエールを送りたいという思いを込めて私なりのメッセージを書かせていただきます。本稿では歯科に関する臨床的なお話よりは、先輩から後輩へのヒント集として執筆しました。あなたの一助になれれば幸いです。

（2） 私なりの歯科医療感

日本が世界に類を見ない超高齢化社会に突き進んでいることは皆さんご存知の通りです。そのような背景をうけ、当時大学院生だった私は「在宅歯科医療の現場を学びたい」と考え、非常勤として在宅医療専門クリニックの門をくぐりました。しかしそこで見た風景は壮絶でした。患者さんの口腔内は見たことがないほど汚染されているにもかかわらず、義歯治療や外科処置が繰り広げられていたのです。在宅医療未経験の私ですら「これでは砂上の楼閣だ」と感じざるを得ませんでした。ここから、私なりの葛藤が始まったのです。
当時、臨床の師より「患者さんはお前の家族と一緒だ。自分の家族に行いたいと思う治療を行い続けることが医療人としての最低限のモラルである。」と聞かされ続けていた私は、ふと思いました。「外来治療は多くの歯科医師が提供している。だったら私は歯科医院に通えない方のために生きていくのはどうだろうか?」と。ただ卒直後の私にとって、在宅医療と外来治療、さらに大学院での研究活動を平行して行うことは時間的に困難でした。どう考えてもすべてを得ようとすると中途半端になってしまいます。同期は様々な分野の最先端技術を学び始めています。そんな中、私だけ一人で在宅医療に注力していて良いのだろうかと悩みました。すなわち診療手技が一番伸びる卒直後に同期とは全く異なる道を歩んでもいいのだろうかと……

ただ今になって思うことは、「すべての歯科治療をマスターすること」は不可能だということです。なぜなら患者さんのライフステージによって必要とされる歯科治療は異なります。義歯であれ、ブリッジであれ、インプラントであれ、歯科医師としてベストな治療を提案することが患者さんにとってのベストな治療とは言えないのではないでしょうか。ですからもしあなたが「この分野の歯科医療を極めたい!」と感じるものがあれば、他人の意見は参考程度にして(笑)、ぜひとも一生懸命修行してください。そのうえで、自らに足りないスキルがあればそれを持った歯科医師とコラボレートした方が、患者さんにより則した歯科医療を提供できると感じます。そして「〝その患者さん〟にとって最適な歯科医療とは何か?」「専門性の高い歯科医師とのコラボレーション」を行うために必要なスキルが、コミュニケーション能力です。ぜひとも若いうちに、自分のコミュニティー以外の方々と積極的にかかわっていただきたい。もちろん、OralStudioもあなたとのコラボレーションを心待ちにしておりますので、ぜひともお声がけください。ご一緒にお互いの可能性を高めていけると信じています！

OralStudio: http://www.oralstudio.net

ケーススタディー：もし私が二十二歳に戻ったら……

(1) 研究者として活躍したい

「研究者として活躍」するといっても様々な道がありますが、研究者として必要なことは〝継続的な研究成果の公表〟と〝継続的な研究費の獲得〟、そして何より〝共同研究の幅を持つこと〟に他なりません。

ただ学生さんにとっては、「研究者として活躍したい」と考えても分野選択すら難しいと思います。一般的には興味ある分野や先輩が所属している教室に入局し、その流れで研究者としての道を選ぶ方が多いようです。私もそれが最も自然な道だと思います。ただ一つだけ注意すべき点は「その教室の活性・雰囲気があなたに合うか？」ということを見極めることです。

もし私が二十二歳に戻ったら、まず私自身が興味ある分野の研究室に出入りします。「簡単に出入りするって言うけど、キッカケは⁉」と言う声が聞こえてきそうですね。私なら直接その教室の教授に「先生の研究に関して興味があるのでお話を伺いたい」とお願いします。とにかく自分からその教室と接点を作るようがんばります！　そして、次に「実験のお手伝いをさせていただけないか」と伺ってみます（バイトではなくボランティア！）。実験のお手伝いをさせていただくことにより、様々な先生方とお話する機会を得られるので、その分野の研究内容をより知ることができますし、また教室の雰囲気も学べます。

数カ月ほどお手伝いをしていくと実験手技にも慣れ、徐々に論文への興味も湧いてきます。そんなときは

「お勧めの英語論文をご紹介いただけませんか？」と尋ねてみましょう。初めて目にした英語論文、訳が分からないと思いますが、まずは一本、一週間かかってもよいので読み解いてみてください。そして同じ内容の論文をいくつか読み続けていくと、徐々にペースが上がってきます。

五年生のうちに「出入りの教室」「最低限の実験手技」「英語論文の読解」を身につけたらやることはただ一つ。六年生のうちに英語論文一本を目指してみましょう（もちろんそれが許される教室の雰囲気かどうかはあなた自身で判断してくださいね）。

このように学生時代から研究に携わると、進路について悩む時間が大幅に短縮されます。また大学院入学時点ですでに研究者としての基本が整っており、研究活動へスムーズにのめり込めます。大学院時代は、最低で年一本の英語論文投稿を目指しながら、学会活動や海外留学を通じ、あなたの人脈を広げていかれることを目指します。

(2)　開業医として地域に貢献したい

多くの歯科医師は三十〜四十歳で開業します。物件にもよりますが「開業＝最低三、〇〇〇万円、できれば六、〇〇〇万円」程度の開業資金が必要ですが、一般社会においてこれだけ多額の資金を必要とする個人事業はまれです。銀行マン曰く「新規の歯科開業に対する融資はそれなりの担保がないと…」。独力で開業を目指す一代目の先生にとっては厳しい状況です。また資産家出身の先生や二代目以降の先生の場合も、歯科医院数増加を鑑みると苦労は必須です。特に跡取りの場合は、先代と比較されるため技術面だけでなく難しい問題も多いようです。

次に地域によって求められる医療は異なります。すなわち、〝あなたが理想とする歯科医療〟が、その地域の方々にとって〝受けたい歯科医療〟とは限らないのです。これについては、神戸出身の私が札幌で開業しているので自信を持って断言できます（笑）。私は根底に横たわる問題は二つだと考えています。「地域の文化的特徴を歯科医師が理解できていないこと」と「歯科医師の思いが患者さんに伝わっていないこと」、要するに双方のコミュニケーションロスに原因があります。ただし、ここで間違えてはいけないことは、コミュニケーションのキッカケを作るのはあくまで歯科医師の役割だと言うことです。「地域の方々が私の思いを理解してくれない！」と嘆いてもそれはお門違いです。医療を提供したい歯科医師自らが動き出す必要があり、その芽が出るまでには、ある程度の時間（三〜五年程度）が必要です。

もし私が二十二歳に戻ったら、まず自分が根を下ろして住みたいと感じる地域探しの旅に出ます。もちろん日本全国、世界各地を検証できる訳はありませんが、自分に縁のある土地や以前訪れて気にいっている場所などを候補にもう一度ゆっくりと滞在しながら見ていきます。これこそ大学生の特権ですね。多くの先生は実家や出身大学周囲の地域が選ばれます。そして地域の候補が挙がったらその地域の開業医の先生に連絡を取り、一度見学させていただきましょう。色々と深いお話を伺うことができるかもしれません。そしてできればこの時期に、「三十五歳で開業する」等の目標を設定し、それまでに解決しなければならないことを洗い出しておくとよいでしょう。

また学生時代に経営に関するセンスを磨くことが必要です。少しおふざけ的な話になりますが「この地域に居酒屋をつくるなら？」学習をご紹介します。例えば、渋谷に五〇席程度のリーズナブルでノリの良い居酒屋を開業するには、どのような経費がどの程度必要でしょう？ 客単価四、五〇〇〇円で五〇席だと何回転させる必要がありますか？　もしかしたら君津に二〇席程度の落ち着ける高級居酒屋を展開した方が、利益率が高いかもしれません。居酒屋以外でもあなたに身近なお店を例にとり、ちょっとしたシミュレーションから見えてくるものがあります。

そしていよいよ研修先の選定ですが、私でしたら悩まずに目指す地域に近い大学を選択すると思います。その理由は何と言っても地域の様子を肌で感じることができるからです。研修終了後は、大学院で学びながら目指す地域での非常勤をしながら、開業への方向性を模索していきます。「三十五歳で開業」を目指しつつ、大学院に進学した場合、ストレートで進級しても卒業時二十八歳です。残すところ七年。この七年で何を行うか、前述の学生時代に洗い出したことと現状を照らし合わせて実行あるのみです。

(3)　フリーランス専門医として活躍したい

私の知り合いに口腔外科、ＣＴ読影、矯正治療、麻酔の専門知識を生かしたフリーランス専門医がいます。彼らは依頼された専門治療を行うだけでなく、歯科医院に対し様々な教育（手技指導、アシスタント指導など）を行っています。まだこのような先生の数は少ないですが確実に増加すると予想されます。また同時にこのようなフリーランス専門医の助けを借りて、より高度な歯科医療を提供したいと考える歯科医院も増加していくと感じています。

もし私が二十二歳に戻ったら、「口腔外科」「歯科麻酔」「矯正」「小児歯科」といった専門性の高い分野か、「保存修復（審美充填）」「歯内療法」「有床義歯」といった一般的だが難症例に手こずる分野を選択すると思います。どの分野を選択するにせよ、博士号と各学会認定医の取得、専門性の高い技術習得は必要最低条件だと考えます。ただ、フリーランス専門医として活躍する場合にもっともネックになることは、あなたのスキルを活用したいと思う歯科医院をどれだけ確保するかということに尽きると感じます。そのために、学生時代から「十年後、〇〇の専門性を身につけて君の歯科医院の一助になりたい」と同期・先輩・後輩・知り合った先生方に話し続けておくことが重要だと思います（笑）。今はまだ何の実力もないかもしれませんが、その気構えを回りに語ることであなたの目指すビジョンが鮮明になることも多々ありますので、口に出すことは重要です。

また開業すると基本的には自己責任で様々なことが行えますが、他人のクリニックで活躍するフリーランス専門医の場合は、各医院のスタンスや治療方針を理解しながら診療を行う必要があります。それらを理解したうえで、様々な案件を院長に提案することも重要なお仕事だと思います。このような温度感を身につけるためには、大学院卒後、できれば数件の歯科医院で働きながら専門医としての立ち位置、センスを磨くことは重要な課題です。

最後に

歯科医師過剰が叫ばれる今日この頃ですが、過剰であることと歯科医療の本分が十分に果たされていることは全く違います。８０２０等様々な啓蒙活動が行われていますが、国民の口腔に対する知識は十分に普及しているでしょうか？　歯科医師過剰が議論されていますが、ドラッグストアの口腔ケア関連売り場は広がる一方です。なぜでしょうか？

保険診療／自費診療にかかわりなくこの国に生きる医療従事者としての喜びは、「口腔疾患が減少、撲滅に向かうこと」に異論はないはずです。一方、歯科専門雑誌を開くと、増患・増収に関するセミナー広告や自費治療に関する啓蒙記事、力作の発表症例が紙面を飾っています。もちろんそういう情報も必要だと感じますが、それ以上に歯科医療界として考えるべきことは山積しているというのが、私の正直な感想です。

私があなたに唯一望むことがあるとすれば、それは「患者さんはあなたの家族と同じ。あなたの家族に行いたいと思う治療を行い続けること」に他なりません。最後にあなたにもう一つだけお願いがあります。どこかでお目にかかった際は、ぜひともお気軽に声をかけてくださいね！

チーム歯科医療のおもしろさ

(医社)政志会　サイトウ歯科
東京都開業　齋藤　政一

歯科医師であった父親の後継者として東京都蒲田で開業し、歯科医療技術の向上と診療所の診療システムを独自に作る事に取り組む。従来行われてきたう蝕中心の治療から積極的に予防する事への転換を予測し、独自の方法で歯周病の治療、予防に力を入れてきた。また海外の歯科治療に学ぶなど常にステップアップを図ってきた。これらの経験から得た事は——。

歯科医師になって三十七年、臨床にどっぷり浸るようになって三十三年が過ぎようとしています。執筆依頼を受け、若い先生方にこれから逞しい歯科医師（臨床家）になってもらうためには何を伝えたらよいか、色々と迷いました。そんな時、私が昔先輩に言われた言葉を思い出しました。「先輩の役目は、後輩がしなくてもいい失敗をせずにすむよう助言してあげることだ。」というものです。つまり、〝やってみたからこそわかることがあり、そこから学ぶことがある〟という意味です。今ではこれが私のモットーにもなっていますので、今回は「実際にやってみた結果から見い出した必然性」といえるものをなるべくたくさんお伝えしてみようと思います。

歯科医師という仕事に憧れた理由

私は父が開設した歯科医院の二代目です。小さい頃から母、叔父、叔母から「お父さんは、仕事の面でも人間性の面でも素晴らしい人なんだよ。」と言われて育ちました。自宅開業であったため、小さい頃から時には昼食の時間を惜しんで、忙しく診療にあたる父の後姿を見続けてきました。周りの親戚には、医師が大勢いましたが、そんな歯科医師の父を見て、歯科医療というのはなんてやりがいのある仕事なんだろう、自分もあのようになれたらいいなという憧れを子ども心に持ちました。

その頃のことをふと思い出し、小学校六年生の卒業文集を引っ張りだしてきたところ、次のような内容が書かれていました。「僕の夢：僕は大きくなったら日本一の歯医者になりたい。歯を治す事ならここがいい、痛くもないし、丁寧にやってくれるくれるのでいい、とみんなから尊敬される歯医者になりたい。そしてうんと働いてお父さんやお母さんを楽させてあげたい。そのためには後十二年間がっちりと勉強しなければならない。少しでもいいから日本のために役立ちたい。ひょっとしたら、ほかのものになっているかもしれないが、なるべくならこの道を進みたい。」ちょっと気恥ずかしくはありますが、これが私の原点です（図１）。当時の担任の先生は、あれから五十年以上経っているにもかかわらず、現在もメインテナンスに通ってくださっています。ありがたいことです。

父の話に戻りますが、私が歯科医師になり一緒に仕事をするようになってからは、院長先生は優しい、腕がいい、入れてもらった歯が大変具合がいい、長持ちした、等々患者さんからたくさんの感謝の言葉をいただいているのを、すぐそばで実際に聞くこととなり、そうした声は、今でも耳に焼き付いています。父は、これからお話することをすべて兼ね備えた理想的な歯科医師像であったように思います。すでに他界しましたが、いつかは追い抜いてやろうと思いながら、いまだに追い抜けていません。私が歯科医師という仕事を選択したのは、そんな父を尊敬し、理想としてしていたことによるものです。弟もまた、同じ道を歩んでいることからも父の姿がご想像いただけるのではないでしょうか。

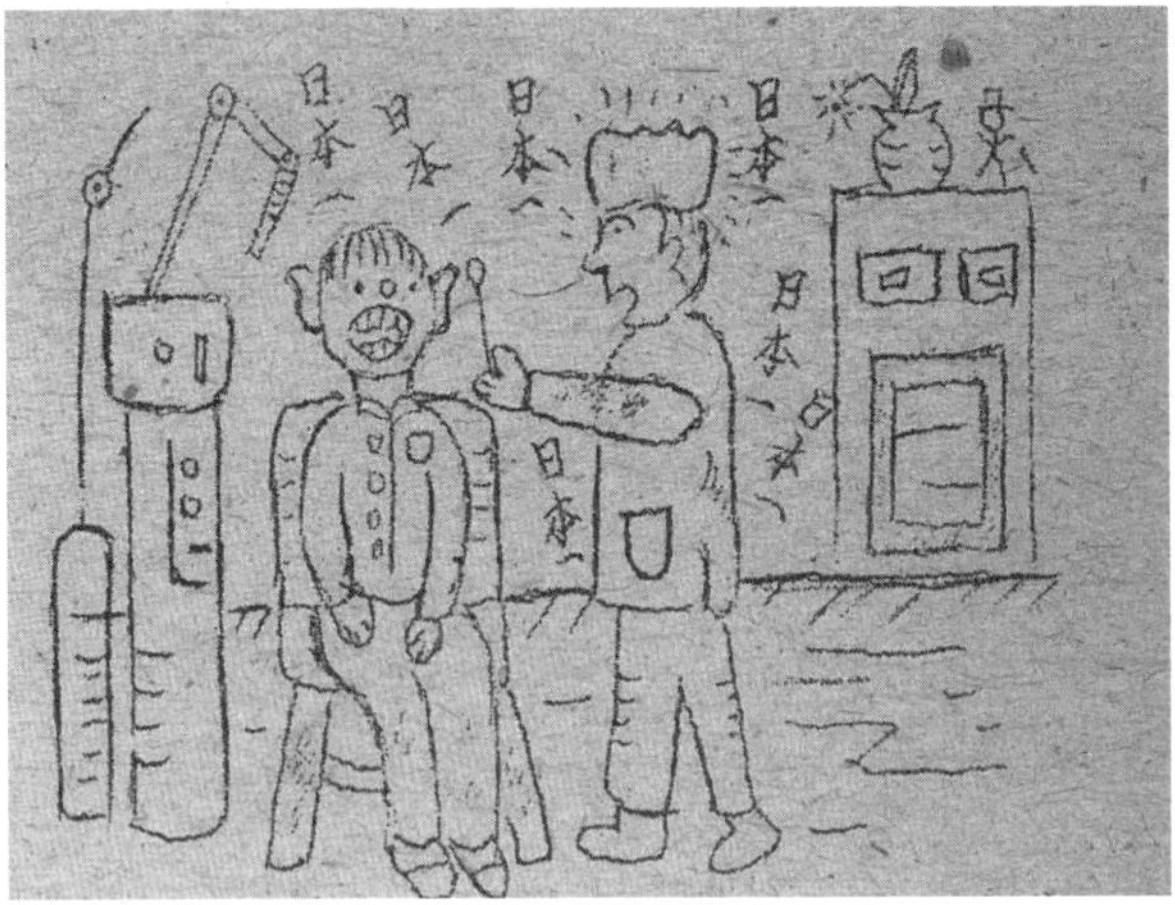

図１　小学校の卒業文集より

腕を上げたい、うまくなりたいという飽くなき探究心を持つ

歯科医師とは外科医であり内科医でもあり、時には精神科医やカウンセラーなどの仕事をバランスよく兼ね備えていることが必要だと、日常臨床で痛感しています。すなわち歯科医療と

表１　筆者の考える歯科医療の本質

①歯科疾患の主因は細菌、外傷性咬合
②生活習慣病（修飾因子）
③ケア（世話、保護、管理：メンテナンス）が必要
④個人差（パーソナリティの違い）、個体差（生体としての違い）により病態が異なる
⑤しっかり治療するには時間がかかる
⑥絶対性と不確実性の医学

いうのは、それほどに奥の深い仕事なのです。

近年、ケアの重要性が叫ばれる一方、キュアの方に目を向けると、実際に行っている内容はあくまでも意識下の外科系が主体となりますから、当然腕が問われる事は否めません。一般外科医では、その評価は手術の症例数と成功率であるようです。

ここで興味深い報告を紹介します。一九九四年六月、パリのクリシーで開催された「科学と感性」の学会において、フランスの大脳生理学者が、『指先を針でつつくと、その信号は瞬時に脳の特定部位に達し、我々は「痛い」と知覚する。それでは逆に、あらかじめ脳の特定部位に信号を加えれば指先が痛くなるかと言えば、痛くなる事はなるが、時間がかかる』という発表をしました。ある東大教授はこれについて『大脳が命令して手足が動くとばかり思っていたが、大脳とは意外とだめなものかもしれない。むしろ指先とか鼻や耳の、いわゆる末端器官の方で感じつつ考えている部分がかなりあるのではないか。職人の勘とか経験、手の知恵と言われるものはそれでないか』と論評しています。歯科医師には多くの能力が必要であることは間違いありませんが、最も根本にあるものは外科系であり、口腔内という狭い世界を自分の指先ひとつで意のままに操る技術を身につけることがまず重要だと思い腕を磨いてきました。それが科学的にも正しかったということが、この発表からも確信できます。若い先生方は、あれもこれもしなければならないことがあって、ともすると迷いが生じるかもしれませんし、他の分野の方が魅力的に思えることもあるでしょうが、まずはしっかりと技術を身につけることを最優先していただきたいと思います。

次にう蝕、歯周病を中心とした歯科疾患の本質を見てみると（表1）、個人差、個体差により病態が異なるため、ほぼ一〇〇％サポーティブテラピーやメインテナンスが必要であり、しっかりとした治療や予防を行うには時間がかかるという絶対性があります。一方では歯根破折や生活習慣が介在するもの、全身的な体調の変化など不確実性も混在しているのが歯科医療なのです。慢性疾患など不確実性を特徴とする歯科医療という分野にしっかり取り組むには、さきほどの技術というハードの部分に加え、より深いコミュニケーション能力、相手を思いやる気持ち、上手に伝える手段や方法などのソフトの部分も欠かすことができません。この二つは車の両輪のようなもので、ほぼ同等な力量が必要となりますから、こちらもおろそかにはせずしっかり学ぶ必要があります。私がこの二つをスキルアップするために実践してきたことを書き出してみます。

(1) ハード面（技術）

① とりあえず、これまで大学や研修で学んできたことを限りなく「基本に忠実に」を守って臨床に取り組みました。疑問や応用はあとにして、教科書通りを実践することから始めました。

② ＧＰとして必要な各科すべて（例：外科・義歯・根管治療、ｅｔｃ）から、苦手意識をなくすように心掛けました。義歯が嫌いだからインプラントを学ぶ、またはその逆ではなくどちらもできるよう、また歯周環境をより良くするための歯周小外科や敬遠されがちな伝達麻酔などは、緊張せず気楽にできるようになるまで訓練を積みました。

③ しっかりできていない科目があると気づいたら、実習つきの比較的長期のセミナーを吟味して参加しました。そしてそこで教わったことは、なるべく早く自分の臨床で取り組み、結果を確認しました。少し臨床を経験したあと、つまり壁に当たったり、疑問を持ったりすることがいろいろ生じてきたときに、

こういったセミナーに参加し、質問して解決することで得るものがたくさんあったように思います。

④　基本がしっかり身についたと思えたら、次にクオリティを上げていくことを考えました。たとえばラボに二〇倍の顕微鏡を置き、マージン部をしっかり印象採得できるようにするなど、いつも現状に満足せず、より高みをめざすようにし、今でも常にそれを心がけています。

⑤　一歯単位の治療から一口腔単位の治療ができることを目指しました。もちろん一本の歯の治療から始まりますが、一本が治療できれば自然と口腔全体もできるかというとそうではなく口全体の組み立て方があるので、これも常にセミナーなどで学んで身につけてきました。

(2)　ソフト面（環境）

①　理想的な治療をするためには、しっかりした診療システムを作り上げることも重要だと考え、自院の現在の状態をまず把握し、それに合ったソフトのセミナーに積極的に参加しました。学んできたことが当てはまるかどうかを模索し、自分一人だけではなく、院内すべてのスタッフの意見交換もさかんに行いました。

②　歯科医療全体が、昔の虫歯治療から積極的予防へと転換することを予測し、そのためには患者さんの意識改革が欠かせないと考えました。そのため、一見非効率的かもしれませんが、一人あたりのカウンセリング時間、治療時間を増やしました。きちんと説明することで、患者さんが治療に協力的に参加するようになり、例えばしっかりとブラッシングを実践してくださるなど逆に次のステップが楽になりました。また多くの方が歯の大切さを再認識され、メインテナンスに移行する方が倍増しました。

③　チーム（歯科医師、歯科衛生士、歯科技工士）診療に徹し、院内目標を「歯を長持ちさせる」ことと

しました。目標がはっきりしたので、それぞれがやるべきことがより明確になりました。さらにチーム診療では、各担当の相互のチェックが行われるため、ミスや手抜きがほぼないといえるまでになりました。

④　定期的に自院で勉強会や研修会を開き、スキルアップとともに、円滑な人間関係を築けるように心がけました。また自分はもちろん、若い歯科衛生士たちにも発表の場を与え、歯科医療の担い手であることの自覚を促すようにしました。

⑤　何か困ったことがおきてもすぐに相談できるよう、日頃から信頼できる先輩と絆を結んでおく、スタディーグループに参加するなど連携が取れるように心がけました。また、日々歯科医院という限られた空間で過ごし、どうしてもかかわる相手も歯科関係者になるため狭い視野に陥りがちなので、歯科とは関係のない友人や知人とも可能な限り話す機会を作るようにしました。

以上、私がステップアップしてきたことを列挙しましたが、若い先生に伝えたいのは、外科系である以上、これまで学んできた知識とまだそれに追いついていない技術を一致させることが大切だということです。単純ですが、しっかりできるようになってほしいのです。なぜならこのことは、メインテナンスしながら見ていく経過にも密接に関係してくるからです。

もし機会がありましたら日本だけでなく、外国の歯科医療も見聞、体験できるとさらに勉強になります。私は大学のクラブの後輩がアメリカに留学し、その後現地にて開業したため、その伝手でロサンゼルスのUCLA歯学部の卒後研修プログラムに、一九九六年から二〇〇〇年の五年間、毎年一週間所属するスタディーグループ全員で参加してきました（**図2**）。歯周病、インプラントのカリキュラムを組んでいただき、基本からアドバンスの講義、実習、ライブオペ見学を経験しました。大学の近くのホテルから教室に通い、見

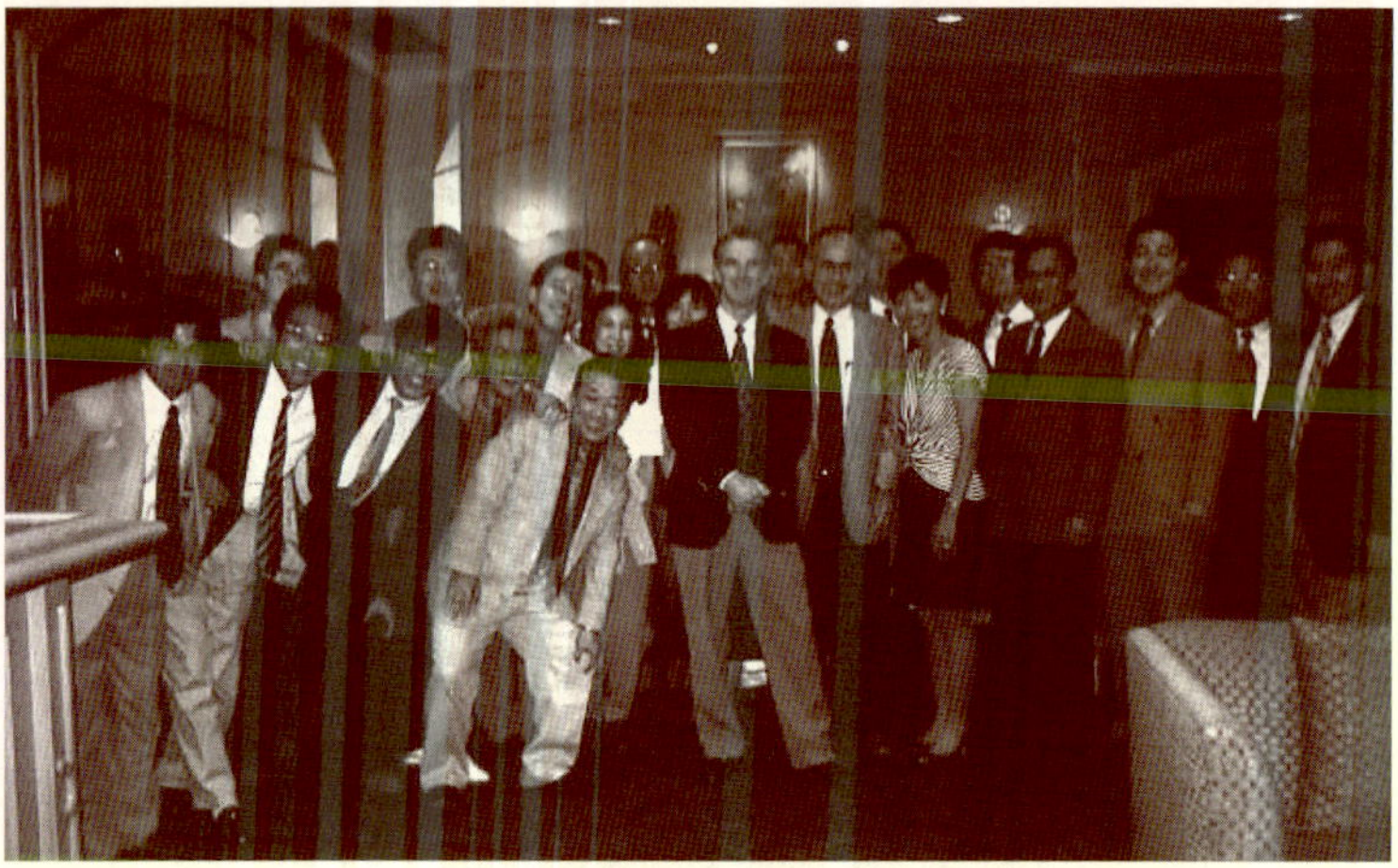

図2　海外研修

るもの聞くものすべて新鮮で、毎年興奮して参加したのを覚えています。教授の自宅に招待され、庭でバーベキューをしたり大学のキャンパスをジョギングしたことも楽しい思い出です。

ある年、症例発表をすることになり、「歯を長持ちさせる」をモットーにしていた私は、歯周病のアドバンス症例で残根に近い数本の歯を何とか駆使して残し、補綴した症例を提示したところ、なぜそんな危ない歯を残したのかと教授から助言をもらいました。なぜかというと、アメリカでは危ない予後の悪い歯は抜いてインプラントにした方が予後が良い、との判断が一般的だったからです。また日本のような政府の保険がなく、民間保険では制限があり、根管治療、歯周治療、補綴治療などを組み合わせて行うと、インプラントより高い治療費になってしまうということもわかりました。さらに、短期間で問題があったら訴訟を起こされる訴訟社会であるということも一因としてあったようです。このように民族性、社会的背景も診断の要素になっていることがアメリカに行ってみて初めてよく分かりました。向こうで見せていただいた症例の中には、「まだ抜かなくても」と思われる症例が結構あったように思います。実際、ハワイに住んでいた義妹からすべての親知らずを抜くようにと歯医者で言われ、予約も取られたけれどどうしよう？　と国際電話で相談があったこともあり、私のアドバイスで抜かないことを選択しましたが、それから二十年以上が経過しても何も問題は起きていません。このようにアメリカと日本では、事情や考え方が異なる部分もありましたが、それもまた良い勉強となりました。

また、このとき出会った教授は「歯周病の診断、治療の考え方には、必ず生物学を取り入れなさい」と一貫しておっしゃっていました。このことは、基礎出身の私にとっては治療の組み立てのベースになっています。

私がスキルアップを目指してステップアップしてきた経緯は、おおよそこのようなものですが、もちろん一人ひとり違って当然です。常に今の段階を把握し、さらなる高みを見据えて、学び続けていただきたいと思います。

大切な先輩・人生の師

基礎の大学院を卒業したての私は、当時臨床に飢えていました。大学四年と院内生の時に指導医でいらした矯正のK先生から「診療室に勉強に来たらどうか」と声をかけていただき、喜んで診療室にお邪魔しました。そこで大学の先輩であり、今は人生の師と仰ぐようになったA先生と出会うことになったのです。

A先生は歯科衛生士の方を連れてこられ、臨床のスライドを持参されてそれを見ながら咬合誘導についての質問をK先生にされていたのです。当時の私にとっては、まだ歯科は一人でするものという頭がありましたので、今のチーム医療にあたる歯科衛生士の同伴ということがまず衝撃的でした。また、スライドすなわち目に見える記録というものを重要視することにも驚かされ、すぐに一目惚れをしてしまったのです。

唐突に「先生のように診療をやるためにはどうしたらいいですか」と質問してしまったのですが、「今度プラークコントロールについて発表するから、聞きに来ないか」と気さくに返してくださいました。もちろん「はい、行きます」と即答しました。昭和五十七年の出来事でしたが、A先生が数名の先生方と「臨床歯科十人会」というスタディーグループを発足させたところに、幸運にも初回から参加させていただくことができたのです。当時そのスタディーグループでは、色々な先輩の先生方の症例、X線写真の現像の仕方、整理の仕方、材料の使い方等々聞かせていただき、すべてが刺激的で勉強になりました。以来三十年がたちますが、現在も活発に活動が続いています。

その後、A先生の診療所の勉強会にも参加させていただきました。それは日曜日の午前中に行われていました。これも私にとっては衝撃的でした。スタッフを巻き込んで一緒に行動することの必要性を教えていただいたのです。その後、長続きさせるべく平日の午後を休診にして、チーム診療を確立するために、歯科医師、歯科衛生士、歯科技工士が同じ土俵で勉強する会「PDS研究会」が昭和六十三年に発足しました。これは一つの歯科医院だけではなく、複数の歯科医院がともに学び合おうとするもので、現在も十診療所という大きな集まりに発展し活動しています。

ここで私の経験からいえることは、先生方がこれからどのような歯科医師になりたいのか、開業の場合は初めにシステムありきではなく、まずどのような診療体系を目指すのかを明確にすることが大切だということです。そして初めは真似から入るといいでしょう。良いものを真似することに躊躇はいりません。

現在に至るまで私はA先生と数多くの研修会、講演会に一緒に参加させていただくことができたのは本当に幸せでした。まだ経験していないことや分からないことなどをたくさん質問させていただき、常に明確な回答をいただきました。またセミナー終了後は、居酒屋で酒を酌み交わしながら、仕事のこと、人生のことを教えていただきました。それが今の私にとって血となり肉となっており、感謝してもしきれません。

またもうお一人、I先生という方にも多大な影響を受けました。私が三十代の時にI先生が発足させた勉強会に誘っていただきました。I先生からは論文の読み方を一から教えていただき、基礎と臨床を結びつけた臨床の考え方や、症例をより具体的に見せていただきました。全国的にも知名度の高いI先生は、よく講演会もなさいますが、それらを通して伝える力というものを学ばせていただきました。また本を読んで人生を考えること、いわゆる人としていかに生きるべきかといった大局的なアドバイスも受けました。そして、T先生ご夫妻からは高いレベルの症例を通じてスーパーデンティストとしての究極の技術、臨床に取り組む真摯な姿勢、考え方を教えていただき大きな衝撃と刺激を受けました。

若い先生方もこれから人との出会いを大切にしてください。ただ待っているだけでは良い出会いは望めません。常に縁を求め、絆を大切に繋げておくことです。そして、チャンスがあったら積極的に飛び込んでいきましょう。

歯科医療のおもしろさとやりがい

第一に、自分の仕事の結果を自分自身の目で確認できるということが挙げられます。行った治療の経過をメインテナンスしていく中で実際に見ることができ、時には何十年もそれを追うことができますから、他の仕事に比べて、達成感や充実感を直接的に味わえるのが歯科医療だと思います。論文のエビデンスというものもありますが、それとともに自分の長期の臨床経過もエビデンスとして残っていくというのが、他にはない素晴らしい事だと感じております。

第二に、人と深くかかわれる仕事である、というのも大きな喜びです。メインテナンスは長期にわたりますから、父の代から引き継いでいる患者さんというケースもありますし、今後、一人の患者さんの人生のかなりの部分をご一緒するというケースも出てきます。私たち歯科医師が相対するのが物ではなく人であるという点です。歯は人の中にあってこそ生きているものです。ですから常にメインテナンスの中では、患者さんの生活環境の変化や体調の変化にも気を配ることも必要ですし、患者さんの思い、感覚、価値観に至るまで、深く把握する必要があります。逆にいえばそこに至ってこそ、本当の意味での歯科医療の成功といえるものであり、そこにこそ大きな喜びが生まれるのです。もちろん、長期に口腔の健康を維持していく事はとても歯科医師一人ではできず、これらの情報を院内のスタッフすべてで共有できていることが重要であると思います。チームメイトと一丸となってそれを達成できることはこのうえない喜びであり、歯科医療に従事してよかったと思える瞬間でもあります。

第三に、人の健康、つまり生きていくためのお手伝いをすることによって感謝される仕事であるということです。高齢化社会を迎え衣・食・住のうち、最終的に楽しみとして残るものは食であると思います。食べられなくなったらチューブで命はつなぐことができるかもしれませんが、喜びはなくなってしまうでしょう。その意味で人間のＱＯＬの維持に携われる歯科医療は、大変価値の高いやりがいのある仕事であり、生涯を捧げるのにふさわしい職業であると考えます。自院の中に口腔の健康を作りつつある患者さんや口腔の健康を守っていく患者さんが増えていき、「こちらのファンなんですよ」と言っていただけるのは本当にありがたいことです。口腔の健康に価値を感じている患者さんが何人いるかというのは、医院の財産であると考えています。

今はまだまだ大変なことばかりが先行しているかと思いますが、いずれこうした大きな喜びを味わえることを信じて、目の前の課題に取り組んでいただきたいと思います。

21世紀の若い歯科医師に捧ぐ

私は臨床に取り組むようになってから最初に興味を持ったのは歯周病でした。なぜなら初めて聞いた講演会の講師の先生は、アメリカの留学先から帰ってきたばかりで大変張り切っておられ、その熱意とアメリカの最新の情報に感銘を受けたからです。その後結果として歯周補綴的な技術と咬合理論が必要になり、さらに予防も含めた一連の診療システムが必要になり、様々な研修を受け、自院に還元しながら現在に至りました。

もちろんいつもうまくいったわけではなく大変なことも多々あり、壁に当たることもありました。壁に当たってもすぐあきらめないで、何がダメなのかフィードバックして考えて見ることです。成功体験、失敗体験、両方とも勉強と受け止めていきましょう。初めのうちは数多く成功体験を重ねた方が自信につながるでしょうから、地道に基礎を固めていくことが大切です。焦らず、慌てず、諦めず！ です。

そして、最後に医療で大切なのは何といっても信頼関係です。コミュニケーションとは、医療従事者の思いや疾患に対する取り組みを患者さんに分かりやすく伝える力を備えていることももちろんですが、一方的に伝えるばかりではなく相手がどう感じているか思っているかを汲み取ることです。そこまで深いコミュニケーションを取るように心がけていれば、患者さんが怒ったり、訴えたりするようなことにはなりません。もちろんしっかりした技術の裏打ちがあることは必要です。具体的にはたくさん会話をすることです。歯科医師だけでは大変ですから、チームの中で手分けして待ち時間にスタッフが世間話をするだけでもよいのです。患者さんに自分はここで大切にされているという事が伝わることで患者さんの側にも医療従事者を受け入れようとする気持ちが育つのです。このようにして自院の中でチームの皆がコミュニケーションを通して、患者さんとの信頼関係を育てていくことも大切な要素になります。

技術的なことも少し述べておきましょう。通常のスナップ写真を撮るように、口腔内写真とX線写真の記録をたくさん残しましょう。長期の口腔内の変化を見ることは自分の臨床のクオリティーを上げ、臨床実感としての自分のエビデンスを見るために大変重要です。また、高齢化社会とともに人間の寿命も延びて、人生八十年になりました。つまり、治療した口腔が継続的メインテナンスを受けていても、すべての症例が何事もなく経過するのではなく、力の因子で歯冠破折や歯根破折を起こして抜歯を余儀なくされる局面にも遭遇することがごく普通にあるということです。すなわち、これからはどう治してどうリカバリーしたかが今まで以上に問われる時代に入ってきましたので、記録を残すとともにそれらをいかに整理して使える情報にしておくかが大切です。これについては、私よりも若い先生方のほうがその賢い方法をご存知かと思います。

最後に仕事を楽しんでほしいのです。広辞苑に「楽しむ」とは楽しく思う、心が満ち足りて安らぐ、豊かに富む、愉快に感ずると出ています。楽しむと好きになるは表裏一体なのではないかと思います。仕事を楽しむためには、四つの要素を考えてみてください。一．自分が好きなことを好きなようにできる環境が整っているか、二．自分の中で仕事に対するルールが確立されているか、三．やればやっただけの結果が出ていて報われていると感じられるか、四．目標を設定して計画をたて、その通り事が進んでいるか、です。もし仕事が楽しくなくなったら、この四つの要素のどこかに問題が生じていると考え、修正しましょう。楽しくなければ良い仕事はできません。

若い世代こそが、今後の歯科医療を支えてくれる強い力となるものです。この本をお読みの先生にはぜひ逞しい歯科医師に成長していってほしいと心から願い、応援しています。

治療をしない歯科医師「地方公務員」として働くこと

江東区健康部　歯科保健・医療連携担当課長

椎名　恵子

小児歯科医として働くことを夢見た女性歯科医師が、予防歯科の研修で学校歯科検診を経験し、地域の健康格差を目の当たりにしたことで地域保健に興味を持つきっかけとなった。小児歯科から歯科保健業務、より広域行政に携わるまでの経緯と経験から、歯科医業だけが社会貢献ではないこと、歯科医師が公務員として働くことで——。

はじめに

平成二十二年医師・歯科医師・薬剤師調査によれば、平成二十二年末に届出を提出した一〇一、五七六人の歯科医師のうちの九七・二％、九八、七二三人が医療施設に従事しているのに対し、行政機関に従事するのは二四〇人、全体のわずか〇・二％に過ぎません。おそらくこれをお読みになっている皆さんは、地方公務員の歯科医師に会ったことがないという方がほとんどでしょう。私は公務員になってから今年で二十九年になりますが、名刺交換のときに「ほーっ、歯医者さんですか？（珍しいですね）」という反応をいまだにされることがあります。そこで、歯科医師が公務員として働くとはどんなことか、ささやかな私の経験を通してお伝えしてみたいと思います。

治療をしない歯科医師になったいきさつ

最近は歯科医師が多くなったためか、どうしたら公務員として働けるのか、というお尋ねをいただくことがあります。私が日本大学歯学部を卒業した昭和五十五年（一九八〇年）当時は、卒業後の進路で悩むなどということはなく、多くが大学で研修を受けるか、先輩の歯科医院などで研鑽を積んで、いずれ開業することが当然というような時代でした。同じ時期に歯科大学を卒業したある女性が、「月給五十万円の職（これはその当時もかなり眉唾ものと思いましたが）を投げ打ってヘリコプターのパイロットとして某新聞社に就職した」ことが大きくニュースで取り上げられました。パイロットはともかく、このように歯科医師が診療以外の道に進むのは（もしかしたら今でもそうかもしれませんが）非常に珍しく思われていました。

私の将来のイメージは小児歯科医として働くことでしたので、家族の都合で卒後すぐに引っ越した札幌では、知人の北海道大学歯学部のＫ先生を介して小児歯科で研修を受けさせていただこうと希望していました。

ところが、K先生にお目にかかると、「現在の小児歯科は臨床よりも基礎的研究に傾注しているから、むしろ自分のいる予防歯科に来たほうがいい。子どもの治療もきちんと教えてあげるから」とかなり強引におっしゃいます。小児歯科にいささかの未練はありましたが、まずは素直に予防歯科にお世話になることにしました。

しかしいざ予防歯科に所属してみると、毎週のように北海道の各地を回り、歯科健診をする日々が続きました。そんなある日、私はU市の中学校の学校歯科健診に行く機会がありました。その中学一年生の女子生徒にお口をあけてもらってびっくり！　すべての第一大臼歯は歯冠が崩壊し、きのこのような歯肉で覆われ、前歯は感染根管のためか真っ黒です。そして他の生徒のお口も似たような状況でした。

私はその前年に、日本大学付属女子中学校で、同様の歯科健診を経験しており、そこではむし歯がとても少なく、矯正装置を入れた生徒もたくさんいて、それはそれである意味ショック（私たちの将来の仕事はむし歯治療でなくなるのかもしれない。何をすることになるのかしら）でしたので、同じ日本の中で、なぜこのように違いがあるのかと思いました。

帰りの列車の中で、当時まだ講師でいらした谷宏先生（元北海道大学予防歯科教授）に今日の驚きを伝えたところ、「あなたは本当にいい経験をしましたね。それが何によるのかじっくり考えてください。今日のことは日記に書いておくといいですよ。」とおっしゃいました。今でいうところの健康格差を目の当たりにして、地域保健に興味を持つきっかけとなった出来事でした。

フィールドワーク中心の北海道大学での生活は非常に楽しいものでしたが、やはり治療のきちんとできる歯科医師にもなりたくて東京に戻り、東京医科歯科大学で小児歯科の研修を受けました。

北海道での経験が楽しく驚きに満ちたものだったことを、何かの折にお話していたのでしょう、二年間の

表１　地方公務員としてのあしあと

所属先	時期	主な業務内容
中央区保健所	昭和五十九年（一九八四年）	公務員生活のスタート ・乳幼児歯科健診などの母子歯科保健を担当 ・歯周疾患検診を事業化 ・「寝たきり高齢者訪問歯科診療事業」を事業化
	平成八年（一九九六年）	管理職に昇任
大田区福祉部	平成十三年（二〇〇一年）	初めての異動で生活保護課長を拝命 ・生活保護受給者の就労支援事業を開始
東京都福祉保健局多摩府中保健所	平成十五年（二〇〇三年）	都道府県型保健所に勤務 ・管内六市の歯科保健施策を支援 保健所組織を横断する取り組み「患者の声相談窓口」の開設 ・脳卒中医療連携を担当
葛飾区保健所	平成十七年（二〇〇五年）	歯科保健事業の見直し ・母子歯科保健ニーズ調査の実施 ・歯科保健と子育て支援の融合「すくすく歯育て支援事業」の事業化
東京都福祉保健局医療政策部	平成十九年（二〇〇七年）	本庁勤務 ・歯科保健目標「いい歯東京」を策定 ・「摂食・嚥下機能支援推進事業」の事業化 ・「歯と口の健康からはじめる食育サポートブック」を発行 ・在宅医療実態調査
	平成二十一年（二〇〇九年）	歯科保健に加え、がん医療対策を担当 ・がん地域連携パス「東京都医療連携手帳」の作成
江東区健康部	平成二十三年（二〇一一年）	歯科保健と医療連携を担当 ・医療連携の先進事例の調査に着手

研修を終えて家にいた私に、小児歯科の先輩が中央区で歯科医師の募集があることを知らせてくださいました。「公衆衛生に興味のあるあなたにぴったりの仕事だから、よかったら受けてみるといい。」という言葉に背中をおされて試験に臨み、昭和五十九年（一九八四年）晴れて中央区の職員となりました。そしてその後はいくつかの区と都の間を行ったり来たりし、地方公務員としていろいろな経験をするようになりました（表1）。

「夏ゼミ」で仲間づくり

(1) 地域歯科保健研究会、通称「夏ゼミ」とは

ところで皆さんは地域歯科保健研究会、通称「夏ゼミ」という会の名前を聞いたことがあるでしょうか。この会は、行政に勤務する歯科医師、歯科衛生士、保健師、栄養士、事務職、大学関係者などによる地域保健の勉強会で、最近では、歯科医師会の公衆衛生担当理事などの参加も増えています。昨年三十周年を迎えた伝統ある集いで、互いの研鑽を目的に実行委員会方式で毎年夏に全国のどこかで開催され、毎回一〇〇名を超える参加者があります。行政に勤務する歯科医師・歯科衛生士は、専門職の中でも数の少ない「少数職種」といわれる存在なので、全国の仲間と年に一度のこの会に参加することで、リフレッシュできる場所となっています。

(2) 住民の考える「かかりつけ歯科医」とは何か？

私がこの会に積極的に参加するようになったのは、平成九年（一九九七年）東京で開催された時からです。長田斉先生（現杉並区保健福祉部長、当時は東京都衛生局歯科保健担当副参事）をゼミ長に、東京都、千葉

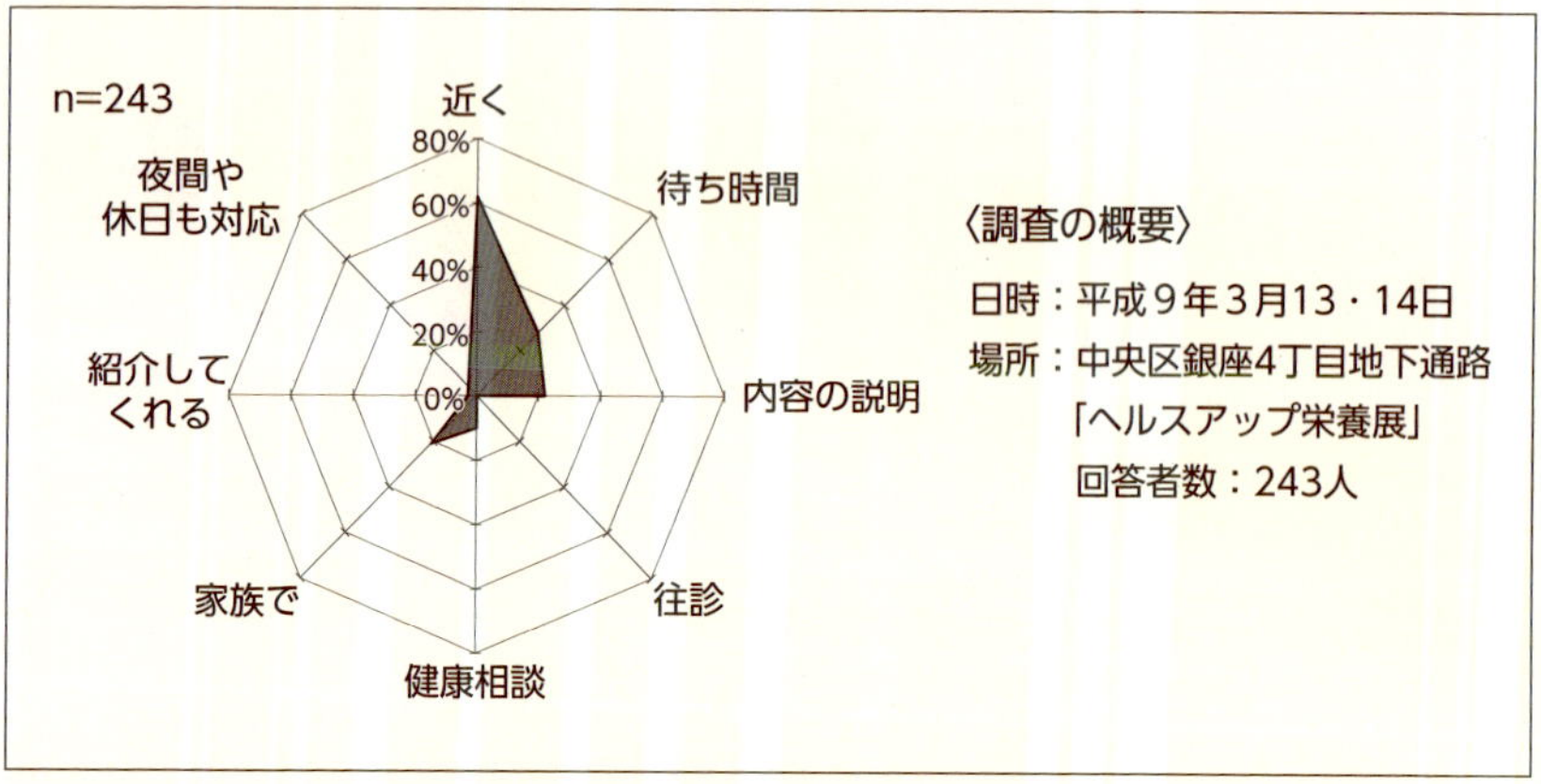

図１　歯科のかかりつけの理由

県、埼玉県、群馬県の行政や大学の仲間が集まって実行委員会を開催しました。乳幼児や児童のう蝕が減る一方で、訪問歯科診療にスポットライトが当たるなど、歯科をとりまく状況が変わりつつある中で、歯科保健をどう進めたらいいのか、というのが皆の共通の悩みでした。そこで、当時様々な場面で議論されていた「かかりつけ歯科医の機能」を取り上げてはどうかと、夏ゼミ草創期からのメンバーである石井拓男先生（元厚生省歯科保健課長）が提案されました。私たちはさっそくどう料理したらいいのか検討しましたが、議論は白熱すれども空転するばかり。これだけ盛り上がるテーマなら取り上げる価値があるということで「かかりつけ歯科医ってなんだ？」をその年のテーマに据えました。

そしてさっそく「住民が求めるかかりつけ歯科医について、アンケートをやってみよう！」ということになり、ちょうど銀座で開催する栄養展に合わせて調査をしました。銀座駅の地下通路で二〇〇名以上の方々に協力してもらったのですが、結果（図１）は全く期待はずれのものでした。かかりつけ歯科医の機能として想定していた「虫歯や歯周病の予防をしてくれる」や「往診で歯の治療をしてくれる」、「治療以外にも歯の健康相談もできる」などはほとんど選ばれず、「近くにあり受診しやすい」や「待ち時間が短い」などばかりが選ばれていたのです。調査の失敗の理由を話し合ったところ、「今回の回答肢は、すべて私たちの頭の中から出たもの。本当に住民が求めていることは、住民に直接聞いてみないとわからないのじゃないか?」という至極もっともな結論となりました。そこで改めて、住民に直接インタビューすることにしました。

実行委員がそれぞれ自分の地域に戻って、いろいろな住民に「あなたにとってかかりつけ歯科医とは何ですか」を尋ねて回りました。私は、「あまりしゃべらないけど私にはぴったりな歯科医がかかりつけだという勤め人」、「ハワイで生活したことがあるお母さん」、「お父さんの訪問歯科診療のことでいろいろと苦労した娘さん」から話を聞くことができました。私以外のメンバーも「歯の治療で困ったことのある障害児のお母さん」や、「忙しい自営業者」、「元気なお年寄り」など多様な対象を選び、丁寧に聞き取りしました。その記録からキーワードを引き出したところ十九項目にも上り、住民には私たちの発想にない、いろいろな思いがあることを発見しました（表2）。

改めてキーワードを元に調査用紙を作成し、さらに住民向けの回答肢をもとに歯科医師向けの調査項目を作って調査を行ったところ、住民と歯科医師にはずれがあることもわかりました（図2）。住民は対話性を最も重視していますが、歯科医師は包括性や継続性に関連した項目を多く選んでいました。この結果から、地域住民と歯科医師のコミュニケーションの重要性が浮き彫りとなりました。

紆余曲折した調査をもとに企画したこの年の夏ゼミには、二〇〇名を越える人たちが集まり、健康づくりに熱心な住民も加わって、多彩な議論が交わされました。

表2　アンケート区分と対応する機能

区分	歯科医師の提供するかかりつけ歯科医機能		住民の求めるかかりつけ歯科医機能	
利便性快適性	j	交通の便が良い、駐車場があるなど、通院しやすい条件が整っている	c	近くにある、あるいは交通の便がよいなど受診しやすい場所にある
	c	保険診療を原則とし、私費の場合も料金は事前に明確に説明する	f	保険で診療してくれる。もしくは治療費が高くない
	o	時間や回数があまりかからないように配慮する	j	時間・回数がかからない
	a	緊急の時は夜間や休日でも対応する	o	緊急の時は、夜間や休日でも対応してくれる
	e	衛生的・快適に治療が受けられるよう診療室を清潔に保つ	q	診療所が清潔・衛生的である
	m	遅い時間まで受け付けしている	s	遅い時間まで診療してくれる
包括性	f	定期的な検診や継続的な指導管理を行う	b	定期的に歯科健診してくれる
	r	予防処置や保健指導を積極的に行う	g	虫歯や歯周病の予防をしたり、歯みがき指導等をしてくれる
	i	患者または家族からの求めに応じて訪問歯科診療を行う	k	希望すれば、往診で歯の治療をしてくれる
	k	病気や障害のある患者にも対応できる	p	疾患や障害があっても対応してくれる
	p	子どもから高齢者まで家族全員に対応できる	r	子どもからお年寄りまで家族で受診できる
双方向性	h	患者の訴えや希望をよく聞く	a	自分の希望を聞いたり治療法を選択させてくれる
	b	歯科疾患や義歯等の相談に電話も含めて懇切丁寧に対応する	h	相談しやすく、親しみやすい
	l	処置、指導、薬剤等の内容を患者が納得するまで説明する	l	よく説明してくれる
継続性	n	病歴（カルテ等）を長期間保存し、いつでも活用できるようにする	d	歳をとってもずっと診てくれる
			m	自分の歯や体の状態を熟知している
専門性	g	専門分野を明確に持ち、常に研鑽に努める	e	歯周病や小児の治療等の専門性をもっている
	d	高次の治療が必要な患者に対して紹介できる専門（連携）医療機関がある	i	病状によっては専門医療機関を紹介してくれる
	q	地域の保健医療福祉サービスを熟知し、連携・調整をしている	n	自分の歯の健康を第一に考え、熱心に治療してくれる

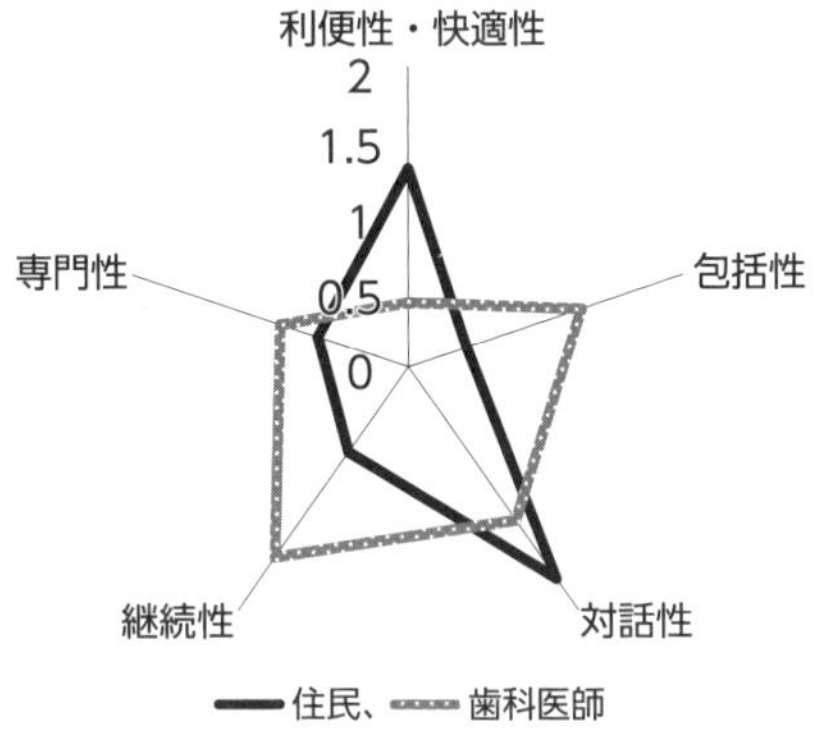

〈調査の概要〉
実施時期：平成９年７月
調査対象
都内在住の153名
(母親 32 名、勤め人 44 名、自営業 21名)
元気な高齢者30名、要介護者の家族26名

図２　住民と歯科医師が考えるかかりつけ歯科医機能の対比

(3)夏ゼミの仲間と学んだこと

このように夏ゼミの仲間と何度も議論し、失敗しながら行った調査で、フィールドワークのおもしろさを存分に味わうことができました。インタビューを基にした今回の調査方法は、質的調査というマーケティングの一つであることを後に知りましたが、葛飾区での母子歯科保健事業の見直しや、東京都での在宅医療の実態調査などに結びつきました。そしてこの経験は、住民との協働という共助に繋がる重要なキーワードの実践として、自分自身に深く刻まれることになりました。

地方行政で働く歯科医師のいま

最近では、行政の歯科医師の業務自体が大きく変わってきています。平成六年（一九九四年）保健所法が地域保健法に変わって以後、歯科保健業務はより住民に身近な区市町村で一体的に提供されるようになりました。このため、都道府県型の保健所に勤務する歯科医師は、歯科健診などの直接サービスから、医療安全、医療連携、精神保健福祉、感染症対策など、より広域的で専門的な調整の必要な業務も担当するようになっています。

さらに、東京のように人口・医療機関ともに稠密な地域では、区や市が歯科保健事業を地域の歯科医療機関に委託することが容易なので、行政と地域の医療機関との役割分担が進み、現在では、歯科保健サービスの実質的な担い手となっているところがほとんどです。このため特別区に勤務する歯科医師は、歯科保健事業の企画や調整だけでなく、健康増進や医療連携、介護保険といった歯科以外の仕事を担当するようになりました。

ところで、最近とても大きなニュースがありました。その一つは一昨年の八月に施行された「歯科口腔保健の推進に関する法律」です。この法律は、生涯を通じた歯科口腔保健を推進する基盤になるもので、これによって地域歯科保健がさらに推進されると考えられます。そしてもう一つは、歯科医師の保健所長の誕生です。平成十六年(二〇〇四年)に保健所長資格要件について、医師による人材確保が難しい場合に限っての例外措置として「公衆衛生行政に必要な医学的専門知識に関し医師と同等またはそれ以上の知識を有する者」を保健所長に認めることとし、医師以外の職種にも門戸が開かれました。そして昨年初めて、二人の歯科医師が保健所長になりました。この素晴らしい快挙に、同じ行政に働くものとして大きな誇りを感じています。

いままで述べたように、地方行政の中での歯科医師のあり方は変化しています。想像以上の広がりとやりがいがあるこの仕事に、ぜひチャレンジしてください。前向きなあなたが飛び込んでくることを、心からお待ちしています。

参考文献

(1)木村恵子ほか：かかりつけ歯科医機能に関する研究第一報 住民を対象としたアンケートとインタビューにおける機能項目と区分の検討、口腔衛生学会誌、四八：一五二一―一五四、一九九八。
(2)小松崎理香ほか：かかりつけ歯科医機能に関する研究第二報 住民および歯科医師に対する意識調査、口腔衛生学会誌、四八：一五五―一五七、一九九八。

輝く貴女の未来へ

（医社）Belle Dent　志田歯科
東京都開業　志田　佐和子

大学卒業後、女性歯科医師として歯科補綴学を学んできた著者が、結婚後十年間以上の子育てブランクの後、歯科診療を再開する。現在は歯科診療の傍ら海外歯科ボランティア活動、第二回ミセスグランプリ受賞など公私ともに精力的な活動をしている。母、妻、歯科医師としてのこれまでの歩みと経験から、働く女性のためには何が――。

私は現在東京の葛飾区で極めて小さなクリニックを夫とともに営んでいる開業医です。年齢は今年で六十歳。母校、日本大学歯学部を卒業して早くも三十五年が過ぎようとしています。今、私が取り組んでいるのは一般治療の他にＣＡＤ／ＣＡＭによるオールセラミック治療。まだ国内でも一％強しか普及していないチェアサイドで行うオールセラミック治療です。

こう記してしまうと卒業後ずっと休みなく、そしてバリバリ仕事してきた歯科医師（**図１**）と思われるでしょうが、現実は全く違うのです。

では私のここまでの道のりをざっとご紹介いたします。

私の半生

私が大学を卒業したのが、一九七八年。今でこそ歯学部生のほぼ半数が女性ですが、当時は約一割とまだまだ女性が少ない時代でした。学生時代は男子と同じように実習に追われ、試験に追われての生活。好きで選んだ道とはいえ、文系の大学を選び学生生活、そしてアルバイトを楽しんでいる妹や周囲の華やかな女子大生を正直羨ましく思いました。両親が「女性でも何か資格を持たせたい」ということもあって歯科医師への道を選んだのですが、その道のりはそう容易なものではなく、卒業試験、その後の国家試験が終わった時は正直ほっとしました。

私自身実家が歯科医院でないということもあり、卒後はどのようにしたものか、恥ずかしながらあまり大きな目的意識も持たずに卒業したのが現状でした。しかし教授に声をかけていただいたのがきっかけで、ほんのわずかの間ですが補綴の医局に在籍し、そうこうするうちに医局の先輩である主人と結婚。そして退局するとともに開業しました。その後しばらくは仕事をしたものの出産を機に仕事は辞め、自然と子育てに専念してしまいました。もちろん保険請求事務等々裏方の仕事はやらざるを得ませんでしたが、臨床からは遠ざかり、家事、二人の息子の幼稚園の送り迎え、さらには塾の送り迎えと、いわゆる専業主婦生活を謳歌していました。

その長さ、なんと十二年。普通なら歯科界からは引退してしまうくらいの長さです。当時の私には子どもたちが優先順位一位でしたのでその生活に半分満足していたものの、歯科医師としては遅れてしまうという焦りはいつも付きまとっていました。今でこそ女性もバリバリ働き、かつ美しくいることがクローズアップされ、実際そのような女性が多い時代となりましたが、その当時はまだまだそんな時代でもありませんでした。また一度歯科の世界から退いてしまうと、「いつどんなタイミングで復帰したらよいのか。」それもまた難しい問題で、ずるずると月日が経ってしまったというのが現状でした。

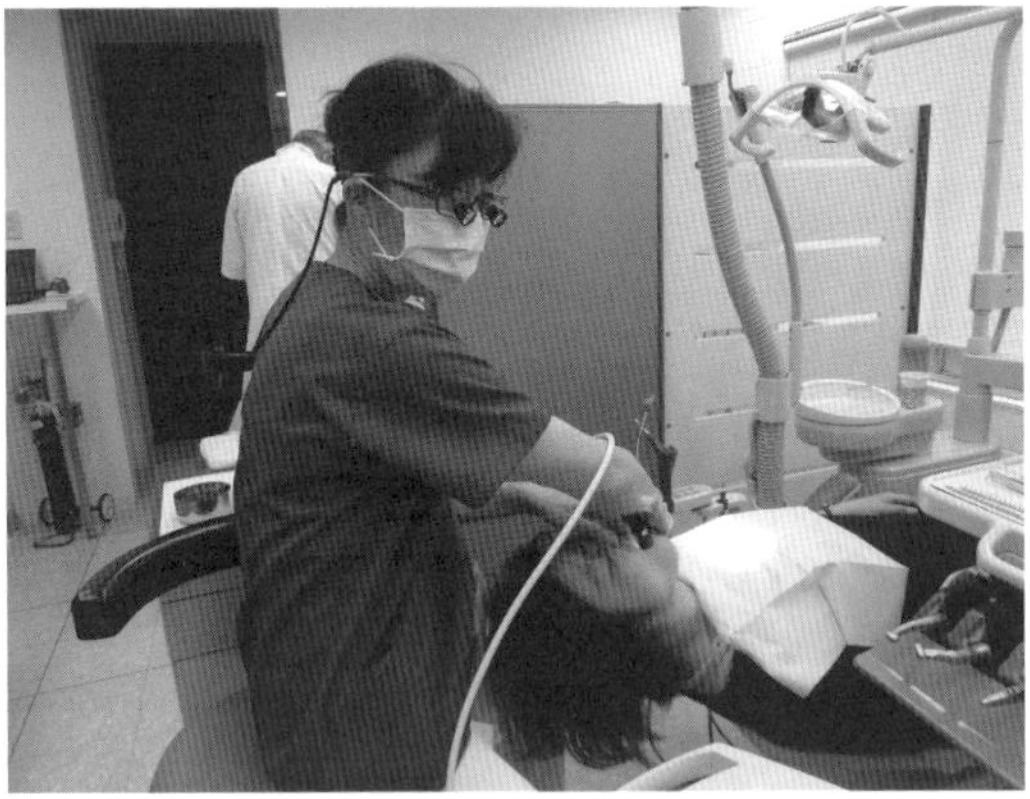

図1　診療中の筆者

そうこうしているうちに「診療室の改装」という大きな転機を迎え、私も仕事に完全復帰ということになりました。今思えば「私にとってはありがたい絶好のチャンスだった」と言えますが、その時はそんなことを考える余裕は全くありませんでした。

それからが大変でした。以前からいる慣れたスタッフ（歯科助手）はどんどん仕事をしていくのに反し、私は歯科医師の資格があるものうろうろするばかり。久しぶりの臨床はスケーリングがやっとというお粗末なものでした。その後、徐々にインレー形成、そしてクラウンの形成等々昔の感覚を取り戻しつつ仕事の範囲を広げていったのですが、この最初の数カ月の辛さや情けなさはたとえようがありませんでした。おそらく仕事をずっと続けられる環境にある人には絶対わかってもらえないでしょう。(こんな境遇にある歯科医師を再訓練してくれる機関があったらどんなにありがたいか。今振り返るとそう思いますし、また女性が多くなった歯科界のこれからの大きな課題だと思います。現に医師会などでは女性医師バンクも設立されていますので、歯科界でも近い将来同様なものの設立、および再訓練の場が準備されることでしょう。ある意味それが先輩である私たちの務めだとも思っています。)

しかし「復帰すると決めたからにはなんとかしなければならない」と思ったのも確か。負けず嫌いの性格は良しにつけ、悪しきにつけ顔をもたげてくるものです。そこで主人である院長がやっていない分野を開拓しようと思い、ホワイトニングの講習会に出席し、それをきっかけに私が担当する専門分野をオフィスに取り入れることにしました。今でこそ補綴処置の前にはホワイトニングをするか否かを尋ねるのが常識といった時代になりましたが、当時(あと数年でミレニアム(二〇〇〇年)という頃)はまだホワイトニング自体が浸透しておらず、ホワイトニングの材料も業者に頼み、個人輸入する時代でした。また歯科医師の中にでさえ「日本人の歯はそもそもそんなに白くない」と否定的な人もいたくらいでしたから、ホワイトニングを手がけたのはかなり早い段階だったと思います。

また生活も変わりました。朝十時から仕事し、夜八時頃に一足先に上がり(夜の診療は九時までなのですが)、その後すぐに夕食の支度。つまり朝から晩まで休みなしの生活が始まりました。朝は五時過ぎに起きて子どもたちのお弁当作り。唯一の楽しみが休日に行くゴルフというかなりハードな生活です。しかし今思うとこの生活が今の私を作ってくれたのだと思います。

さらにしばらく仕事をしていくうちに欲も出てきました。もっと勉強もしなければと思い講習会にも参加するようになり、そうこうしているうちに前述したCAD／CAMによるオールセラミック治療との出会いがあったというわけです。

また二〇〇五年から数年間は息子の出身大学である神奈川歯科大学同窓会が主催しているKDC-SASの一員として、スマトラ沖地震の津波被災地であるタイ南部パンガー県での歯科ボランティアにも参加しました（**図2、3**）。この体験は大変貴重なものとなり、医療の原点を私に教えてくれました。

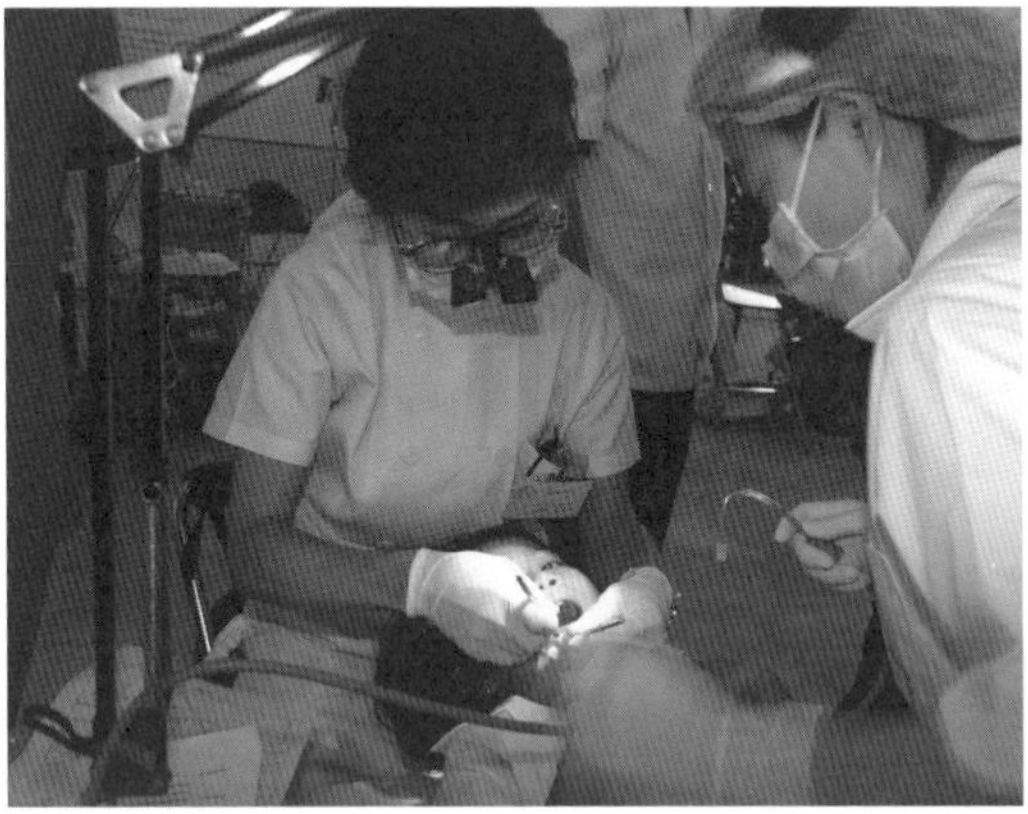

図2　タイでの歯科ボランティアの様子

これが私の半生です。

この経験を踏まえ、これから歯科界で活躍しようとしている方、特に女性のあなたにほんのわずかですが、私からのメッセージをお伝えしたいと思います。

貴女へのメッセージ

①　健康であれ

ありがたいことに私はこれまで特に大きな病気をすることなく、過ごしてくることができました。これは何にも代えがたいことです。この健康がベースになければ自分の人生に対して、これだけフレキシブルに対応してくることができなかったと思います。しかしこれは、すべての人に与えられているものとは限りません。現に私の友人にもここ数十年、病に苦しみ幾度となく手術を受けている人もい

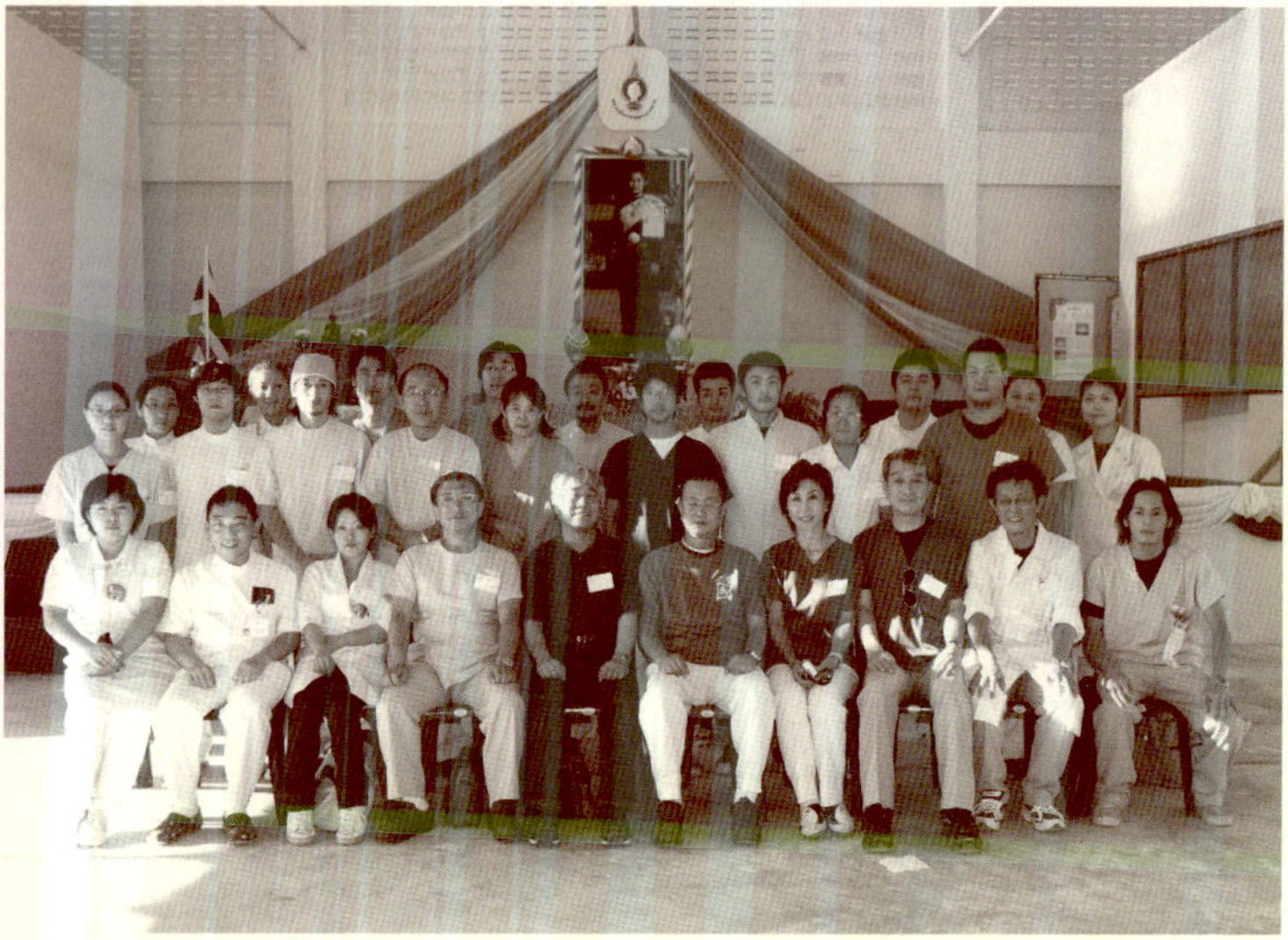

図3　KDC-SASのメンバーとともに

ます。それを目の当たりにしているだけに健康であることに感謝し、それが与えられていることを他の何かの形で恩返ししたいと思うのです。

女性の人生はそれ自体、様々な局面にぶつかります。結婚そして出産を経ると、その変化は特に著しいものになり、仕事を優先するか、母親業を優先するかで悩むこともあるでしょう。どちらかを選ぶのか、あるいはどちらも並行してやっていくのかは自分で決断すべきですし、また決めたからには「絶対後悔しないこと。」これだけは心に誓うべきでしょう。また決断後にはそれに対応する柔軟な姿勢、強靭な精神が必要とされますが、それを支えるのが健康なのです。特に歯科医療に従事する私たちは環境的にもあまりいいところにいるとは言えません。また体力を大変使う労働者と言っても過言ではないでしょう。そのためにも健康維持は絶対不可欠ですし、若い頃から何か身体を動かすことを趣味として持ち、健康管理を日常的にしていくべきだと思います。幸いにも私はたまたまゴルフと出会い、それを楽しむことと健康管理、さらには人との出会いがそれによって広がり、私の生活の一部となりました。

② 女性であることを武器に

「女性であることを武器にする」というと何だかとても強烈な印象ですが、決して悪い意味合いではありません。例えば不安を持ちながら来院なさる患者様の気持ちをまずは柔らかく受け止めてあげられるのは、やはり男性より女性のほうでしょう。小さなお子さんなどは絶対と言っていいほど、女性に軍配が上がります。逆に言ってしまえばこれは女性であることの特権だと思います。

また歯科従事者である私たちは普段あまり感じませんが、「口腔内を見せるというのは裸を見せるのと同じ」と思っていらっしゃる方も少なくありません。女性の患者様の中には女性歯科医師を求めている方も案外多いものなのです。さらに「相談がしやすい。気持ちをわかってもらいやすい。」というのも大きな理由だと思います。例えば私がやっているＣＡＤ／ＣＡＭシステムによるオールセラミック治療では、「同じ女性としてその患者様が気になっていることを一緒に考え、その解決策を提案する」というのが最初の一歩になります。中にはそんなことができるとは思っておらず、最初からあきらめている方もいるのですから、それを解決して差し上げられれば両者の距離はぐっと近いものになり、その後の関係もよりよいものになっていくのです。そうなれば患者様ご本人はもちろんですが、私たちも非常に診療のやりやすい状態となり、「ラポールが確立された」ことを実感できるのです。それだけに私たちは常日頃、世の中にアンテナを張り、今現在どんなことが求められているのかを知ることも必要だと思います。そのためには歯科関連の雑誌を読むだけではなく、美術展に足を運んだり、あるいはファッション誌などを見て「美」を意識することも必要でしょう。当然のことですが、歯科的な技術はもちろん、気持ちを汲んであげられる度量の広さも不可欠だと思います。しかしそれもこれも女性の感性がものを言い、それに頼るところが大きいと私は思っています。

さらに女性として美しく、輝くこともこれからはもっと求められると思います。私事ですが、実は今から四年前の二〇〇九年に「ミセス日本グランプリ　五十代の部」でグランプリを受賞しました（**図4**）。「社会と向きあい環境やエコに関心を持ち健康的で知性と美しさを兼ねそなえたミセス」という趣旨のもと、五十代、四十代、三十代の各世代でグランプリを決める大会での受賞です。私は受賞そのものも勿論嬉しかったのですが、この大会を通じて、いかに今の女性が美しくなることを求め、そのために努力をしているかということを知りました。さらに現在の格好いい女性（特にミセス）の必須アイテムとして「仕事」があるということもわかりました。幸いなことに私たちは若い頃に勉強し、立派なライセンスをいただくことができました。若い世代の方々にはその重み、あるいは価値をまだあまり実感していない方もいるとは思いますが、これは幸せなことであり、大切にすべきことなのです。たぶんこれを読んでいる貴女も何十年かしたら「あの時は大変だったけれど、資格を取っていてよかったと実感するときが必ず来る。」私はそう信じています。

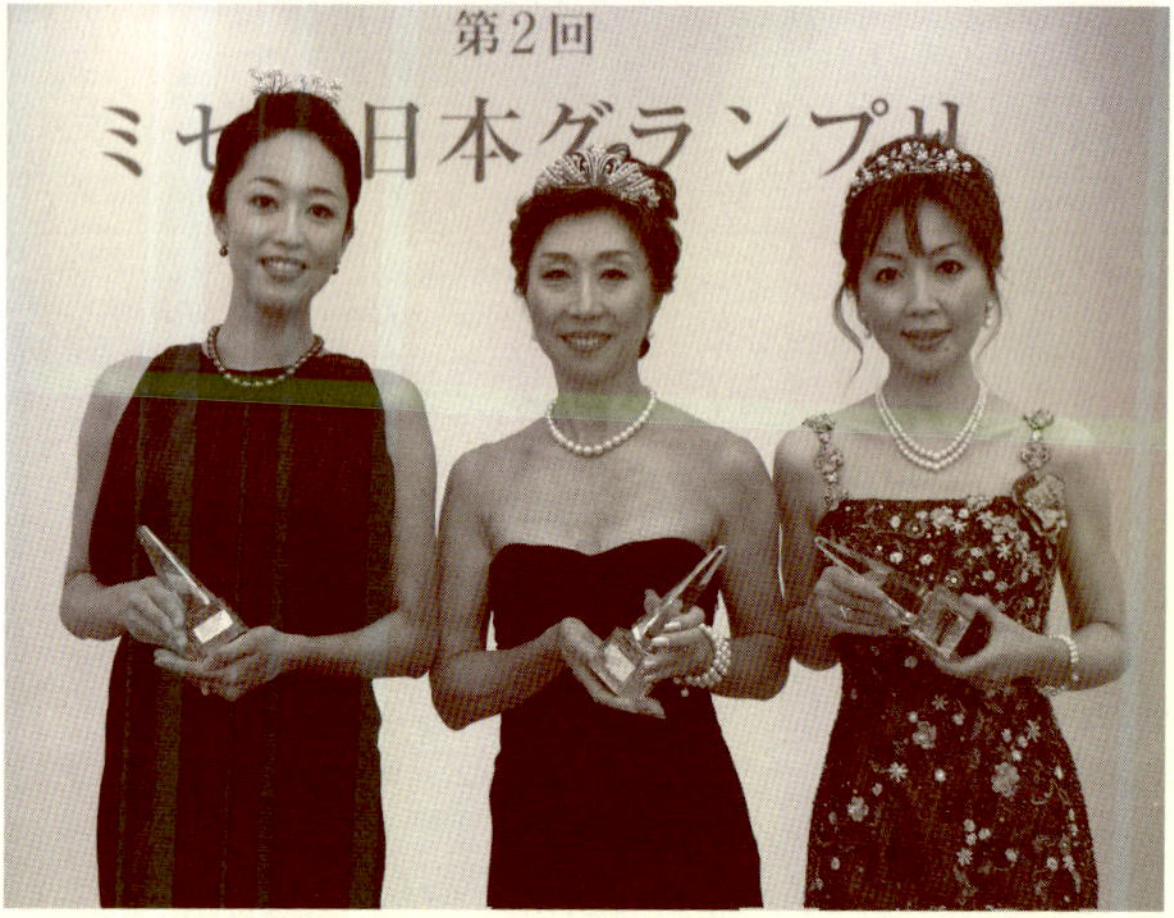

図4　グランプリ受賞の様子

③　すべては患者様のため、そして自分のため

毎日診療をしていると実に様々な方との出会いがあり、かつ様々な場面に遭遇します。嫌なことも口では言い表せないほどたくさんあります。そんな時は自分の力不足を感じますし、正直時の流れを速めたいと思うこともあります。でもそんな時こそが成長の時。勝手ですが、最近はそう思うようになりました。

またそれとは逆に、こんな私の小さな力でも喜んでいただける幸せを痛感することもあります。それを感じた最たる出来事は前述の「スマトラ沖地震津波被災地での歯科ボランティア」でした。わずかの日数とはいえ、仕事を休み、旅費を払い、報酬はもちろんなしのボランティア活動でしたが、診療後に見せてくれる現地の人たちの暖かい笑顔はその報酬以上に価値あるものでした。「微力ではあるが、この私の技術が役に立っている」ということが肌で感じられた一瞬だったのかもしれません。そうなのです。普段私たちは生活のために働いている、あるいは忙しいということで医療の原点を忘れてしまいがちですが、私たちは社会の人々の小さな幸せのためのお手伝いをしているということなのです。そのためにスキルアップを図り、毎日汗水たらしているのですが、それにより「自分自身も磨かれている」のです。

私が会員でもある日本アンチエイジング歯科学会でこんなことを聴きました。

百歳まで健康長寿の人の特徴。

食事：カロリーリストリクション（カロリー制限、腹七分目）抗酸化食品をよく摂る（野菜・果物）

身体：脳に大きな障害がない。歯・足腰が丈夫。循環器系が丈夫。

精神：生きがいを持っている。ポジティブシンキング。名刺を持っている。

食事についてはそれぞれが気をつけなければいけませんが、身体、特に歯に関して私たちは専門職ですからその維持について問題はないでしょう。また精神面でも仕事を続けていくことで生きがいは見出されるし、また「○○さんの奥様、あるいはお母さん」ではなく名刺を持って、はつらつと生きていくことは十分可能なはずです。

いまや女性の平均寿命は八十六歳強。長い長い人生です。その長い人生をいかにクオリティー高く歩んでいくかが大人の課題だと思いますが、嬉しいことにそのいくつかの礎を貴女方はすでに手にしているのです。その大きな一つがライセンス。これはなかなか手にすることはできませんし、若いうちに頑張った証だと思います。あとは足りないところを模索し、女性として輝いていくことが、患者様のため、家族のため、そしてひいては自分のためになっていくのです。どうでしょう。自分で切り広げられる素敵な人生が広がっていると思いませんか。

未来へ

執筆させていただくこのチャンスをいただき、幸いにも私の現在に至るまでの道のりを自分自身でもざっと振り返ることができました。色々回り道をしましたが、決して後悔はしていません。もちろん仕事をずっと続けていたならば、歯科医師としてもっと方向性も変わっていたかもしれません。また実力ももっと上がっていたかもしれません。しかしその反面、専業主婦の生活を数年送ったことにより、子ども中心の生活がどんなものなのか、その楽しさ、大変さを知るとともに、それが女性としての肥やしになっているようにも思います。仕事中心となった今現在を思うと、学生時代にあのようなハードな生活を送り、ライセンスを取得したからこそこうして仕事ができるのだと思いますし、その幸せを感じます。また自分が引退の意思表示をしない限り、生涯社会とかかわりが持て、微力ではありますが社会へ恩返しができる喜びをも感じます。人生無駄なことはないものです。

「歯科界は低迷している」と二言目には出てくる昨今ですが、まだまだ開拓の余地はたくさんあります。もしかすると女性の視点で開拓できるフィールドもあるかもしれません。それを担っているのが若い皆さんです。そのパワーを歯科界のために注ぎ、頑張って欲しいものと思います。

最後にココ・シャネルの言葉を皆さんに送ります。これは私がミセス日本グランプリを受賞した時にも引用させていただきましたが、実に素敵な言葉です。

〝二十歳の顔は自然の贈り物。五十歳の顔はあなたの功績。〟

私はさらにそこに以下の言葉を付け加えます。

〝そして八十歳の顔に自信が持てるよう日々の努力を続けたい〟

一緒に歩んで行きましょう。輝く人生が貴女を待っています。

歯科医師人生、まっしぐら

一之江歯科
東京都開業　清水　治彦

東京都江戸川区で開業していたが、近くの老人ホームの診療を歯科医師のグループで担当する事になった事から心身障害者の診療にかかわる事となる。区の口腔保健センターの設立時から協力医となり現在まで継続している。また歯科医院開業後も、研修会を通し多くの知己を得て総義歯、インプラントの治療を学んできた。その経験から得たものは——。

はじめに

私は昭和五十八年（一九八三年）歯科医師となりました。早三十年になります。人生の半分以上を歯科医師として歩んできたことになります。今回、振り返る機会をいただきました。未熟な点、反省する点も多いのですが、私としては一生懸命やってきました。あっという間の出来事でもありました。つたない経験にしばしお付き合いください。

障害者歯科とのかかわり

近隣に有料老人ホームがあります。入居者の方が周囲の歯科医院に通院し、通院できない方には都心部より訪問歯科が来ていたそうです。ところが保険改正時、治療途中のまま、訪問中止になりました。ホームの看護師さんから引き継いでもらえないか打診がありました。周囲の先生方と相談し、歯科医師四名、歯科衛生士一名と合同で定期的な診療を始めました。医療保険と、必要なら介護保険を利用し、歯科医師、歯科衛生士が定期的に訪問する形態です。訪問診療を継続的に行うのは初めてでした。患者さんの中には認知症でコミュニケーションの取りにくい方もおられ、訪問時に拒絶され対応に苦慮しました。そこで東京都心身障害者口腔保健センターの研修コースを受講することにしました。大竹邦明先生の熱い指導と担当の先生方の緻密な研修は新鮮な経験の連続でした。六カ月の研修中は研修日である木曜日が生活の中心で、レポート提出、実習とハードな研修でした。院内の勉強会でも逐次報告を行い、訪問歯科に参加していた歯科衛生士も次の研修に参加しました。

当時、歯科医師会では江戸川区口腔保健センター開設準備を進めており、前記研修を受講した後は協力医として委員会に参加しました。副委員長として協力医の取り纏め、室長と治療内容の打ち合わせ、治療体制構築等に参画しました（図1）。連携先の大学、都センター等の指導医の先生方と打ち合わせでは、障害者歯科診療のシステム・治療法、考え方、医療連携の仕方等話題は尽きず、奥の深さを感じました。出動時にその指導医の先生と一緒に治療できるのも具体的に教えてもらう良い機会でした。また、区との協議会への出席を通して行政の考え方を知ることができました。組織については、会の委員会しか経験がなかった私にとってはボランティアに対する、行政官のプロ組織です。事業の進め方、計画の決め方等参考になりました。事務官とのやりとりでは、こちらは解りやすく話しているつもりでも、歯科用語が多く、行政で考える公益と違う場合も多々感じました。区を通して区民へ有益なことを理解しやすく伝える難しさを実感しました。

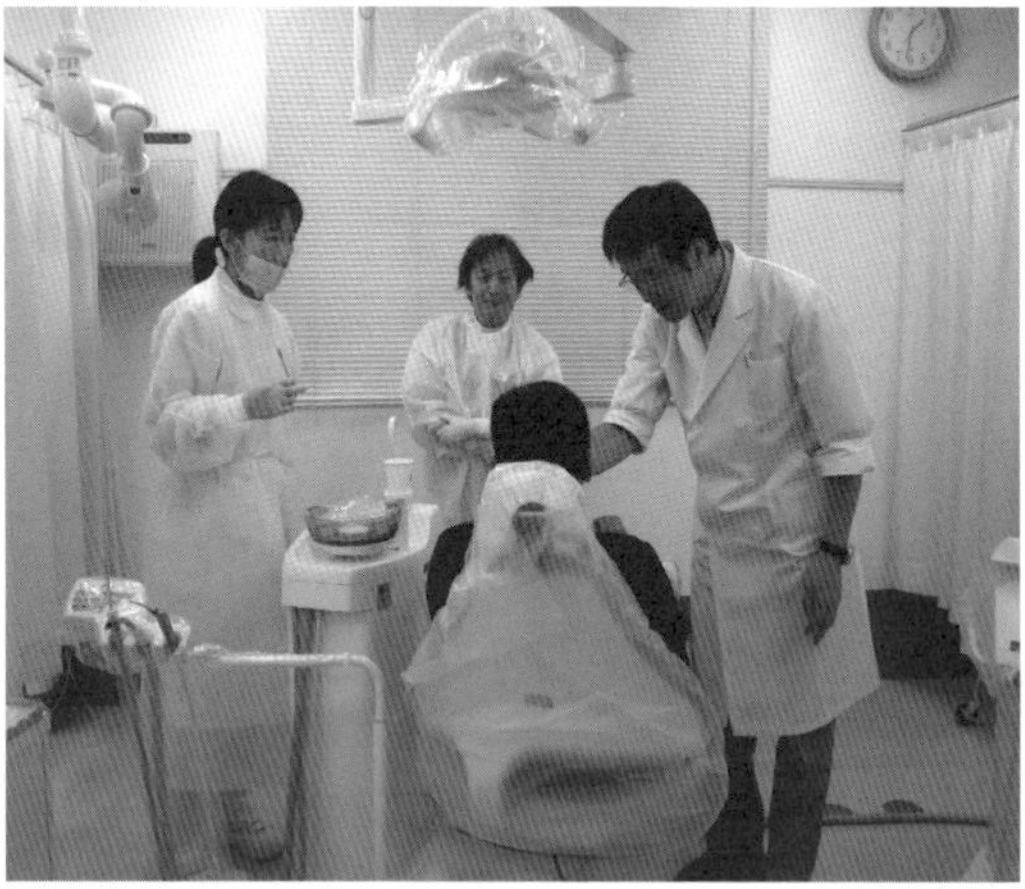

図1　江戸川区口腔保健センター　協力医診療風景
向かって左から、岩渕衛生士、筆者、深山治久先生（東京医科歯科大学教授）

障害者歯科学会へは二〇〇三年より参加しました。この学会は地域のセンター関係者、歯科医師会関係、大学の障害者歯科、歯科衛生士の方々、と他とは違う参加者の学会です。私も若い先生の発表を手伝ったり、シンポジウムの資料作りに参加しました。歯科医師会の仲間と学会遠征するのは、みんなで同じ目標のために頑張る良い機会になります。他地区の状況を聞いたりすると、地区ごとに行政の考え方も大きく違い、私たちを取り巻く環境の複雑さを感じました。

センター診療においては高次機能障害の患者さんの症例報告を担当の岩渕晴美歯科衛生士がまとめ、私が手伝い、室長・指導医の大学教授が監修してくださり、論文として学会誌に掲載できたことが大変勉強になりました。

現在も、協力医として治療、摂食嚥下障害指導などの協力を行っています。また、自分の歯科医院でも都立センターより逆紹介で患者さんを受け入れ、メンテナンスの協力を行っています。

障害者歯科に関係し、感じているのは、医療保険でできることとは別に社会福祉的な視点の重要性です。歯科疾患は、健常者では自己責任の部分も大きいのですが、障害者の場合、社会制度に依存する部分が大きくなります。患者さんにとっては社会環境、個人的な状況と歯科疾患は関連があります。障害者歯科を行う中で環境が過酷な場合、理解を得にくい場合、コミュニケーションを取りにくい場合があります。これからもその点を考慮して、できる範囲を広げていくつもりです。

経歴と研鑽の日々

私の出身は宮城県石巻市川口町で、東日本大震災で津波の甚大な被害を受けた湊地区です。石巻高校を卒業し、一浪して奥羽大学歯学部を昭和五十八年卒業、仙台で勤務、東北大学歯学部研修生、六十一年開業、六十三年阿部晴彦総義歯セミナー受講、平成六年歯科医師会入会、平成十年より鶴見大学歯学部口腔外科学第二講座(瀬戸教授)専攻生、平成十五年学位授与、日本口腔インプラント学会専門医、スタディグループSAEYに所属しています。

子どもの頃から手先は器用でした。絵を描いたり工作したり、特にプラモデルに凝っており、1/35の人形の塗装では目を入れられるのが自慢でした。父は私に「サラリーマンは無理だ」と言っていましたが、今考えると自己主張が強く協調性に欠ける、チームワークが苦手であるが自分でできる仕事をコツコツやるのは得意と考えていたようです。叔父が医師で、「歯科医師は急患がなくて良い」、と勧めてくれたのも覚えております。歯科大学生時代はまじめな学生とは言えませんでしたが、実習で総義歯の配列、矯正のワイヤー屈曲はおもしろく、興味を持ちました。

卒業後、仙台の開業医に勤務しました。院長先生は自分より十歳上で若手の活動的な島和夫先生でした。形成は医院長の模型を見よう見まねで行い、技工所からそっくりですねと言われてうれしかったのを覚えています。また、メタルコア、インレーは院長先生とともに技工を行い技工の楽しさを感じました。歯科医師会の行事にも参加しました。都内の講習会にも一緒に参加しました。片山セミナーでした。症例について口腔内写真の撮り方も覚えました。後で考えると重要なことでした。また、東北大学歯学部第二解剖研修生に診療所の先輩の紹介でなりました。教授の加賀山学先生の指導の下、実験に取り組み、水曜日、および実験の進行状況により、夜は研究室に行って切片作り、観察、現像を行いました。大学院生の方にも色々教わりながら勉強させていただきました。

昭和六十一年二月に同級生の家内と結婚し、四月より現在地、江戸川区で一之江歯科を開業しました。一之江はまだ、地下鉄が開通していませんでした。最初は勤務医の時とは大違いで、スタッフが思うように動いてくれず苦労しました。これは同僚として接するか、経営者として接するかの命題になるのですが、そのころはそれどころではなく、スタッフも長時間勤務のため定着せず、気を遣いました。ただ、若いせいか朝はシャッターを開け、夜閉めるまで忙しく立ち回りましたが身体的にはそんなにきつくなかったのを覚えています。治療に関しても以前のように院長先生と相談やアドバイスもなく自分で全部判断し、決めていくのは大変でした。ただ、夫婦で同級生、二人で診療していたので、治療が遅れるとお互いにフォローし、相談相手がいるのは安心でした。勤務していた時よりも同じ治療でも倍近く時間がかかったり、補綴物の再製が多かったり、経理的なこと、保険請求に関してや人事等、診療以外に費やす時間が増大していくのには驚きました。

患者さんも未熟な自分の治療にもかかわらず来ていただき、自分なりに一生懸命対応しておりました。何とかこなしていくようになりましたが、自身の技術ではすべての治療に対応できないという限界も感じ始めました。当時、多数歯欠損から総義歯に移行した患者さんの調整を何度も行っていたころ、ある日患者さんが義歯安定剤を持ってきて、「これを付けると非常に調子がよい」と満足げに話されました。自分の未熟さを痛感し、これで良いのか自問し、勉強の必要性を実感しました。

昭和六十三年阿部晴彦総義歯セミナーを受講しました。先生は五十代で昼の講義・夜の懇親会と若い先生方相手に積極的にかかわってくれました。総義歯を通して咬合再構成、咬合治療全般に関して学びました。技工についても先生はすべて自分でやられるので、自分もセミナーを聞いては自院で実際にやってみました。そして翌月セミナー受講・実践を繰り返していきました。覚えたことをやってみたくて、患者さんが来る日は前日から準備していました。総義歯はだんだん得意な分野になっていきました。しかし、より難症例がやってきます。自分では対応しきれない症例では、仲間の先生に相談したり、自院で一緒に治療したりしました。もっと勉強したくて、翌年の遠藤憲正先生と佐々木雄一先生が講師の患者さんの実習コースに参加しました。一緒に受講した先生方と五人でスタディグループＳＡＥＹという勉強会を作り、受講後も阿部先生と実習コースの講師の先生をお呼びし、総義歯の症例報告・検討を行うようになりました（**図2**）。症例報告では自分で上手くできたと思うケースでも、写真を大画面で見ると大違いで、床縁の左右対称性がなかったり、左右で排列位置が違っていたり、また咬合位の決定等について評価を受ける機会を受け、自分の理解していない点、足りないところを研鑽することができました。その中で、講習会に参加して知識を得ても、即実践はできないこと、完熟度曲線があり、実際に効果を出せるまで症例数と研鑽が必要なこと、自分だけではなく客観的な評価を受けないとより完成度を高められないことを感じました。先生は「歯科医人生五十年で変遷してきた技法を教えるのだから、そこからもっと先へ進めるように」と話しておられます。現在もセミナーに行くと阿部先生の研究心・向上心は相変わらずで毎年完成度をあげておられ、より進歩したシステムの構築を図っていく姿勢には感じるところが多いです。

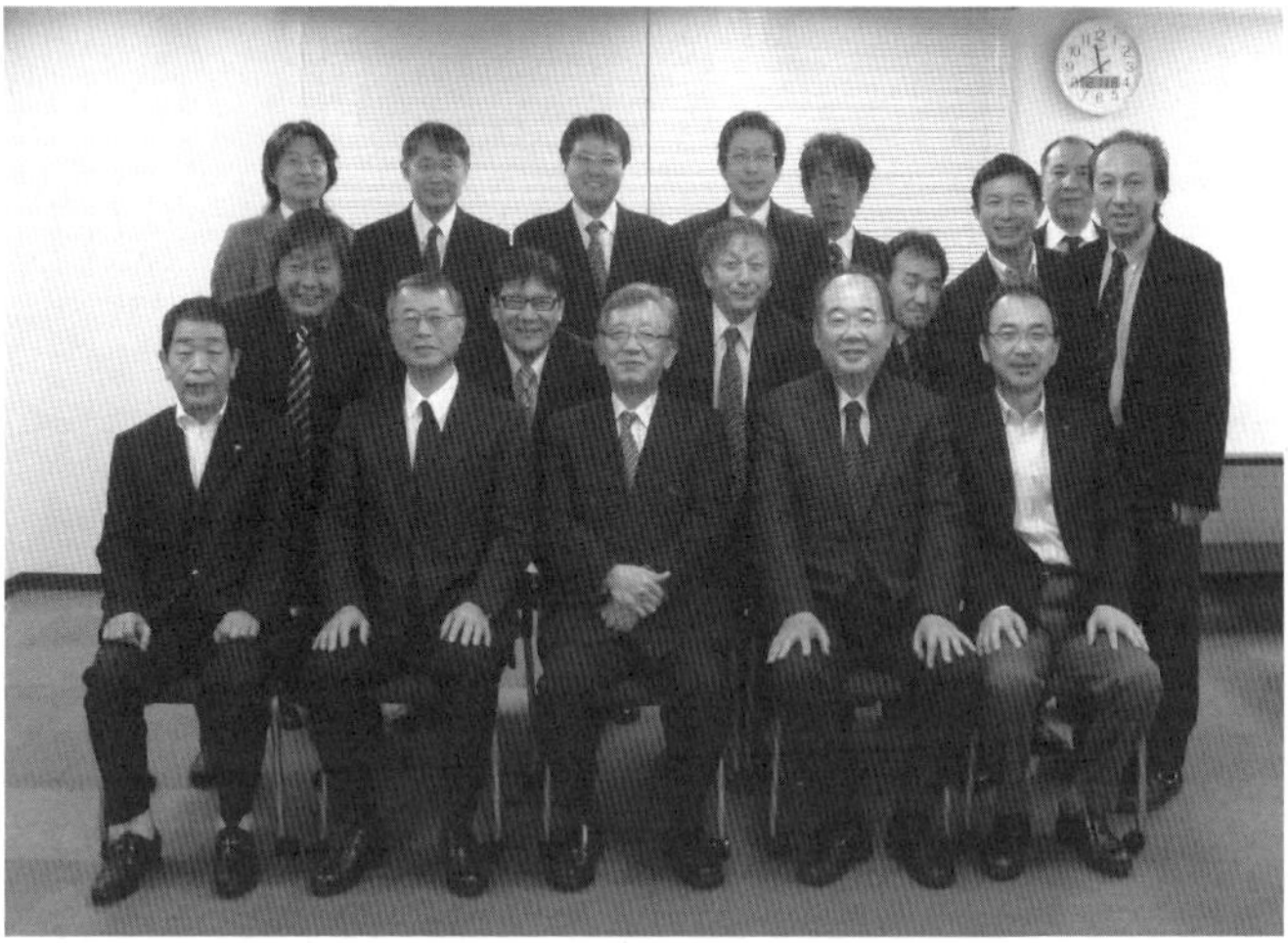

図2　スタディグループSAEY　総会　集合写真
前列中央　阿部晴彦先生

また、自分たちのスタディグループは十名程度で団結力もあり、歯周病、歯内療法についても阿部先生を通して著名な先生と研修する場を設けることができました。どちらも一度では無理なので三年以上続けました。

インプラントに関しては市川市本八幡の渡辺孝夫先生を義兄に紹介してもらいました。オペ見学から始まり、助手をさせていただき、手術記録を書くようになり次第に内容を理解するようになりました。手術日は日曜日なので都合を付け手伝いに行きました。当院の紹介患者を鶴見大学関連病院で手術することになり助手として参加、外部でのオペに同行するようになりました。大学でのオペで口腔外科第二講座の瀬戸完一教授より直接、大学で勉強しないかと言われ専攻生となりました。サイナスリフトにおける骨増生の機序が研究目的で、犬による動物実験、学会発表、論文作成と非常勤講師の渡辺先生には公私共々指導をしてい

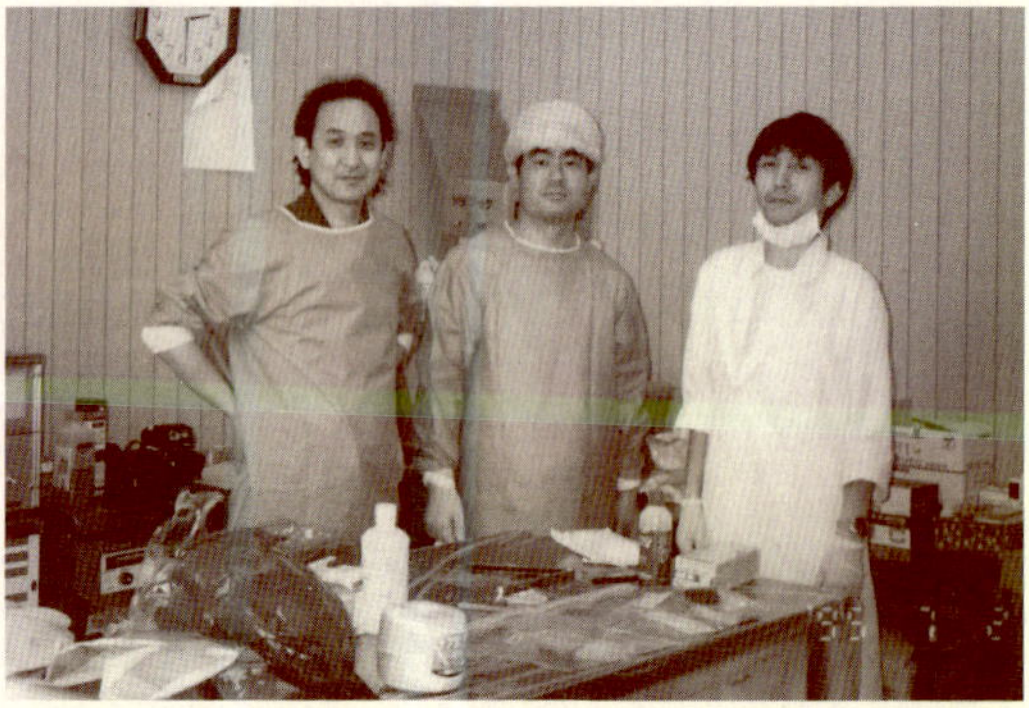

図３　動物実験写真
向かって左から、日高豊彦先生、渡辺孝夫先生、筆者

ただきながら進めていきました。学会発表では自分の研究をまとめることにより知識の整理ができ、各地へ遠征すること、他の考え方を知ることなど、自分としては有意義な時間です。当時のインプラント学会では毎年、新しいトピック・技術が発表され、大変刺激を受けました。骨増生、サイナスリフト、コンピュータ支援システム、何度も技術の変遷の場を見てきたことになります。動物実験ではプランニングに始まり、手術、解剖、標本作製、標本観察と日常臨床とは違う体験をしました（**図３**）。論文作成後、学位をいただきインプラント学会専門医となりました。指導していただいた瀬戸教授の発想の豊かさ、理論構築には感銘を受けました。大学人としてトップの力量を垣間見たような気がします。

結局、家内が担当している、小児歯科、矯正歯科、予防歯科以外はかなりの時間を割いて勉強していきました。

自分は当初、患者をこなすだけで精一杯の時期があり、勉強して知識を吸収する時期があり、実践していく流れがあってスキルアップしてきました。しかし、今思えば計画的に研修していった方が回り道をしなくて済むと思います。

趣味は車です

いろいろな車が好きです。特に運転が好きです。ラリーから耐久レースまで、ダートから舗装、ナビゲータからドライバーまで経験しました。車が違って路面も違い、競技形式も違いますが運転は楽しいです。現在は歯科医師仲間に誘われて軽自動車の耐久レースに参加しています（図４）。歯科医師は二名であとは他業種の方のチームですが、若い人もいて刺激になります。身体能力・体力的にはかなわない所も多いのですが、経験は豊富です。集中しているときは二時間の走行時間があっという間ですが、調子が悪いと長くて辛い二時間です。耐久レースは多クラスの混走ですから遅い車をどこで抜くか何通りも頭の中で描き、イメージ通りに走っていきます。自分の限界を超すのは難しいけれど、タイムは正直で、考えて攻めてタイムアップすると、まだ、速くなれると感じてうれしくなります。

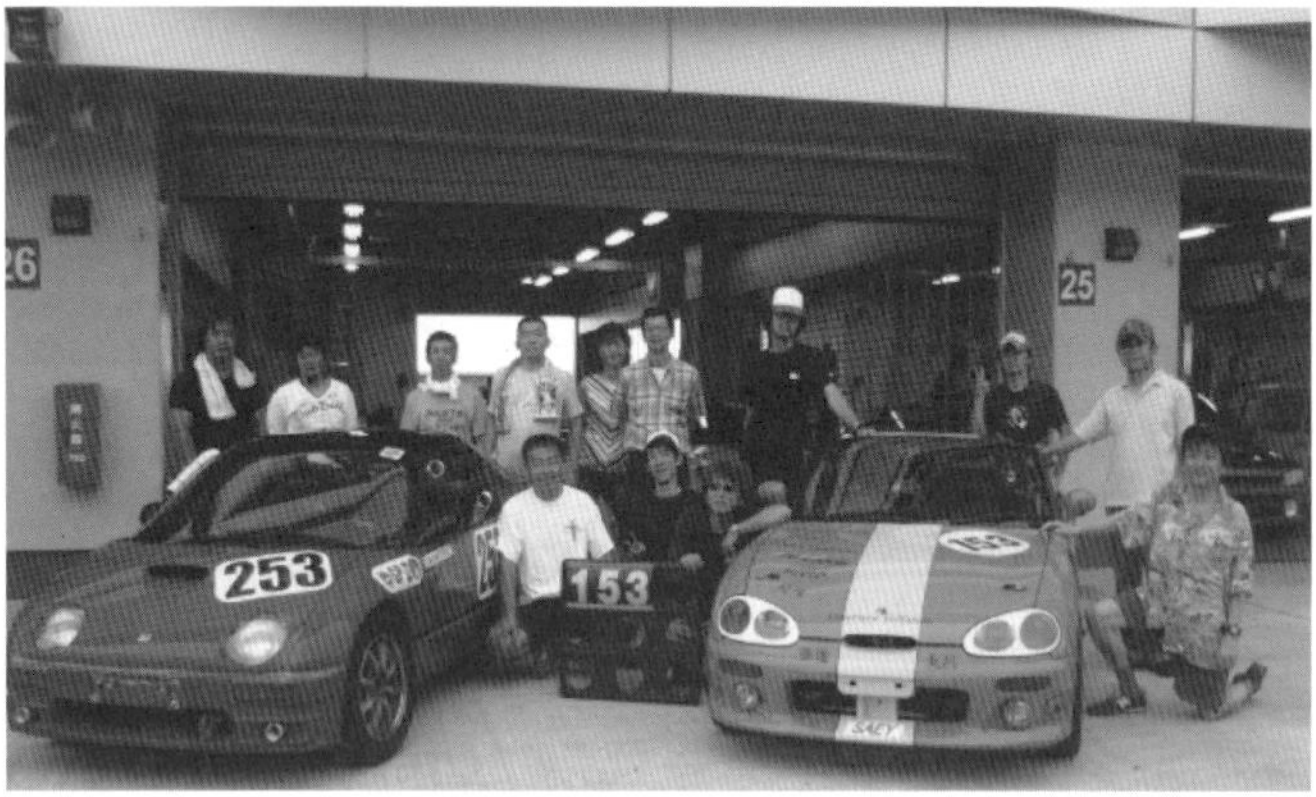

図４　耐久レースチーム写真（右端が筆者）

耐久レースは駅伝のように複数のドライバーがチームを組みます。ドライバーの出走順、走行時間の割り振り、給油および燃費計算も大きな仕事です。元ナビなのでマネージャー的な仕事も好きで、監督と相談しながら決めていきます。作戦が当たって入賞すると、充実感・達成感で一杯です。悔しい場面も多いですが、勝負事ですので仕方がないと諦め、次のことを考えて楽しんでいます。

歯科医療に従事してよかったこと

一人で完結できるのが歯科の醍醐味と思います。お口の中で自分が精魂込めて作成したものが機能しているのはうれしいことです。

ひとつひとつの治療痕が診療の証でもあります。治療そのものは集中力の賜です。印象を採る、抜歯をする、その行為中は頭の中はそれだけです。集中力を高めて正確に精度の高い仕事を行おうとします。治療の段取りの熟考と、治療行為に対しての集中と頭と体を交互に使うのは体には丁度良く、うまくいくと達成感が大きいです。

また、長く患者さんとかかわることにより、お口の中を通して生活や人生を感じる時もあります。健康で通院されていた患者さんから在宅訪問診療の依頼を受けたり、あんなに小さくて泣いていた子が大きくなって治療に現れたり、口腔内のライフステージのみでなく、その人の年齢・環境の変化を感じます。様々な人生を感じる時でもあります。

若い歯科医師へのメッセージ

歯科医師としてのステージを意識して何をやるべきか考えたら良いと思います。卒業直後からのおおざっぱな計画を立てるのはどうでしょうか？　二十代は勉強する、三十代で開業する、四十代で軌道に乗せる、五十代でやりたいことを極める、六十代で次世代へ継承・リタイアの準備に入る、七十代は老後を送る。ファイナンシャルプランナーに三十代の時に生涯の資金計画を立ててもらいましたが、その当時は、収入が右肩上がりの設定で違和感を覚えました。ただ、三人の子どもの教育資金のウエイトが大きく、資金計画自体の主要部分となりました。診療室・自宅の建て替え、診療室の増改築と実際の時期とはずれましたが、全般としてシミュレーションは大変有効でした。

開業を目指すなら診療所のイメージを育てる必要もあります。研修医制度は他の診療所の様子を勉強する良い機会と思います。自分の指向と違う診療所もあると思いますが、今後一生会わないパターンもそれなりに参考になるはずです。自分の近くの診療所がそういうパターンかも知れません。開業後に見学に行きたくても限定されます。できるだけ多くの診療所を見ることはそのためにも有効です。

そして医療技術です。よく研鑽してください。技工もやった方が良いです。歯科を目指しているなら器用だと思います。結構楽しいですよ。

ひとりで開業するなら間口を広げずに、身軽にかつ身につけた技術を生かせる小規模な診療所が良いと思います。大規模な歯科医院をめざすのは重武装のため自分に掛かる負担が増えるだけです。最初は治療技術・経営面・人事面で難しいと思います。開業時に想定する予定と実際の動向は必ずしも一致しません。幅を持たせ、自分の治療方針と地域の患者さんを配慮した方がより合理的で良いと思います。

一之江歯科は臨床研修施設指定で大学の協力型研修に参加しています。研修医の先生は四カ月ではありますがその進歩には目を見張るものがあります。ここから研修が始まり、その先生に多少なりとも影響があるとすれば責任重大です。どこでも通用する技術を得て、これからの勉強の役に立て、方向性を考える一助になれば幸いです。先は長いのです。研修の若い先生と話すと私の当時より良く考えています。歯科医師免許はゴールではなくスタート地点です。先人たちの経験を聞いたならば、同じ轍は踏まず、より先へ行って欲しいと思い、手伝うのが多少なりとも先に歯科医師になったものの努めです。

私の子ども三人は歯科大学へ進みました。親として当然ですが歯科医師としてしっかりと成長して欲しく思います。歯科医師を選択した意味を親として感じ、私なりに歯科医業を伝えていくつもりです。

私としてもこれから先を見据えて、歯科医師として完成度を高めたく思います。社会的な視点を持ち、関連分野についてもかかわっていくつもりです。私なりのスピードではありますが進歩をしていくのは楽しいことです。今と十年後では違う私がいる。それが楽しみです。

医療弱者のための歯科医療を考えて

自分の運命を考えた事がありますか？

鈴木歯科クリニック院長
東京ＨＩＶデンタルネットワーク代表
東京都開業　鈴木　治仁

医学部入学挫折のコンプレックスを持った「とりあえずの歯学生」が、大学病院勤務時の島嶼派遣歯科医、大学関連病院勤務体験から、転機が訪れた。患者さんのために自分が自由にできる診療所開設を目指す。弱者救済に目覚めたいきさつから、東京ＨＩＶデンタルネットワーク代表としてＨＩＶ患者さんと向かう日々の診療をとおして言えるのは——。

「先生ありがとう。誰も治療してくれなかった私の歯を治してくれて」

「でも、もう身体が辛くてここまで通えなくって……。本当にお世話になりました」

今まで何百万回患者さんに「ありがとう」と言っていただいたでしょうか。

心からの「ありがとう」、儀礼的な「ありがとう」、いろいろな「ありがとう」の中で一番心に残る「ありがとう」は平成七年三月十四日のこの「ありがとう」でした。

僻地診療が与えた運命

昭和五十三年、小学生時代からの夢「医学部進学」を諦め、歯学部入学。医学部学生に対しコンプレックスを感じながら歯学部学生生活を送り、昭和五十九年無事歯科医師となりました。

この先の自分の人生設計など考えられずに「とりあえず大学に残ってゆっくり考えるか」という具合に大学ヨット部の顧問だった教授の保存修復学講座に入局しました。この医局では、私が入局した年より新入医局員の研修の場として東京都伊豆七島の新島へ一カ月交代で行く事になり、私も延べ三カ月僻地離島診療を体験することになりました。「たった一度の我が人生、いろんな事を経験すべし」という感じでしょうか。

新島という所は、東京から南へ一五〇㎞。船で八時間、飛行機（当時は十二人乗りのコミューター）で四十五分、サーフィンのメッカとして知られ、青い海と白砂に囲まれたリゾート地？ です。医療状況は、村の国保診療所で医師は何でもこなす常勤二名、歯科は臨床経験三年以上の先輩歯科医師が三カ月交代、新人歯科医師が一カ月交代の二名常駐という体制で二、七〇〇名の島民の医療を賄っているという状態です。歯科医師が常駐する前は、どこかの開業医が数カ月に一度、一週間滞在する巡回診療体制であったと聞いていました。

さて、新島にて歯医者になって二カ月目の新人君どうなる？

「歯が痛いんだけど抜いてくれ」

「むし歯だから神経を取るかもしれませんが、抜かなくても大丈夫ですよ」

「いや、痛いんだから抜いてくれ」

巡回診療の時代は、抜髄して根管治療などやってる時間がなく、抜歯をして義歯というケースだった様子。いみじくも保存科の歯科医師としてのプライドを掲げ、理想の医療の実践に燃えていた新人君にとっては途轍もないカルチャーショックでした。

患者に説明し、説得してむし歯の治療をさせていただく？　という過酷な現実と、夏場は五時に診療終了後、缶ビール片手に浜へ出て青い海を肴にマッタリとしたひと時を過ごす事に幸せを感じておりました。冬場は……何にもすることないじゃん、と数軒の飲み屋回りでしょうか。臨床の勉強もしましたよ。

そんな延べ三カ月の新人君の歯科医師生活を終えてみて「将来ここで理想の歯科医療を目指すのも良いかな」と思うようになりました。その後大学病院で、保存科の歯科医師であるにもかかわらず、口腔外科の友人の指導？　で埋伏歯の抜歯をしたり、補綴科の友人と義歯の印象に精を出す。それぞれの科で顔見知りの大先輩からも「こんなところで何やってんの？」と言われる始末。とにかく、新島へ行くようになったらある程度何でもできるようにしておかなければならないし、という具合に臨床に燃えていた時期でした。

そして五年後、私は念願だった新島の常勤歯科医師としてこの島の港に降り立ちました。その後三年間島民として暮らしながら新島の歯科医療を担ってきました。この三年間が、私の歯科医師としての礎を築いてきた、と今でも思っています。日曜日ビーチで惰眠を貪っていると、ライフガードが「診療所歯科の鈴木先生はいらっしゃいませんか。急患の患者さんが診療所にいらっしゃいます」と呼ばれたり、夜中の二時に一人で急患の治療をしたこともありました。保存科の歯科医師とはいえ、喧嘩による顎骨骨折の応急処置、大学病院に電話して教えてもらいながらの処置もありました。有病者の治療では医師とのコミュニケーションをとりながら全身疾患を学んでおりました。

すぐに大学病院へ行ってもらえない離島診療の緊張感、島でたった一人の歯科医師で三六五日診療体制でという責任感、相変わらず毎月交代でやって来る新人君の指導、毎日歯科医師として何かを感じながら目一杯やってきたと自負しています。

新島での三年が過ぎ、いよいよ離任離島。贈られた花束を抱え、機上の人となりました。眼下に慣れ親しんだ村の家屋とコバルトグリーンの海と白砂が見えます。「一応無難にこなしてきたが、所詮臨床経験五年の若造に委ねなければならない島民は気の毒だったかな。確かに微力ではあったが、島民の歯科医療を支えて来られたのも診療所のスタッフ、大学のバックアップ、役場や友人、そして何も言わず付いて来てくれた妻のおかげだ」としみじみ感じながら四十五分で調布飛行場に着きました。

「ありがとう」が導く運命

さて、私の次なる歯科医師人生は、やはり大学医局の関連診療所です。そこは、都内にある歯科技工士学校の付属歯科診療所で、「今度は歯科技工士さん達に教えてもらいながら、少し補綴の技工の勉強もしてみるか」という思いでした。日曜日に急患で呼ばれる事もなく、九時～十七時までの診療時間で、時間を持て余し気味です。たまに歯科技工士さんとお茶飲みながら談笑という日々を送っていました。

でもある時ふと「なんか違うなあ、久しぶりの都会の生活に混乱している？　いや……」

「一年三六五日二十四時間体制」というと「ゲッ！　四六時中拘束されてる」という感じですが、実は自分が患者さんの事を考え、必要と思える自由な時間に診療できる環境、とも言えるのです。今の診療所では一勤務医という身分であり、他の歯科医師との足並みを揃えるという事も考えなければなりません。自由に診療する事、これはもう自分で開業するしかないんだな、とその時から開業する事を考え始めました。医療コンサルタント会社の紹介で、実家からそう遠くないところに居抜きの物件を見つけました。「よし、ここで自分のやりたいように思いっきり仕事するんだ」と新たなスタートを切る準備に入りました。

その一方、私と同様仕事が好きで、東京に戻って来てから調剤薬局に勤務していた薬剤師の妻から突然、

「ご主人が開業されるならエイズの患者さん診てくれないかな？　ってうちの事務の人に言われたんだけど、どうする？」と言われ、

「エイズ？　よく分かんないな」と私。

「なら、私の友達のKのご主人がエイズの研究者だから聞いてみる？」という事になりました。

当時、エイズに関する知識は週刊誌の情報程度で、同性愛者に多い性感染症で病態も良く分からず、ＨＩＶというウイルス感染症で効果的な薬もなく、やがて死を迎える病気であるという認識しかありませんでした。文献を見てみると、某病院歯科室での治療風景では、「何だこれ！　まるで宇宙服だな。設備にお金かかりそうだしこんな事できないよ」と正直乗り気ではありませんでした。開業資金の借金もあるし、患者だってどれだけ来てくれるか分からないのに……。でもまあ話しぐらい聞いてみるか、と妻の友人のご主人である当時横浜市立大学の北村勝彦先生に会って相談してみる事にしました。彼はアメリカのＣＤＣ（アメリカ疾病予防管理センター）にエイズの研究のため留学経験があり、その道の専門家でもありました。

彼曰く、アメリカには日本の比じゃないほどのＨＩＶ感染者がおり、患者の多いロスあたりでは普通に歯科クリニックで治療しているとの事。ＨＩＶの感染力はＢ型肝炎などに比べ非常に弱く、感染対策としてグ

ローブとメガネぐらいで歯科治療において感染する心配はほとんどなく、歯科治療が可能であるである事。日本では患者数も少なく治療経験も少ないがために、死に至る感染症として大騒ぎし、国立病院の内科でさえ腹の触診にグローブグローブと騒ぎ立てているとの事。歯科の受診実態として、差別と偏見によって歯科開業医のほとんどが診療を拒否し、その結果ＨＩＶ感染症の患者は限られた医療機関でしか治療を受けられていない事、そしてできれば開業するのであればぜひ治療してあげて欲しい、と話されていました。

後日歯科に関する文献を郵送していただき、それを読みながら「Ｂ型肝炎の患者の歯科治療時と同様に感染対策をしっかりすれば、普通の歯科的疾患の治療は可能なんだ」と思えるようになってきました。感染対策か……。アメリカの歯科クリニックの実情に倣い、グローブとメガネとマスクさえあれば感染は防げるし、器具の滅菌もオートクレーブで大丈夫のようでした。そして重要な事は、普通の患者と同様に治療できるという事でした。

肝心の診療所開業に関しては、平成五年四月無事開業にこぎつけました。大学の医局員としてスタートし、新島での診療、医局関連医療機関での勤務医生活、そして歯科医師となって十年目に自由な診療環境を求めて一国一城の主になりました。その自由な診療環境というのは、あくまでも患者のための自由な環境であり、エイズの患者さんも受け入れる、という意思決定も私の自由である、という事です。

開業して程なく、エイズのボランティア団体の医療部長が当院にいらっしゃいました。エイズ患者の歯科治療のための視察とお願いのためでした。彼もエイズ患者の一人であり、歯科治療を身近な歯科診療所で受けることができない現実問題を真剣に訴えられておりました。

初めてエイズ患者を目の当たりにして、口腔内も見せてもらいました。彼は現在歯科大学病院で治療中、ということでしたが、適切な根管治療を施せば治療可能と思われました。しかし、通院が大変なので近々抜歯の予定だという事です。抜歯しなくてもいいのに、抜歯。そう、「これでは新島での初めの頃と同じじゃないか。新島でもすでに、『歯痛があれば抜歯』なんていう歯科治療ではなくなっているのに、またか……。」

「何とかできないだろうか。何とかしなければならないのか？　私が？　私がもし感染したらどうする？　アメリカで問題ないならできるかな？　設備投資しなければならないなら無理かも。妻はなんて言うだろうか。」様々な思いが心の中で浮かんでは消え浮かんでは消えしていました。

しばらくたったある日、その彼から急な電話がかかってきました。「歯が痛くてすごく腫れている、先生の所へどうしても行けないし、通院中の大学病院も遠い」といいます。彼の家の近くの別の歯科大学病院なら受け入れてもらえるのではないか、と彼にその病院へ連絡して行くように指示しました。その夜彼からの電話で、結局その病院へ行ったはいいが、エイズであることを告げると診てももらえず薬だけ渡されたとのことでした。大学病院なのに……これが今のエイズ患者をとりまく歯科医療の実態なのでしょう。妻に相談しました。「やっぱりエイズの患者さん治療しようかな」「いいんじゃない」あっさりした返事が返ってきました。さすが医療従事者です。もしほかのスタッフが感染したら大変なので、エイズの患者さんの時は妻がアシスタントについてくれるといいます。

そして平成六年六月十八日、エイズ患者第一号の患者さんが紹介にて来院されました。

途中入院され、歯科治療は中断を余儀なくされた事もありましたが、抜髄一歯、感染根管処置二歯、クラウンを五本装着し、これからはメインテナンスという段になって彼からの言葉。

冒頭の「先生ありがとう」という言葉を残して、数カ月後天国へ旅立たれたと聞いています。

この「ありがとう」が、私に伝わった最高の「ありがとう」であり、その「ありがとう」によって今の自分があると言っても過言ではないと思っています。

運命を決めた同志たち

その後、会合でエイズ患者の歯科診療を手掛けている東京医科歯科大学歯科病院の松本宏之先生と知り合い、さらに日本ＨＩＶ歯科医療研究会という組織があることを知り、その中には私と同じ開業医で少しずつエイズ患者を受け入れようとしている先生方と知り合い、東京都内歯科開業医を中心として開業医における感染対策や歯科治療上の問題点などを話し合い、多くの歯科診療所で受け入れができるようになるように草の根的な活動をしていこうと「東京ＨＩＶデンタルネットワーク（ＴＨＤＮ）」を発足させることとなりました。平成九年の事でした。その後ＴＨＤＮは少しずつメンバーが増えました。メンバーは皆、歯科開業医として真摯に歯科医療を考え、歯科開業医のモットーは「いつでも、どこでも、だれにでも」歯科医療を提供しなければならないと思っている私の大切な同志です。

人との出会いの中で生かされていく運命を感じて

新島での三年間、こんな若造に歯科医療を任せなければならない新島の島民は、医療を受ける弱者でした。歯科開業医で診療拒否されるエイズ患者は歯科医療難民であったかもしれません。

平成二十一年には、地元歯科医師会の公衆衛生担当理事を拝命しました。その仕事の一つが、その年から始まった行政との「障害者歯科診療あり方検討会」であり、またしてもタイミングよく障害者という「医療弱者」に対する歯科医療を考える場を与えられました。これこそが私のライフワークなのかもしれないと思います。

運命とでも言えるような人との出会い、妻があの調剤薬局に努めていなければ、妻と北村先生が知合いでなければ、エイズの患者を受け入れていなかったかもしれないし、松本先生と出会わなければＴＨＤＮもなかったでしょう。

新島に行かなければ医療弱者の事など頭になく、ただ漫然と歯科開業医として歯科医師人生を歩んでいただけかも知れません。人間相手の仕事である以上、良くも悪くも人との出会いを楽しみながら、これからも何か（運命）を感じながら生きていきたいと思う今日この頃です。

思ってもみなかった我が歯科医師人生

歯科基礎研究者から臨床歯科医師へ、そして医療法人会長となって

㈸仁友会　日之出歯科診療所会長

先崎　秀夫

歯学部在学中のある出来事から他大学の臨床系大学院を目指したが、基礎系（薬理学）の大学院に進学。大学院修了後研究者を志したが、恩師である教授の薦めで北海道の大きな医療法人に勤務し、副病院長から現在は会長を勤める。歯科臨床の経験が殆どない状態からどのように研鑽し、後輩を指導できるまでになったのか——。

希望・そして出発

遠くから汽笛がかすかに聞こえてくるように、四十年以上も前の歯科大学受験を目指していたころの記憶がぼんやりと蘇ってきます。人生とは、偶然なのだろうか？　必然なのだろうか？　全く見当がつきません。

『始まりは小さな出来事でした。』歯科医師を志したきっかけは、六歳離れた当時歯科大生だった兄の影響でした。兄が夏休みに帰省した際、楽しそうに薬理学実習で薬物により動物の呼吸や心臓の動きが刻々と変化する様を話してくれた時、深く感動し、歯科大学に進んでぜひ生命について学んでみたいと思ったのです。しかしながら、普通のサラリーマンの家庭にとって、北海道から東京の歯科大学への進学はかなりの経済的困難を伴うものでした。それでも両親や兄弟たちの理解と協力・援助でなんとか日本大学歯学部へ進むことができました。

生まれて初めての東京暮らしは、最初は御茶ノ水の日本大学歯学部と練馬の北海寮（財団法人在京学生後援会）の行き帰りがやっとでした。寮は武蔵野の面影が残る住宅地の中にあり、一日二食付きで月九、〇〇〇円、当時でもこんなに安く安心して食べさせてもらえるところは珍しかったでしょう。飯は腹一杯食べられ、皆、北海道の学生でしかも、先輩たちからは時折、有り難いお説教までいただくわけですから寮は正に天国だったのかも知れません?!　居心地良く四年間お世話になりました。現在も寮の食堂に額が掲げられているのかどうか分かりませんが、そこには「寮は一家、寮生は兄弟なり」という文言が書かれておりました。後から知ったことですが、北海寮綱領（昭和九年二月十一日）は我々寮生に対し次のように教えを説いていました。すばらしい文言ですので読者の皆様にもご紹介します。

一つ、寮は一家、寮生は兄弟なり、天恩を謝し、禮節を尚び、相扶けて和気藹々たるべし。
二つ、進取果敢、勤勉力行は吾等の生命なり、進んで難局を制し、責任を重んじ、学業に精励して父母の期待に背かざるべし。
三つ、質実剛健、不言実行は吾等の本領なり、時弊を達観して人格の涵養に努め、世界の公道に基づき、天行の恢弘に翼賛すべし。

卒寮以来四十年以上経った今でも、そこで出会った寮生たちとは楽しく交流を続けています。学生生活六年間は学業よりも、好きで入った歯学部サッカー部でのサッカー三昧の毎日、お陰様で人格の半分を修養させられたことに感謝しています。後の半分はこれから述べる進路と周囲の方々によって成熟して参りました。

なぜ日本大学から他校の大学院に進学しようとしたのか？　五年生の時、病院実習前の登院試験で歯科保存科の若い試験官が口頭試問で「君は象牙芽細胞が一体何から由来しているのか知っているのか？」の問に「それは歯髄細胞です！」と自信を持って答えたら「残念でした。未分化間葉細胞でした。そんなことも知らんのかい。」といわれ、結果不合格となり、自尊心を打ち砕かれたあげく一カ月近くも病院実習開始を延されてしまい、残念でこの悔しさをいつか晴らさんという思いでした。両親は、卒業後は北海道で開業して欲しかったのだと思いますが、どうしても「未分化間葉細胞」が知りたいと思い、教科書「歯の組織学」にあった、それまで目にとめることもなかった「岡田・三村の硬組織内時刻描記による生体リズムの研究」に関する記述を偶然見て、なんとすばらしいのだろうと感動しました。ぜひ、東京医科歯科大学大学院に進み、岡田先生、三村先生の下で勉強してみたいと思い込むようになり、知り合いも紹介者も全くありませんでしたが、もうどうにも止まらなくなってしまいました。一年上級のH先輩に相談して、大学院試験科目のドイツ語に合わせ、卒業論文のテーマにドイツ語を選択しました。そして歯周病科の大学院に進むことに意志を固め、何度か故木下教授（東京医科歯科大学歯周病学講座）に面会に行きましたが大学院試験面接の時までとうとう会えずじまいでした。

基礎研究を志して

東京医科歯科大学歯科薬理学教室と硬組織薬理の研究と故小椋秀亮教授との出会いは実にあっけないものでした。東京医科歯科大学大学院が不合格なら北海道に帰るつもりでいました。第一志望は歯周病学講座、第二志望は歯科薬理学講座（当時のサッカー部監督M先生の兄上が在籍）を選択しましたが、この第二志望の選択が数奇な運命の始まりになるとは夢にも思いませんでした。試験は臨床科目すべてと英語とドイツ語の語学試験でしたが、もちろん医科歯科大での講義は一度も受けたことがないうえに、問題が非常に難解でしたので合格は厳しいと思っていました。なんと結果は合格、しかしその後の面接で故木下教授から「君は合格ですが、ここの大学院は母校の卒業生を教員に育成することが目的だから次点の卒業生に譲ってくれませんか。ここは歯周病治療学を研究するところだから骨の研究がしたいなら、小椋教授（歯科薬理学講座、別名硬組織の薬理）の所はどうですか？」と言われ一転して目の前が真っ暗となりましたが、故小椋教授と初めてお目にかかった時は「ああ良かった」という印象でした。面接では「形態がすきですか？　それとも分析が好きですか？」と聞かれて「はい、形態です。」と答えると「明日から来なさい。」それで呆気なく合格となりました。一年近くの苦労がやっと成就してホッとしました。

教授よりいただいた研究テーマは『骨吸収機構に関する薬理学的研究』ということで、昭和五十二（一九七七）年四月、念願の研究生活がスタートしました。小椋教授の研究指導は、時々夜の医局で行われるマイクも演奏もないカラオケ大会でした。『人生劇場、やると思えば何処までやるさ、それが男の魂じゃないか。』という具合で、「天才は努力家に負ける、努力家は楽しむものに負ける、みんな頑張れ。」と我々に話されていました。

基礎実験が始まり、私の課題は実験方法で標本をパラフィン包埋から樹脂包埋に切り替え、より鮮明な所見を得るためガラスナイフを用いて厚さ1㎛切片を作製すること。〝痛風治療薬コルヒチン〟（小椋教授のオリジナル研究）をエーテル麻酔下で体重一二〇～一三〇gのラットの足背静脈に注射することでした。注射針よりも細い血管に刺入を成功させることは難しく、大変な技術を要しました。ガラスナイフの材料は恐ろしく硬いガラスで、教室のO先生（現医科歯科大学歯学部教授）が何処からか譲ってもらってきて、幅一〇㎜の硝子板をへし折るとそこに断端がキレイに立ち上がったナイフ状の刃ができるのですが、そう何枚も上手くいきません。本実験開始と意気込んでいたら両手の親指を捻挫してしまい、箸も持てない、歯科医師のアルバイトで生活費も稼げない絶体絶命のピンチとなってしまいました。この最大のピンチに教室のY先生（現昭和大学歯学部教授）考案のガラスナイフ工作機一号（木製）が登場したのでした。その後、下町の職人さんの手で二号工作機（金属製）が完成し、うれしくて涙がこぼれました。とうとう一年半後に当時の岐阜歯科大学（現朝日大学歯学部）で行われた一九七八年歯科基礎医学会で発表する機会を与えられました。演題は「Colchicine投与による歯髄組織の経時的変化」、そこで厚さ一㎛の歯髄組織の中にとうとう未分化間葉細胞に出会うことができました（**図1**）。この結果を国際誌に投稿し一年余りたってやっと掲載（ARCHIVS OF ORAL BIOLOGY 25, No. 11/12, pp. 737-743）されました。論文の題名は「A Histological Study Of Reparative Deninogenesis In the Rat Incisor After Colchicine Administraion」。研究はさらにアイ

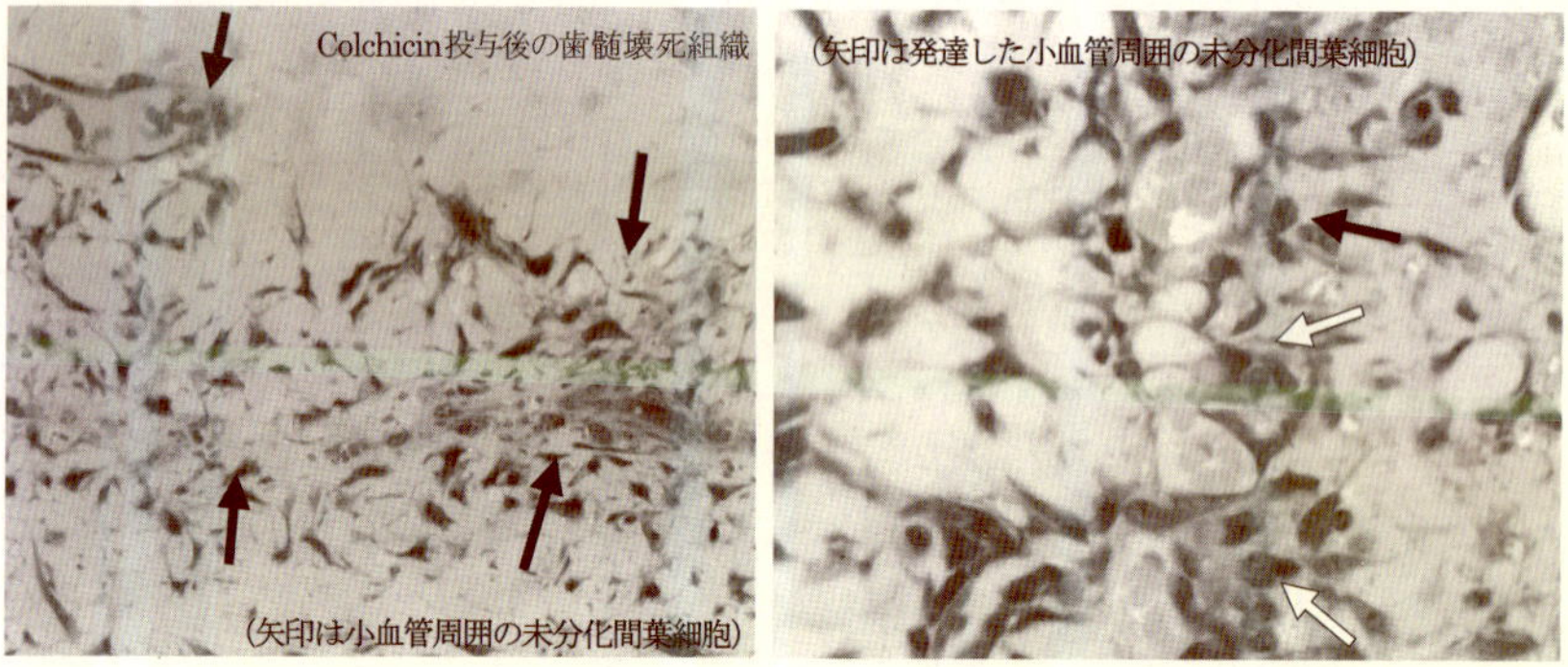
Colchicin投与後の歯髄壊死組織
（矢印は小血管周囲の未分化間葉細胞）
（矢印は発達した小血管周囲の未分化間葉細胞）

図１　Colchicin投与後の歯髄の変化（樹脂包埋による１μm切片）

ソトープを用いた第二段階へ、未分化関与細胞の由来の解明でした。もう一つの貴重な実験は、Colchicine投与後における骨髄再生の研究でした。この実験は骨改造機構を解明するための実験モデルとして、現在でもその仕組みを解明する手がかりが一杯詰まっていると思います。

私は小椋教室で数多くの経験や知識を得ました。Colchicineは現在も非常勤講師をしている北海道大学歯学部の歯科薬理学実習（硬組織の薬理）で教材として使用しています。ラットの静脈注射の経験はヒトの点滴静注を容易にし、さらにColchicineによる未分化間葉細胞や骨組織の改造の研究は現在、歯周病治療の基礎となっています（**図２**）。

研究生活の終わり。そして、歯科臨床の始まり

こうして五年半の基礎研究を続けてきましたが、図らずも研究を終了することになってしまいました。小椋教授の「先崎君、君の熱い情熱を札幌に持ち帰って薬理学教室のK先輩（後の仁友会四代目理事長）の診療所の発展に尽くし、一緒に盛り上げてくれ」という言葉に負けてしまったのです。自分ではもう臨床の場に戻ることはないと思っていたので、人生ってこんなものかと多少の挫折感もありました。

札幌での私の勤務先は（医）仁友会日之出歯科（日之出ビルにある開業医）、当時の職員数は全員で六十名くらい（歯科医師十五〜十六名、

歯科衛生士三十五名、その他）で、治療台数は二十九台と大がかりな組織化された診療所でした。さらに同じフロアには系列の技工所もあって（技工士他二十名）、大学病院のようだという第一印象を持ちました。創設者であり経営者の三名の方々から面接を受け、最後に「もう研究は十分だからこれからは臨床を頑張ってください」と言われ、その経営方針が「早くて、上手い」という歯科技術優先論でした。ここでまたまた私の反骨精神に灯がともりました。「基礎医学を歯科臨床に役立て、疾病の原因を明らかにして再発を防ぐ」という考えから、「臨床もひとつひとつが科学実験なのだから、診査（仮説）・診断（実験計画）・処置（実験）・評価（統計処理）という過程をしっかり組み立てて、治療を行うべきだ」と思ったのです。それからは、入局してきた新人医局員たちを集め、英文論文の抄読会や成書の輪読会を通じて、基礎医学の目線で徹底的に臨床の各治療方法について検討しました。ちょうどこの頃、入院病棟を有する日之出歯科真駒内診療所の建設計画が立ち上がり、K先輩たちとともに私は医療法人理事として以下のプログラムの実行に加わりました。

①　障害者などへの全身麻酔および精神鎮静

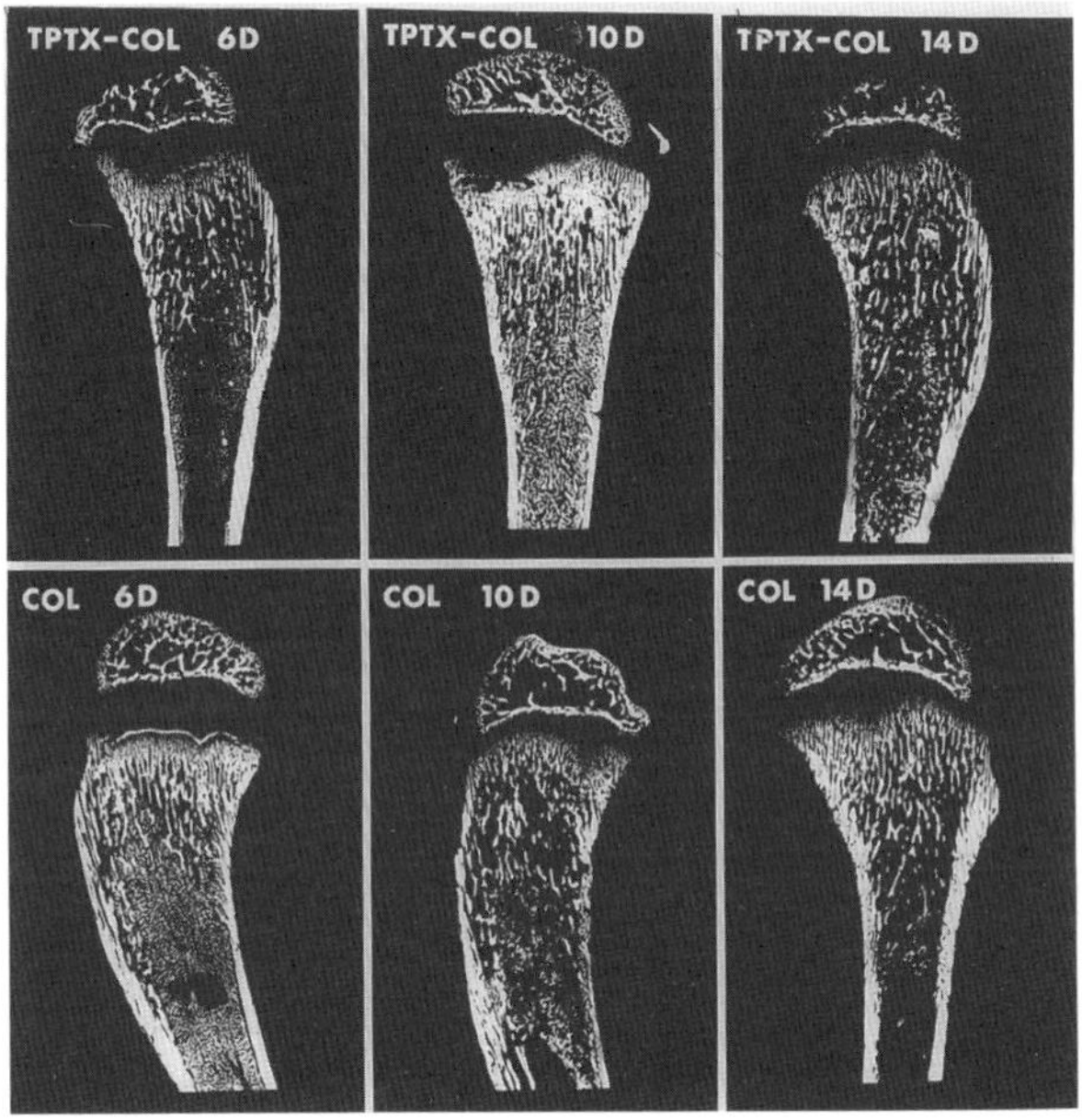

図２　Colchitin 投与後の骨髄の経時的変化のＸ線所見（1982年日本薬理学会にて発表）

療法の歯科麻酔医の育成と臨床導入検討(一九八六年)
② インプラント治療の導入を検討(一九八八年)
③ 歯周外科治療へのハイドロオキシアパタイトの応用(一九八八年)から歯周組織再生治療法の研究(PRP/CGFの臨床応用二〇〇五年〜)へ
④ 日之出歯科における顎関節症の臨床統計(一九八八年)
⑤ 訪問歯科治療の検討(一九九〇年)
⑥ 根管充填法の基礎的研究(一九九二年)からより安全的確な根管治療法の改革へ(FCの廃止、水酸化カルシウム、3Mixの導入、二〇〇〇年〜)
⑦ 歯周病罹患歯面のLPSの研究(一九二二年)、
⑧ 新作歯ブラシの開発設計(一九九三年)
⑨ すべての消毒を滅菌レベルへ(ソフト酸化水の臨床導入一九九八年〜そしてウイルス対策へ)

これらのプログラムの中には、さらに発展させ、現在遂行しているものもありますが、歴代医局員の皆さんの献身的な協力がなくてはプログラムのどれも成功は覚束なかったでしょう。

その中からヒューマンエピソードを一つ紹介します。日之出歯科では当時ガッタパーチャポイントをクロロフォルムで軟化溶解する根管充填法を採用していました。クロロフォルムに代わる安全で有効な溶媒を検証することが目的でした。若きO先生(病理学教室研究生)に協力をお願いして、悪戦苦闘の約六カ月、ある休日の早朝、電話した時のことでした。私が「俺だよ。毎晩遅いようだけど今何やっている?」と言うと「今は毎晩、大学で実験してるからなあ。」との答え「それじゃ、結果はそろそろ出そうなのかい?」すると「いや、なかなか上の先生のオーケーが出ないんだ。」すかさず私が「そんなのそいつにやらせて止めちゃえばいいんだよ。」と言うと彼が「それはまずいよ。せっかくここまで……。ところで、一体、おまえ誰だよ！」そうか気付かれたか「おはよう。先崎です。」と言うと慌てて彼は「おはようございます。なんだ先生ですか。変なこと言うヤツだなあと思って。」電話の向こうとこっちでゲラゲラ大笑いしました。その後出来上がった標本をみてお互い感無量でした。結果を学会報告するとともに論文にもまとめ、その後、彼は開業しましたが、この論文は彼の日之出歯科からの学位論文だったなと思っています。

新たな歯科臨床の道への挑戦

日之出歯科は開業以来およそ五〇年（一九六四年法人開業）、一貫して〝すぐれた歯科医師を育てること〟とともに〝あらゆる患者を生涯幸せにすること〟を経営理念としてきました。K先輩らと協力して一九九三年に全国に先駆けて入院設備を持つ真駒内診療所を設立し、続いて日之出歯科居宅介護支援事業所も開設しました。さらに札幌市内の学校法人と共同して、歯科衛生士専門学校を設立しました。こうした事業の拡大は、歯科医療を生活、人生にかかわるヘルスプロモーションとして捉え、スタッフ一同頑張った結果だと思います。

労働衛生コンサルタントの資格取得は医療施設の安全衛生を科学的に確立することが目的でした。真駒内診療所建設の時、周辺の開業歯科医や歯科医師会を巻き込んで反対運動が起こりました。結局、行政や患者さんたちから理解をいただき、入院下の全身麻酔短期歯科治療はとても評判になり、現在に至っています。しかしながら、「もし医療事故が起きたら」という不安は、他の産業分野では現場の事故は即、犯罪に成り得るが、昔から医療現場では『人助け』だからということで安全第一という認識はうすく、逆に医療事故があれば患者は不安で来院しなくなるから公表しないということが当時は一般的でした。しかし、私は当時、副院長として最新の歯科医療を目指すには、何より安全が確保され、事故は隠さず徹底して糾明されなければと考え、労働衛生コンサルタントの国家試験に挑戦しました。安全衛生法や労働基準法を理解し記憶するのは、たった一年間の勉強では無理かと弱気になった時、妻が録音テープに八十条もの安衛法令を吹き込んでくれたのでした。もうあとには引けませんでした。筆記試験と面接を終えた時、自分自身あまり納得いく結果ではなかったので、一時は諦めかけましたがなんとか合格することができました。診療所に戻って、院長を始め職員にハインリッヒの法則や安全管理の重要性を説き、私自身も事故報告書の作成や「ヒヤリ／ハット」の情報の蓄積と共有の励行をしている内に、厚生労働省や歯科医師会もやっと重い腰を上げ、安全管理指導が開始されるまでの十年余りの出来事はまるで夢のようです。私は『臨床はすべて失敗の経験から考察し学ぶことだ。』と考えていますが、安全管理により事故を予防したり、事故を最小化して医療をより安全にすることができると確信しています。

私が歯科医師になって間もない頃、アルバイト先だったM先生の診療所で、根管治療中にミニュウムシリンジを使用していた時、患者さんに〝皮下気腫〟を生じさせたことがありました。患者さんの苦痛にひどく動揺し、混乱してしまったことを覚えています。そのとき、M院長は代わってすぐに対応してくれ、仕事を三～四日休んだ患者さんへのお見舞い金も負担してくれました。それ以来、〝皮下気腫〟への危険予知や予防をしっかりできるようになりました。M先生大変お世話になりました。

私自身の中の時々芽吹く反骨精神で、一時は研究者を志したり、法律の勉強をしたり、周りの歯科医師たちとは違う回り道や道草をしてきました。そのとき苦しいことや不満なことや腹の立つことや泣きたいことや言いたいこともありましたがじっとこらえて、その時々に逆転を繰り返して医療法人会長として現在に至りました。お陰で様々な仕事の方との人脈や交渉ができるようになりましたが、常に心がけてきたことは

『口実は止め、誠実無比であること。義理や人情を欠かさないこと。』でありました。

そして、若い時分の楽しかった基礎研究は私の現在の歯科治療の神柱となってくれています。

若い歯科医師の皆さんが今後、混迷の続く歯科医療界をどう乗り越えてゆくのか、私には生憎答えが見つかりませんが、私は吉田松陰の説いた「立志尚特異、つまり人とは違う高い志をたてる」ことが、どんなに時間がかかっても最後は世間が待つすばらしい歯科医師と繋がるのだと思っております。この書が読者の皆様に少しでもお役に立てば幸甚です。

最後に、私がたゆたえて人生沈みそうになったとき、いつもしっかりと支え理解し、一緒になって歩んできてくれた我が妻に心から『ありがとう』の感謝の言葉を贈りたいと思います。

臨床を経験する事で歯科の奥深さがわかる

〔医社〕円木会　高橋歯科医院
岐阜県開業　高橋　敏

親族に医師が多い家系に育ち、開業歯科医師であった父親は岐阜県でポーセレンを最初に取り入れるなど進取の気風に溢れていた。歯学部在学中から父親の勧めで様々な歯科医師の指導を受ける。卒業後は父親の診療所を継承し、地域医療に当たるとともに自己の研修を継続し、新しい診療技術を習得して診療に取り入れてきた。その経験から若い歯科医師へ勧める事は——。

はじめに

私は父の開業していた歯科医院の後を継ぎ現在も診療をしています。祖父は隣村で外科医を開業し、父の兄弟もほとんどが医師、歯科医師で開業医になりました。そのような中で父は歯科に進んだのですが、学生時代は（戦争中のため）勉強などしている場合ではなく、どさくさで卒業したと常日頃私に言っていました。それは満足な勉強ができなかった事を言っていたのだと思います。

私が中学、高校の頃、父は大体毎月二～三回土日の研修会、講習会に東京、横浜、大阪などに通っていました。私はその時は何を学びに行っているのか、まったく興味がありませんでした。高校を卒業して大学に進学する時は歯科などまったく興味がなく、他の道へ進みたかったのですが、浪人して、やはり親孝行しなければと思ったり、これも運命かと思い家業を継ぐため歯学部へ入学しました。その頃も私には父が何を勉強、研究しているのか分りませんでした。

歯学部を卒業する頃になって、卒業後どうするか漠然としていた時に父は私に「卒後どう勉強するか、だれに学ぶかが非常に大切である。」と言い、初めて今まで通っていた研修会、研究会、スタディーグループの事を色々話してくれました。しばらくして私はその研修会、研究会、スタディーグループのメンバーの先生達（その後の日本の歯科、特に臨床面でのリーダーになった先生達がズラリとそろっていた）を見て父もその一員だった事を知りびっくりしました。父は、地方の臨床家で終ってしまう事を残念に思っていて、私に少しでも都会で開業するチャンスを与えたかったようでした。自分の学んだ技術を生かせるのは田舎より都会といつも思っていたのでしょうが、私もとうとう都会へ出るチャンスを逃してしまいました。

父は保母須弥也という日本の補綴学を大きく変えた一人の先生と出会い、長年自分の中で悩んでいた事を、分り易く解析できるようになった事で、当時歯科臨床の先進国であった欧米から学び方や臨床のすばらしさを知った様子で、私に保母先生について学んでほしいと望んでいました。どこで保母先生を知ったかは私には教えてくれませんでした。現在では当たり前のように臨床で用いられている金属焼き付けポーセレンは米国より保母先生と桑田正博先生が日本に紹介しましたが、それを父は（一九七〇年代後半と思われますが）保母先生より直接学んできて岐阜県で最初に取り入れました。その当時はそれらを作るファーネスやシステムを整える事が大変だった事も話してくれました。また当時の日本の歯科医師の大半は卒業後も勉強するという習慣を持った事がなく、研究会、研修会、スタディーグループで学ぶ歯科医師はほんの少数であり、ましてや地方の歯科医師の間では、（今でこそそのような目で見る人は少なくなったものの）父は変わり者と見られていたようです。

勉強のルーツ

しかし皆さんも御存知であると思いますが、現在の歯科臨床をリードする歯科医師のルーツはその頃の研修会です。取り分け補綴学の進歩は保母先生の影響が非常に大きかった事は否定できないと私も思っています。父の時代は、欧米で出版された書籍も十〜二十年を経て日本語に訳されて出版されたものでしたが、ダイレクトに欧米から入って来る情報にさぞかし驚き、興奮したであろうと思います。私が大学を卒業した頃でも訳本はやはり十〜二十年前に発行された本が多かったようです。それ程歯科の情報、ペリオ、補綴エンド、矯正等ほとんどが遅れており、やはり米国はすごいと思いました。「咬合」に関しては保母先生が米国の体系的、科学的な理論を臨床に応用するスキル、考えを日本に持ち込み、「咬合」を分析利用する考えもなかったに等しく、単なる経験に頼っていた臨床、治療をしていた人達にとってはまったく違った学問であり、革命でもあったと父は言ってましたし、その考えをたどった私もそう思っています。

父はまた診療に対する概念も研修を受けて大きく変ったとも言っていました。診療室のモデルにもなる程ハイセンスでユニット等も最高の物を取りそろえ、保母先生も開業されていたのでそのようなところも学んで取り入れたりしていました。臨床面では今までないに等しかった計画的な治療、口腔全体を診て治療をすすめる事を取り入れる努力をしていました。父はそのように保母先生を尊敬し、学ぶべき事を一所懸命吸収しようとしていました。そのようであったので私が大学を卒業したら、保母先生の下で学ばせようといつも言っていました。また他の色々な臨床、研究にすぐれた先生（やはり色々な研修会、研究会等で知り合ったのだろうと思いますが）を教えてくれました。そして私をそこへ学びに行かせてくれました。もし何も勉強してこなかったら、父がそのような先生方を知らなかった事は明らかでした。世の中の歯科医師で著名な先生をまったく知らず、自分の子どもをどこへ学びに行かせたら良いのかも分らない人が現在でもたくさん存在します。その点私は幸運だったと思います。色々な先生にめぐり会えて臨床の幅が広がったと思います。その著名な先生や先輩方から教えを受け、現在の歯科臨床の現場では当たり前と思われているオーラルリハビリテーション、包括的歯科治療の先駆者であった保母先生の流れに乗った感があるかなとも思っています。

それまでの歯科界は、大学系の学会が中心のためか基礎的な事が主であって、ダイナミックさに欠け、はたして何の臨床に役立つのだろうと思う程退屈な学会ばかりでした。そこへ米国からのダイレクトな情報を多く取り入れ、臨床に役立つ論文や書籍を発表し、咬合器についても色々と発表、そして海外の咬合器の操作方法、臨床での役立て方を日本に広めた保母先生のような人は他にいなかったと思います。またアメリカナイズされながら日本人の心を持っていた保母先生の薫陶を受けた多くの歯科医師は、やはり先生のスタイルに似せたのかも知れませんが、スマートな先生達が多く、他の歯科医師と外見、身のこなし方も違っていたようにも見えました。父も言っていましたが、すばらしい臨床をしている先生はやはり違いがあり、そのような先生達と会う機会を多く持って色々な事を吸収するよう教えてくれました。そのような先生達に出会う事は書籍、論文等で知るよりやはり実際に会って話を聴け、色々話ができる事が大きな臨床の宝となると思います。そしてそこから色々な先生達への輪ができ、交流を深める事も勉強する意欲とパワーの源になると思います。卒業したての、学生気分がまだ抜けない歯科医師は、勤務するにあたってはそのような先生を選んで、スタイルを学び、研修しなければいけないと思います。診断の仕方、治療の仕方がその事によってまったく違ってきて、ひどい時にはそれによって将来の臨床の質、臨床力に大きな影響が生じます。「学而時習之、不亦説乎」になってしまいます。すなわち「学問をする事の楽しみを忘れ、ただ立身、拝金のためにのみ働き、次々と忘れて行く」事になってしまうのです。

知識は人間を生かし学習研修は人を作る

私は補綴、「咬合」以外にもエンド、ペリオ、矯正等でも著名な先生方から直接研修を受け、教えていただきました。その時学んだ学習研修する習慣は今日でも生きています。昔から先人が言うように「知識は人間を生かし、学習、研修は人を作る」のです。色々と同業者を見てきましたが、本当にそうだと思います。人となりは友人、勉強仲間を見れば分かるものです。本物は本物のすばらしさ、価値がありますが、まがい物はあくまでまがい物で少しも価値がないものです。本物の臨床家について学ぶ事こそ価値があるのです。これは「金」には代えられない事で人生の宝になり、臨床への励みになるものです。世間で言われる「正しく見る、知る」には必ず本物の臨床を見、技術を見、臨床の歴史を学ぶ事がとても大切です。「自分の目で見る」すばらしさについては、私は学生時代二カ月程ヨーロッパを回ってすっかり世の中の見方、考え方が変わってしまった経験があります。それ程すばらしい経験でしたし、それと同様に自分で体験してみると感動するものです。開業医は臨床について疑問、悩み等必ず生じますが、このような事を解決してくれるのは学術書のみではなく、疑問等を一緒に真剣に考えてもらえたり、経験も話してもらえるような友人、先輩を持つ事が自分のために大変重要な事と思います。それには自ら色々な研修会、勉強会、スタディーグループへ入っていき、そこでそのような人を見つける事が大切なのです。向学心、向上心がなければ本当に単なるつまらない歯科医師で終わってしまいます。

口だけ歯医者にならないように

最近ダイレクトメール等で経営コンサルタントによるセミナーの参加募集がよく届きます。スタッフセミナーが中心ですが、歯科の学問的な事についてはまったく話されず、経営、売り上げ、スタッフへのノルマの強要が主なテーマとなっています。毎月何十万円もコンサルタント会社に払うなら、その一部でも勉強に投資してはどうかと思います。そのようなセミナーを受講した人達が最近多くなって、世間が歯科を軽んじる原因とも思われる「口だけ歯医者」が増えたのではないでしょうか。このような人達は勉強の基礎、基本を軽んじて、技術的なものを持たず、本当はそれがない事を十分自覚して医療技術、サービスを臨床で生かさなければならないのですが、それとは違ったサービスで自らの欠点を補おうとしているのでしょうか。これでは自分自身の臨床の充実感、満足感、達成感が持てないのではないかと思いますが皆さんはどう思いますか？　残念ながら経営的には「口だけ歯医者」が勝っている場合もあり、サービス面での努力も必要かと思う事もあります。これがまたストレスになってしまうのです。歯科医師は残念ながら広告、宣伝が下手な方ですので、経営コンサルタントのような会社につけ込まれ、そちらへ走ってしまうのでしょう。自分自身に力を付ければそれ程必要ないのではないかと思います。

歯科医業は医療を施す職業ではありますが、広い意味でのサービス業に属しています。歯科医師は患者さんにあらゆる情報を提供してその中から患者さんに選んでもらい、その選んでもらった方向に向かって最善の努力をする使命があります。このためには当然幅広い知識、深い理論、すぐれたスキル、テクニックを持っている事が大切で、これらが備わったうえに、さらにすぐれた機械、ユニット、器具、訓練されたスタッフ、が備わっていれば言う事なしです。すばらしい先生のオフィス、クリニックを今まで色々見学させてもらいましたが、やはりユニット、器具等は質の良い物を使用されていました。私もそれに一歩でも近づこうと考え、ユニットは最上品質のものを使うようにしました。このような事だけでも自分の臨床に対する緊張感、満足感、自信が出てくるものなのです。ぜひ著名な臨床の先生のオフィスを見せてもらって、何か違うなと感じたらまずそれから真似してみてください。それだけでも治療に対する心掛けが違ってきます。誰に見られても恥ずかしくないオフィス、クリニックになるのが理想です。

どのような歯科医師になりたいかによって目標とする先輩を持つ事はとても大切な事です。同業者には独りよがりな人、あっちこっちと視野を広げ過ぎて自分のしっかりした信念を持てない人を多く見かけます。かわいそうだなと思ってしまいます。ただ単に負けん気だけある人も困ったものです。臨床を多く経験し、すばらしい先生、治療、症例に会ったら、素直になって学ぶ事が大切で、「良い負けん気」、「悪い負けん気」がある事にも気が付かないと、後輩からも尊敬されず、うとまれ、友人もできなくなって己れの向上にとって良くない結果になるのではないでしょうか。卒業して間もない人は少なくとも五年以内には臨床のレベルの高い所を探して門を叩き、努力するとおのずとレベル、意識が向上するものです。地道に努力して基本をマスターし、色々な分野でパーフェクトに近いオールラウンドプレイヤーを目指して行けば、自然と自分の回りにはそのような人達が集ってくるものです。待っていても向こうからはやって来ません、自分で作り出すものなのです。

自分に投資する

自分に投資を惜しまず好奇心を持って貪欲に吸収し、専門以外の事にも触れて感性を磨く事や、真の意味での教養を身につける事が必要です。すばらしい臨床をしたければ、すばらしい臨床をする人達と知り合う事が早道である事は確かです。「目先の事ばかり追いかけて、じっと考えられない」、これも改めた方が良いと思います。常に自分を磨きながらくれぐれも机上の空論を論ずるだけの人にはなってはいけないのです。ペリオ、骨、保存の基本的な知識を十分備えているのは当然ですが、最終補綴物を作るにあたって審美、インプラント、クラウンブリッジ、義歯には咬合学の知識が必要で、矯正治療においても咬合学理論が必要でその知識がなければ患者さん、臨床家も満足できないどころか、悲惨な目にあう事は十分予想できます。

中には、はたして十分な咬合診断をしているのであろうか？　と思えるような治療も見られます。しかも患者さんに聞くととんでもない治療費を払って治したといいます。そのような時、歯科医師としてどのように対処したらいいのか本当に悩んでしまいます。しかし私は同業者の悪口は決して言わないようにしています。それは天に唾する事になり、決して自分のためにはならないからです。それよりそのような治療法を見て今後の自分のための研究、学習に役立てた方が余程良いと思います。若い人や十分勉強していない人はとかく自分を大きく見せようと、そこで同業者の悪口等を言いがちですが、それをすると患者さんはむしろ陰で軽蔑し、信用しなくなるものです。世の中、他人の悪口ばかり言う人は信用されず、信用しないのが普通ではないでしょうか。それと同じ事です。

頭を柔軟に

若い歯科医師、歯科衛生士、歯科技工士の人達は卒業して間もない、勤務したてで何が良いのか悪いのかが分からず、ただ先輩、友人から聞いたりするしかないかも知れません。世界、日本を見渡せばどのような業界でもそうですが、本当にすごい、すばらしい技術、方法を持ち、臨床を行っている人がいます。それを知らずにいる事がよくあります。それを知るにはあらゆる所にアンテナを張って情報を得る事が大切です。くだらない事はいくらでも入ってきますが良い事はなかなか入ってこないものです。歯科に関係する人であるならば、実際にすばらしい臨床を行っている先輩、知り合い、感動するような症例を持っている先輩、知り合いは外へ出てみないとなかなか分からない事を知っているでしょう。ぜひ一度でいいですから今まで経験した事がないような臨床、症例を見てください。それを見る事によって少しでも近づこうと努力する人は本当に尊敬される人になれると思います。頭はあくまで柔軟に保ってください。

私はありがたい事に父のおかげで何度もすばらしい臨床、症例に出会う事ができ、それらを糧に年齢を経ても臨床、学術に興味を持ち続ける事ができていると思っています。歯科医師は頭だけ、口だけでは何もできません。手が動かず、遅い、要領が悪いではいけません。自己弁護的な「じっくり、丁寧」とはそのような人が言ってはなりません。そのような人は人一倍トレーニングする事です。そしてまず頭の中で治療のプランニングをして、患者さんに対するリスクアセスメントを考えながら、治療に入って行けば、順序立てた要領の良い治療ができるはずです。それをせずに治療をすると、その場限りの、主体性のない「なんちゃって歯科」になってしまいます。決して技術をディスカウントしてはいけません。それをすると価格競争に陥いる負のスパイラルに入ってしまう事は過去の歴史が物語っています。安売りは自分達の首をしめるだけです。この負のスパイラルに入ってしまうと、歯科界全体が危険で、採算割れを生じたり、設備投資もままならない状態になってしまって疲弊してしまいます。精神的にも経済的にも余裕がなければ勉強にも投資できません。この事は医療の進歩にとってとても大事な事を、かかわっている人達に理解してもらいたいと思います。人生は努力、能力、誠実さだけでは何もできない事も確かにあります。それらにプラスして運が大きく物を言うのも間違いありません。皆さんのまわりにも運だけはいい、調子がいいだけの人もいるでしょう。しかしそのような人達もそれなりの苦労をしていると思えば良いのです。

最後に

最後に、私も色々教えていただいた、また現在のすばらしい臨床家を多く育てられた森克栄先生は、いつもこう言っておられました。「否定するならばそれを証明する症例をまず見せないといけない。それからが学問だ」と。臨床力を大切にする先生で、欧米の学問の場で大切にされる言葉「アカデミックフリーダム」が守られないと学問の進歩、発展はないと常に言っておられました。残念ながら日本にはこれがなかなか育たなかったため、現在までまだ尾を引いています。森先生は厳しい先生で多くの事を教えていただきました。人生では厳しい先生が意外に後々まで印象に残るものです。自分は本当に多くの著名な先生方に学ぶ事ができて幸運でした。皆さんも何でも「やろう」と思った時に動いてみましょう。「後でやればいい」ではいけません。やれる時にやらなければチャンスは来ません。若い人達は、常に「他人のできない事をやる」。最後にこれを私からのメッセージとして贈ります。

離島診療から見えたこと

日本大学歯学部歯科保存学第Ⅰ講座

高見澤　俊樹

大学卒業後、歯科保存修復学講座（現：歯科保存学第Ⅰ講座）に在籍し、歯科大学の臨床・教育・研究分野での基礎を学ぶ。同講座の三十年にわたる地域歯科医療・保健事業である離島診療を体験し、僻地島嶼医療をとおして今後の地域医療のあり方と、新人歯科医師とのかかわりあい方、プロフェッショナリズムについて今考えることは――。

大学医局の一員として

一九九五年の春は、私が歯科医師としての第一歩を踏んだ年になります。歯学部卒業後の進路については、割と安易に決定しました。同級生の約半数は、開業歯科医院で勤務医、残りは大学院に進むか医局員として大学に籍を置いたようです。私自身、大学院進学も考えましたが、色々な事情から断念し、母校の保存学教室修復学講座の医局員として歯科医師のスタートを切りました。入局して最初の三カ月は、新人教育担当の指導医の下で毎日ひたすら窩洞形成、支台歯形成、レジン充塡などの練習をマネキン相手に行っていました。使用した人工歯や天然歯は相当の数に達しました。一方で、早く患者を診たい思いも日に日に強くなり、ひと月も練習していると辟易しましたが、振り返ってみるとこの期間は、かなり自分の肥やしになったと思います。基礎的な手技について、先輩や指導医からこの期間に学ぶとともに学生時代にはなかった医療人としての責任感が芽生えたものと思います。

医局に残って最初の一年は、学生実習の準備や講義の手伝い、先輩や指導医の診療介助あるいは配当患者の診療と忙しい日々を送っておりました。特に、新人は朝七時前に大学に行き、教授とお茶を飲むところからその日がスタートします。朝三十分ほど教授と雑談（特に歯科に関することは少ない）することは、今思えば教授なりの新人観察の一環であったのか、判断つきませんが同期の我々にとっては正直苦痛でした。ヒエラルキーのトップに立つ教授との会話は緊張しますし、言葉も選ぶ必要があります。また、日が経つごとに話す事柄も少なくなり、雑用も増えてきますので、一刻も早くその場を離れたい気持ちで一杯でした。しかし、忙しい業務の中で朝の時間を利用して、社会人として、医療人として我々新人に何か伝えたいことが教授にはあったのではないかと、今になれば思えます。入局当初、学生時代に自堕落な生活を送ってきた私にとっては朝が早いこの医局を選んだのは失敗かなとも思いましたが、人間変化する生き物です。人影の少ない朝早い大学で、その日の予定を反芻し、次の行動にすぐ移れるようにいち早く準備する、この習慣は今でも続けています。時間を有効に使うことの重要さを覚えたのもこの新人時代の習慣があってこそだと思います。このようなことからも医局員一年目は、その後の生活習慣を決定する大きな年になりました。また、夕方になると、先輩や同期と頻繁に飲みに行くことで親睦を深めるとともに臨床の疑問などについて議論することで臨床手技などの理解を深めることができました。いわゆる、〝飲みにケーション〟を通して学んだことも多かったです。最初の一年目は、医局員としての役割とうまくいかない診療で戸惑うことばかりでしたが、先輩や同期に助けられて成長できたと思います。

歯科大学は、臨床、教育、研究を三本柱にしている機関とも言えます。学生への基礎実習や病院実習での指導を通じて、教えることで再度自分の知識を整理する、あるいは、知っているつもりで実は知らないという認識不足を実感することも多いです。また、私の医局では臨床に直結した歯科材料の研究をメインに行っていますので、先輩の実験の手伝いを通じて学生時代には知らなかった最先端の材料知識を得る楽しさを知ったのもこの時期です。今考えると、これらの研究が新しい知見を集積して多くの情報を学生や歯科医師に発信するためにも必要であることが判ります。研究に関してはその後も続けていくわけですが、ともすれば独善的になりがちな歯科臨床を研究のプロセスから捉える考え方を身につけられたのは、私にとって大きな財産にもなっています。いずれにしても、大学の医局に在籍することで臨床、教育、研究から歯科医療のおもしろさを感じる基礎が卒業一年目で形成されたものと言えます。

離島診療の概要

私の所属している講座は、三十年ほど前から東京都の伊豆七島の離島診療に携わってきています。特に、新島、式根島および利島には医局員を随時派遣して、島民の口腔環境の維持・増進のお手伝いをしています。我々が携わっている離島は、それぞれ人口および医療環境も異なっています。東京都新島村は、人口約三、〇〇〇人が住む漁業、観光業を中心とした村です。医療機関としては、国民健康保険新島本村診療所を有しており、医師三名、歯科医師二名が常駐して島民の健康を守っています。式根島は、新島本島から船で約十五分の場所に位置し、人口約六〇〇人、行政は新島村の一部になります。医療機関としては、国民健康保険式根島診療所を有しており、年間を通じて医師が一名常駐。歯科医師は、毎月二週間、大学から歯科医師を派遣して診療を行っています。一方、利島村は大島と新島の間に位置する人口約三〇〇人の小さな島です。医療機関は、国民健康保険利島村診療所があり、歯科は一カ月のうち一週間歯科医師が常駐して診療を行っています。いずれの離島においても開業歯科医師は存在していないため、それぞれの離島の規模に合わせた歯科医師数および派遣期間を設定して、大学からの派遣歯科医師が歯科臨床を担っています。

新島、式根島および利島での離島診療

離島診療へのかかわりについて、時系列で話を進めていきたいと思います。最初に離島診療にかかわったのは、卒業して三年目の時でした。短期派遣医として新島に一カ月赴任したのが始まりでした。それまで、伊豆七島に行ったこともなく、離島診療については聞き及んでいたのですが、どんなところか全く想像がつきませんでした。一九九七年の四月、九月および十二月と述べ三カ月ほど新島で生活をしながら、常勤歯科医師のサポートとして離島診療に携わりました。診療に関しては、複雑な処置は常勤歯科医師に任せてう蝕治療や根管治療をメインに行いました。この中で、短期派遣医は同期あるいは後輩の先生とともに、新島の一年間を交互に担当していくため患者の引き継ぎが必須となります。この際、様々な情報をしっかり後任に

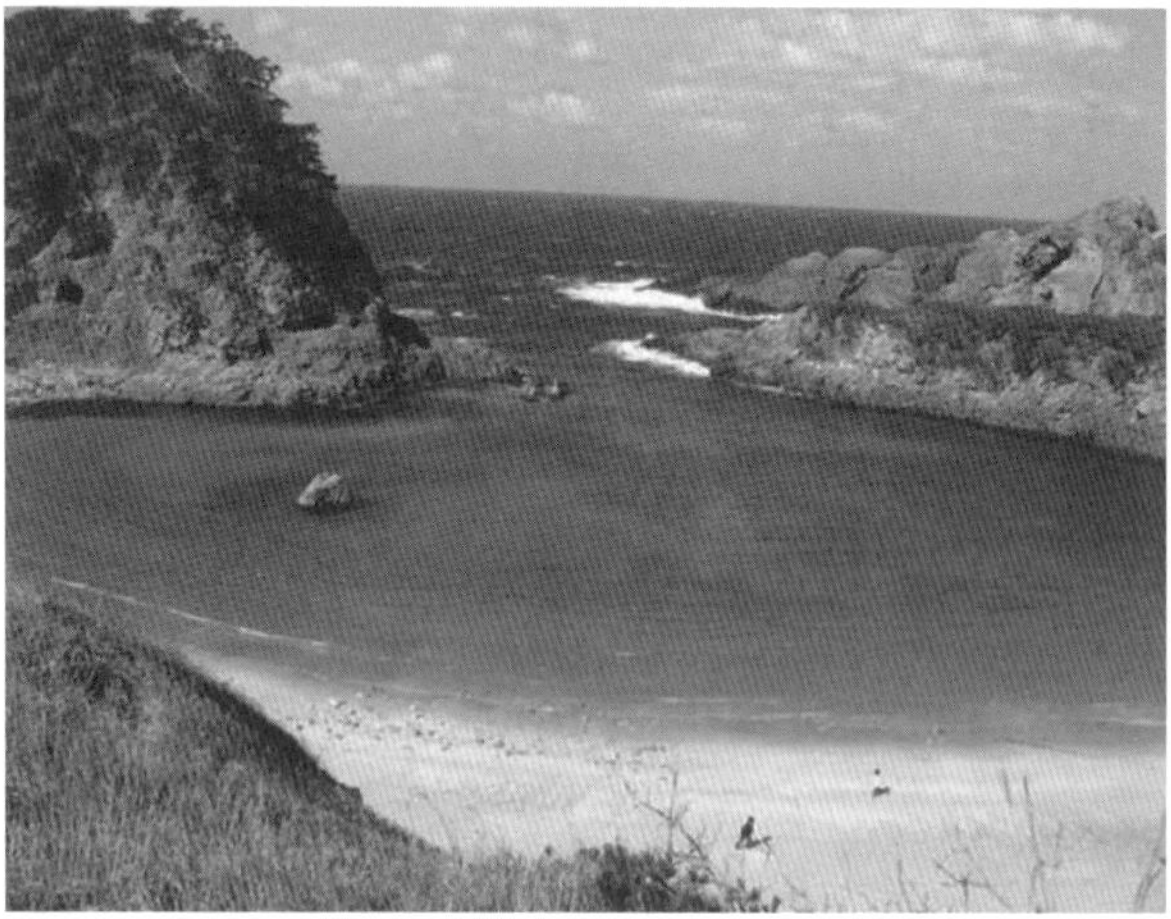

図1　式根島

伝えることが重要と言えます。派遣期間が限定されるため、治療を一人の先生が一貫して行うことは少なく、必ず他の先生に治療を委ねる必要から、治療内容のカルテ記載のみならず患者さんの気質等、伝えられる情報は詳細に伝えることでスムースに引継ぎが行えます。また、自分の治療内容を次の先生は確実に把握するわけですから、適当な診療はできません。このような見えないプレッシャーは、安易な妥協を少なくし、診療の質を向上させるためにも必要不可欠なものと言えるでしょう。離島診療に携わる歯科医師は、必ず後任にその任務を譲るわけですから、継続および安定性の観点からも、医療資源の乏しい地域に大学医局が恒常的に共通認識を有している歯科医師を派遣する意義は大きいと思います。

　式根島とは、一九九九～二〇〇〇年の二年間、診療を通じてかかわることとなりました。式根島は、人口も少ないため派遣日程は、ひと月の間二週間歯科医師が滞在する形態をとっています。式根島は、その地形が日本三景のひとつ、松島に似ていることでも有名です。透明度の高い海、入り組んだ海岸線、地鉈温泉などの複数の温泉を有する非常に美しい島のひとつです（**図1**）。診療に関しては、受付の歯科助手が一人いるだけで、診療以外の業務も含めて極めて忙しい毎日でした。また、保存、補綴、口腔外科および小児歯科と診療内容は様々ですが、特殊な症例を除いて現地での自己完結を求められるところから、自分自身の知識および経験の不足を実感しました。大学病院においては、ある種の診療技術に特化することも重要ですが、離島診療など地域医療ではバランスのとれた診療技術が必要とされます。[1] そのため、自分の経験が少ない分野に関しては、大学に戻って他の科の先生に相談したりすることで補いました。このような観点からも、自分の置かれている状況の中で不足部を抽出し、問題解決に向けて行動を起こすことを経験できたことは大きかったと思います。特に、私の専門は保存治療であるため、義歯系や複雑な補綴処置は治療計画の段階から、式根島担当の他の先生と連携をとるとともに補綴系の先生に相談することも多々ありました。いずれにしても、〝行動しながら思考する〟ことで、歯科医療の奥深さを実感した期間でもありました。また、利島村同様、歯科医師が不在になる期間があるため、不在時に不具合を生じないような治療や治療計画を立てる必要から、島の人々に合った治療体系を構築する、いわゆるオーダーメイド治療の重要性を初めて認識しました。

式根島での診療が慣れてきた頃に、利島村から医局へ派遣要請があり、二〇〇一年に利島村での離島診療に携わることになりました。それまで、利島は年四回、都内で開業している先生達が一週間の日程で巡回診療を行うことによって島民の口腔環境を守ってきていました。開業している先生がチームを組んで利島村のために診療所を一定期間閉めて離島診療に従事することは、大変な労力であったと思います。いろいろな経緯があって日本大学から医局員を派遣するようになりました。島民の希望もあったところから、派遣回数を毎月一回、一週間の日程で、同僚の先生と二人で利島の診療を行うこととなりました。診療体制が大きく変わったこともあり、診療所のセットアップから始めることとなりました。また、利島村診療所は、派遣医師以外にはスタッフがいないこともあり、診療期間中はすべてのことを一人で行う必要がありました。器具の滅菌・消毒、技工物の発注、診療室の掃除および電話対応等、大学病院では普段行わない業務に関してもすべて一人で行うことで、診療環境の整備が非常に重要であることを実感しました。

また、利島村の人々の口腔内環境は、他の島と異なることも大きな発見でした。利島村は、医療資源に恵まれている環境とは言い難い地域のひとつです。その理由として、人口が少なく、島へのアクセスも他の島に比較して良好とは言えないことも相まって、島民が歯科医療を受ける機会が非常に少なかったものと思われます。そのため、前述の開業医らのチームは、口腔衛生事業に非常に力を入れていました。児童に対するフッ素洗口や塗布、成人に対するう蝕および歯周病予防の啓蒙等によって口腔内環境を良好に保つことの重要性を多くの島民が理解していました[2]。一方で、口腔内に何かトラブルがあった際に何かしらの処置が必要とされるため、予防処置以外の歯科医療の充実を望んでいたのも事実です。このような利島村の歯科事情から、歯科医療を常時享受できる環境が必ずしも口腔内環境を健全に保つ必要十分条件でないことが理解できました。また、歯科医師の役割は、治療と予防、これらの両輪をバランスよく提供する必要があることをこの島から実感できたといっても過言ではありません。学校、行政、保健所および医療機関がそれぞれ協力することで、確実な成果を見出せる可能性が歯科にはまだまだ残されていると思います。式根島および利島村での離島診療を経験することで、歯科医師として何が自分に欠けているかを認識するとともに、地域医療に何が必要かを考えさせられた時期でした。

そして、再び新島へ

二〇〇二年の春、今度は常勤歯科医師として浜松町の竹芝桟橋から新島へ向け大型客船で出発しました。医局の同僚や友人が出発する私を見送りに来てくれました。〝出船〟です。これから一年間を新島で生活するとともに島民の歯科医療を一手に引き受ける重圧と新しい場所での生活に不安を感じての出発でした。着任してまず行ったことは、関係各所へのあいさつ回りです。結局一回しか着なかったスーツを身にまとい、村長、診療所長、保健センター長、医科部長と〝長〟が付く偉い人に赴任のあいさつを済ませ、引っ越しの荷をほどき生活のセットアップの準備をしました。東京での便利な生活から、コンビニも丸善も吉野家もない新島です。生活環境の不便さは、別の棚にしまって、仕事優先です。島民に歯科医療を通じて貢献することが私に託された任務であり、何が自分にはできるだろうと考えました。前任の先生から引き継いだ患者さんが一回りするまで最初の二カ月は様子を見ながら診療を行いました。その中で、複雑な処置、埋伏抜歯、歯周外科、歯内外科および移植術など時間が必要な患者さんには、土曜日の午前中に来てもらうようにしました。これまで、診療日は月曜～金曜、時間は午前九時～午後五時、この時間に約四〇～五〇人の患者さんが来院します。歯科医師は二名、ユニットは三台ありましたが一台はかなり古かったため、実質二台のユニットで診療を行っていました。これでは、複雑な処置を行うにあたっての十分な時間の確保が困難でありました。土曜日の午前を複雑な処置に充てることで、高頻度治療を通常の診療時間に分配し、いずれの処置に対しても質の向上を図る狙いがありました。もちろん、今まで休診日であったところを変更するため、診療所長への交渉や短期派遣医（医局の後輩）へのフォローが必要でした。いずれにしても、新島での診療環境をハード面のみならずソフト面から見直すことで、島の人々に貢献できる体制を整えることが微力ながらできたと感じています。

一方、島での生活は三カ月も過ぎるころには大分慣れ、年齢や性別も異なるたくさんの島民と知り合いになりました。島で開催される運動会やお祭り等の行事に積極的に参加することで、彼ら彼女らとのコミュニケーションからいろいろな情報を得ることができました。島についての事柄のみならず来院患者の背景あるいは診療所歯科に対する評判など、診療所にいるだけでは聞こえてこない話も聞くことができ、自分達の立ち位置を知る良い機会となりました。また、診療所の一員であることは新島村の村民でもあることを意味します。〝郷に入れば郷に従え〟ではないですが、職業を超え〝人〟として様々な方々と付き合えたのは、人生にとって非常に有意義な経験と思えます。新島での一年間で感じたことは、診療の技術あるいは知識や情報は、重要な項目であるものの、これらは〝つながり〟があって初めて効果を発揮するものですから、対人コミュニケーションの確立は最優先項目とも言えます。ともあれ、新島での生活が慣れ、診療も自分のペースを確立できた頃には、すでに残された期間もあと残りわずかになっていました。後任の先生も決まり、引継ぎの準備をする必要がありました。前述しましたが、地域医療、特に離島を含めた僻地では、診療のみならず口腔衛生事業も含めて、適切な医療を安定的かつ継続性を持って引き継いでいくことが重要と言えます。次の先生が、スムースに診療に移れるような環境を整備することで、一貫した医療を提供できるものと考えられます。いずれにしても、医長として過ごした一年間は、非常に短く感じるとともに充実したものでした（図2、3）。また、自分自身のこと以外にも歯科医療について異なった視点から捉えることができたと思います。

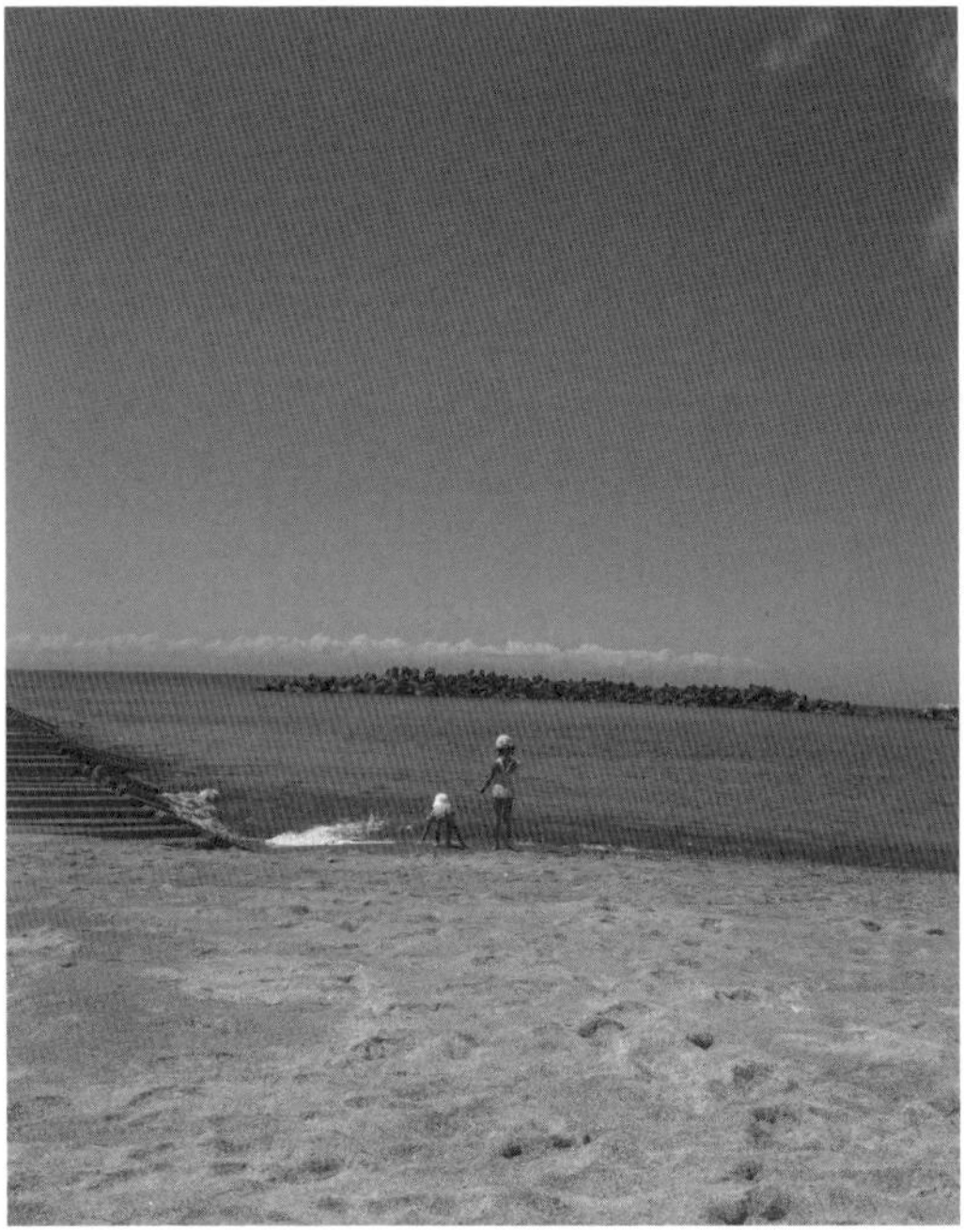

図2　新島

歯科医療のおもしろさ

世の中には、様々な職業があります。〝職

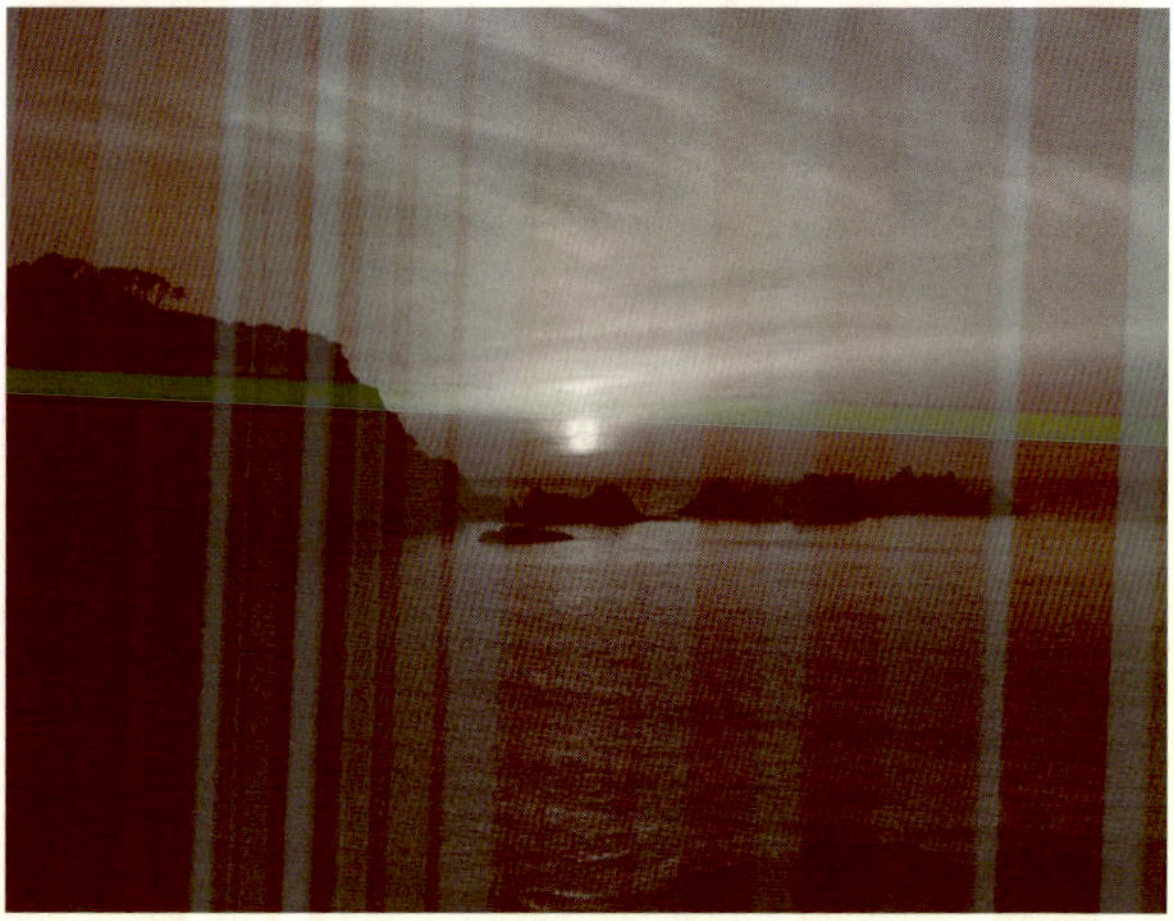

図３　新島

業に貴賤なし〟とよく言われますが、どの職種を選択するかは個人の自由でもあります。歯科医療は、ある意味特殊の仕事ではありますが、多くのエッセンスを含んだ仕事とも言えます。治療ひとつとっても、患者への説明、処置およびアフターケア、プロフェッショナルとして望まれることも多く、責任感も大きい仕事と言えます。また、技術的なスキルのみならずコミュニケーションあるいはプレゼンテーションスキルも歯科医師として求められる項目になります。これらのスキルは、一朝一夕に得られるものではなく、多くの努力や助けが歯科医師としての背景には必要であると言えます。ある調査では、長続きする仕事の条件として、〝目的〟、〝自主性〟および〝成長〟を含んだ仕事は、非常に職業意識が高く、仕事の対価である収入の高低よりもランク付けが高いそうです。まさに、歯科医療従事者は、これらの三つの項目をすべて網羅しているとともに社会貢献を期待されている稀有な職種であり、この観点からも非常に〝おもしろい〟仕事と言えるでしょう。私自身の経験は他の歯科医師とは異なるものかもしれませんが、成長プロセスや自己実現に大きな違いはないはずです。私にとって歯科医療は、大げさに言えば〝人生修行〟のひとつであり、〝仕事を介して様々なことを経験する学び舎〟とも言えます。

本稿を読まれた方々が、〝行動しながら思考することで〟自分なりの歯科医療の〝おもしろさ〟を実感し、これから経験することを前向きに捉えることで新たな展開に進むことを期待します。

文献

（1）高見澤俊樹、宮崎真至、坪田圭司、吉田武史、山口佳奈子、田村豊彦：新島本村国民健康保険診療所歯科における歯科治療について―とくに平成十四年度における歯科初診患者動態―、接着歯学、二三：八〇–八四、二〇〇五。
（2）高見澤俊樹、大岡悟史、森　健太郎、渡邊孝行、色川敦士、坪田圭司、岩崎圭祐、黒川弘康、田村豊彦、日野浦　光、宮崎真至：唾液検査を用いた口腔衛生活動に関する研究―特に離島地域におけるう蝕予防活動への応用について―、日歯保存誌 四九：二三五–二四〇、二〇〇六。

人生は紆余曲折、綜合できれば意味深い！

（医社）武内歯科医院
神奈川県開業　武内　博朗

歯学部在学中から歯科医師のあるべき姿を模索する日々、研究能力こそが、歯科医師に必要であると卒業後、医学部大学院へ進む。横浜市立大学大学院で人生の基礎と分子生物学を学ぶ。その後に口腔外科医局員を経て、国内外の有名研究部門での研究実績を踏まえ、開業。歯科から発する国民の健康維持を実践しながら言えることは――。

自分は一九六二年、海軍の町横須賀で生まれ幼少期を過ごします。母方は海軍の歯科医官、父方は満州鉄道の鉄道歯科医の家庭であったために、双方の叔父達も歯科医師になっており、周囲の多くが歯科医という特殊な環境にありました。幼年期は、児童文学よりも学研の付録が好きな理系好みであったので、大人になったら歯科を志すのは必然と考えており、歯科には強いあこがれがありました。高校当時の歯科は大変な勢いがあり、歯科医師が肩で風切る時代の最後の方であったと思います。一浪で代ゼミ経由ののち歯学部に入り（図1）、良くわからないけれど漠然と、何か凄いサイエンスをやるんだ‼ などと意気込んでいました。新入学時、クラスメートを見渡せば、みな名の通った高校から来ており、早稲田の理工、地方国立の一般学部などを蹴って来た者がたくさんおり、これはまずい、落第したら大変だ！ などと情けない決意に早変わりしたのでした。情けない状態は続くものです。念願叶って歯科に進んではみたものの、教養部（進学課程）は高校の延長でしたし、専門（学部）に入り、生化学、解剖・組織学、細菌学などが始まって興味深く学ぶ意欲は人一倍、しかし出来が悪く学問の楽しさを味わう余裕など微塵もなく、試験を通るのが精一杯でした。やがて臨床科目が始まり、蠟細工と針金曲げばかりの実習の連続に、もうすっかり〝あこがれの歯学部〟に裏切られた気分で、情熱は色あせ、低空飛行の日々を送っていました。

「このままではダメだ」、「自分は専門学校卒になってしまう」、「歯科とはこうあるべきだ」、などと周囲に議論を持ちかけましたが、みな真面目に蠟細工や手作業をレベル高く学んでいる優等生？ なのでしょうか？ 取り合ってもらえませんでした。これでは誇り高く生きて行けないと嘆く傍、歯型彫刻の実習でも、教員に「歯は、同じ歯胚から発生するのに前歯、臼歯と形態が異なる理由はなぜですかねぇ」などと今にして思えばなかなか高尚な質問をしたのですが、劣等生は相手にされません。「お前は歯の形も理解してないのに、余計な心配はしなくていい、それより留年を心配しなさい」……周囲の笑い声に抗して、自分は「こ

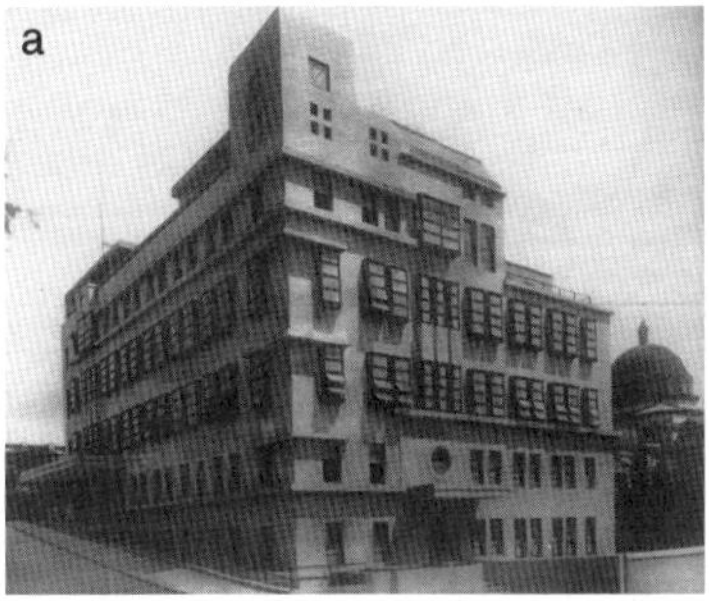
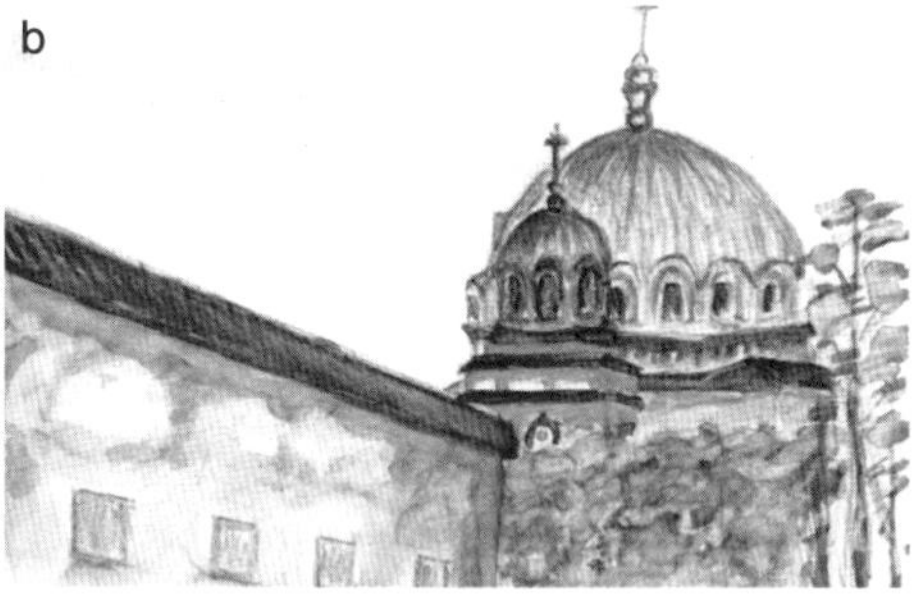

図１　ａ：日本大学歯学部進学校舎（筆者が３年時に立て替えられる）、ｂ：歯学部からみた駿河台の風景（画；小林和子氏）

んな実習より歯の形を規定していく遺伝子を見つける方が大切だと思うよ」などと班の仲間に訴えつつ、常に焦燥感にかられていました。なんだか劣等生がやがて凄い研究をする、アインシュタインの伝記を思わせる文脈ですが、今でも状況はさほど好転したわけではありません。

大学五年生になったある連休の雨の日、決定的にやることがなくなった時、ふと浪人中に理学部の従兄弟の大学院生のもとで、問題集でしか使わないモル計算をして実際に水溶液を作った思い出が、ことのほか輝いて思い出され、やはり自分は基礎医学をここで一度ちゃんとやっておこうと決心しました。歯科臨床は各論だからなんとかなるだろう、また〝人間一所に十年居てはいけない〟という浅はかな考えのもと、卒業と同時に医科大学（**図２**）の細菌学教室に大学院生として通い始めます。

要は、臨床歯科学や生物学の形態分類などは途中から始めることができる、つまり物理屋は化学屋に、化学屋は生物屋になんとか転身可能ですが、その逆は、極めて困難です。

基礎研究の能力は絶対身に付けなければ、歯科医師ではないと考えていました。

この時の人生目標は、〝研究者で一旗揚げよう、向かなければそうした知識で開業医として頑張ろう〟とするものでした。

大学院では、当然歯学に関連したテーマで研究できると思いきや、医

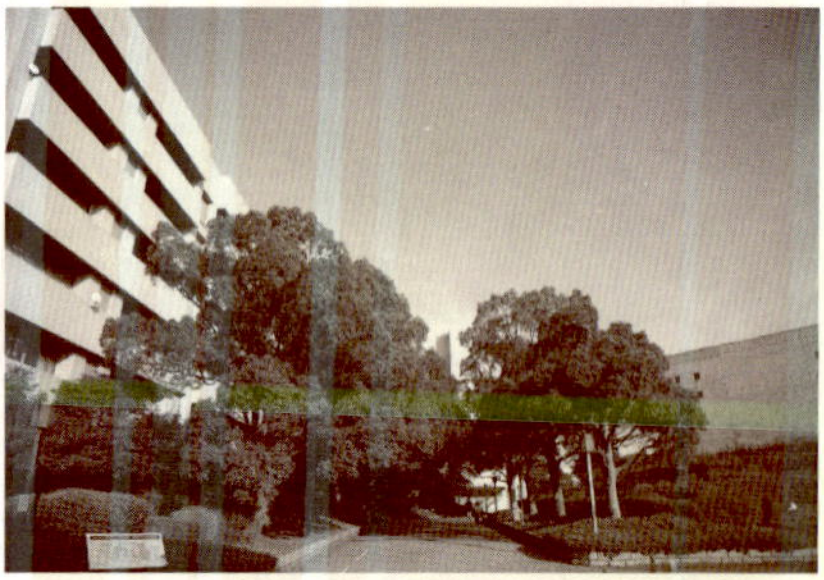

図２　横浜市立大学大学院医学研究科に入学

市大医学部 細菌学教室での院生生活が始まる。

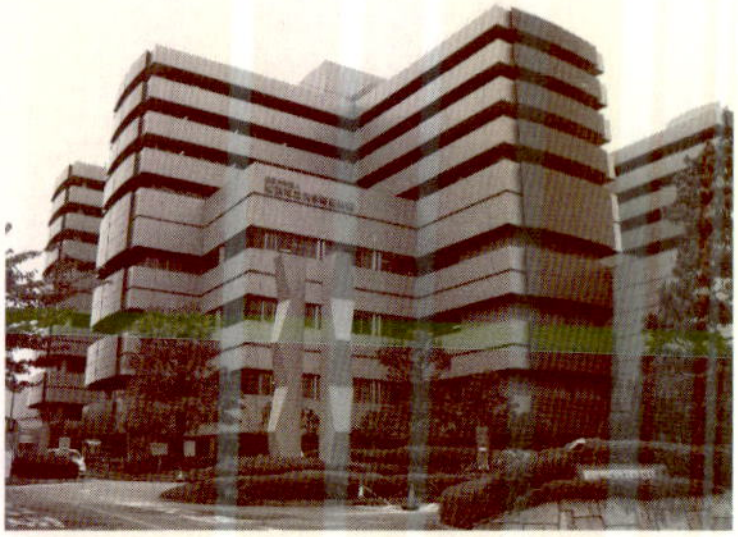

図３　横浜市大医学部 附属病院

学部ですからそんなはずもありません。それでも分子生物学の勉強や実験は本当にやりがいがありました。実験のテクニックは補綴顔負けの技量が要求されますし、現象論に対する基礎的知識と考え方は、日々の歯科臨床に絶大な威力を発揮しており、今日のベースを形成するのに不可欠です。一方で、週一回許された歯科臨床のアルバイトでは、貪欲に診療しました。しかしトライアル&エラーの臨床は、自分には良くても患者さんにとっては練習台でした。その意味でしっかりとプログラムをこなせる現在の臨床研修医制度は、まさに理想です。大学院生活では、基礎的な物事の考え方、論理的な思考を展開する訓練を受けました。奥田研爾教授には、貪欲に仕事を押し進めるマインドを叩き込まれ、研究者は論文がすべてだと言って聞かされ、反骨精神を含め、人生の基礎を教えていただきました。院生時代は、研究室の仲間と朝まで実験したり、遊んだりと少し遅い青春でした。初めての分子生物学学会発表や数々の研鑽を積ませていただくのもあっと言う間、大学院修了後はポジションの関係から同大学病院の口腔外科に入局します（**図３**）。

社会人の歯科医師

ここで本格的に歯科医師のライセンスの広さに驚かされることにな

ります。臨床歯科医師としての基礎をなすパーツも、此処で知ることができました。

歯科医師が行う治療学の最右翼は、最も重篤な口腔疾患である口腔癌の入院下での治療です。あくまで口腔疾患の治療を行う便宜上（手術が行える状態に持って行くために）糖尿病、高血圧などの全身管理を行わなければなりませんし、腫瘍に対する抗がん剤を用いた化学療法、放射線療法も行いました。さらに腫瘍を切除し、領域リンパ節を廓清後、失った顎骨や組織を再建する場合には、腕の血管、胸部や腹部の筋肉、腰骨などを用いる形成手術も行うため、手術時間などは日付が変わることが多く、術後患者さんは、ICUで管理することとなります。汗だくでオペをする口腔外科の先輩達は、傍目には一般外科医と全く区別がつきませんでした。また担当患者さんが亡くなる失望感を味わい、死亡診断書も発行し、病理解剖も経験しました。

週三日程度大学に泊まり込んで過ごした口腔外科の医局員時代は、外来に病棟にオペ出し、オペ、術後の病棟管理、空いた夜の時間で、細菌学に戻り口腔癌をサンプルに癌遺伝子の解析をするといった、医学博士とは名ばかりのボロぞうきんのような日々でした。ただし、口腔外科専門医になるつもりは毛頭ありませんでした。自分の中では、三次医療機関が良く理解できましたし、他科への併診依頼や紹介状が書けるようになり、病診連携の組み立てと、担当して良い患者と抱え込んでいてはいけない患者の区別ができるようになりました。そんなある日、細菌学講座からドイツ国立マックスプランク研究所への応募を奨められ、その数カ月後、口腔外来の電話口から、ドイツ政府研究職員の決定を知らされた時は、舞い上がる思いでした。

ポスドクトラルフェロー時代

南ドイツにある（風光明美な中世からの大学街）チュービンゲン（図４）にあるマックスプランク研究所で二年間基礎研究を行う機会を得ました。免疫遺伝学を手がけ、Ph. Dに混ざり土日もなく実験し、ゼブラ

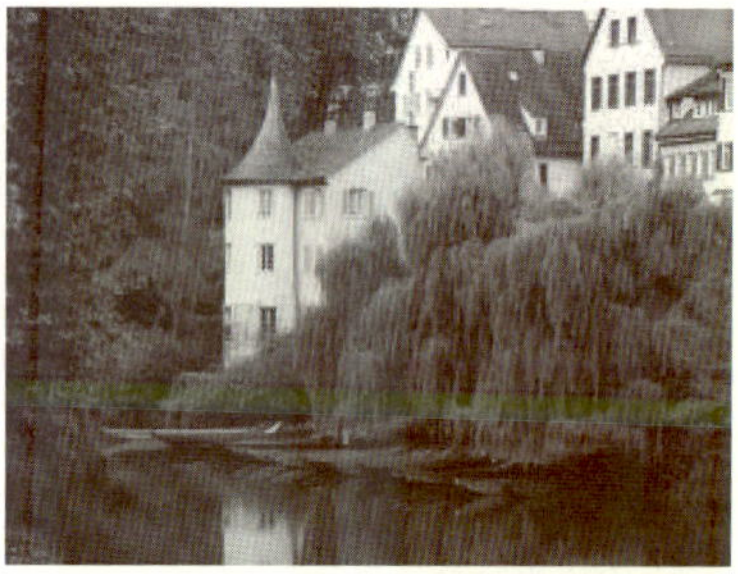

図4　マックスプランク研究所があるチュービンゲン
ネッカー川からヘルダーリンの塔を望む。非常に美しい町である。

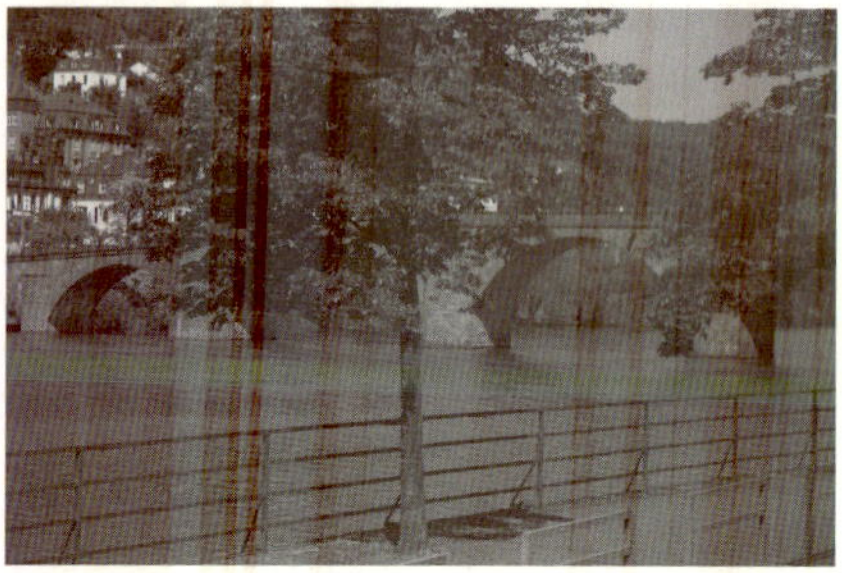

図5　ハイデルベルグには、ZMBH、DKFZ、ENBL*European Molecular Biology Laboratory* など分子生物学の拠点が集中している。

フィッシュ（貴重なモデル動物）MHCクラスI分子の遺伝子単離に成功しました。これは帰国後、う蝕ペプチドワクチン設計の仕事に役立つことになります。

論文を出したり、ドイツから渡米しての国際学会で発表したりと研究所での日々は充実していたのですが、二年程経ったある日、チュービンゲン大学の口腔外科を訪ねる機会がありました。もう臨床が恋しくて、恋しくて、医者としての血が騒ぎました。そこで三年目から、ハイデルベルグ大学（**図5**）の泌尿器科の分子腫瘍研究部に推薦してもらい、口腔癌の研究に活かそうと考えて、腎癌の癌遺伝子の研究をしました。海外での生活や引っ越し、住居探し、契約と本当に苦労しました。ドイツに三年滞在したあと帰国し、国立予防衛生研究所のう蝕室研究員となり、ようやく歯科の研究であるう蝕ワクチンの開発に携わりました。口腔外科在籍当時は、予防に全く興味を見いだせませんでした。

しかし、予研でう蝕のペプチドワクチンの仕事をしているうちにおもしろくなりました。予研口腔科学部で花田信弘部長から基礎医学、科学に立脚した全く新しい予防歯科についての手ほどきを受け、予防医学の崇高さに目覚めました。同じ時期に、予研に講義にいらした熊谷崇先生の『クリニカルカリオロジー』を隅々まで読み、強いインパクトを受けました。

三十代も後半の頃、研究者としての素養に限界を感じ、一次医療に今までのキャリアとセンスをいかした、今までにない開業医となる決意をしました。あまり早期に開業すると、あらゆる情報から隔離されるリスクがあるために、花田部長からのご紹介で(医)聖和会に勤務しました。

臨床歯科医師へ

この時点では、基礎研究で培った知識で、口腔外科の三次医療から予防歯科までが取り扱う疾患ステージの全体像がつながって理解できました。

また欧州での生活で生命や環境に対する日本と異なるすぐれた価値観、外国人の理不尽な上司との関係で培った対応技術（相手の気持ちを受け止めつつ自分の言い分も伝える技術)、などが身に付いていました。

ここで理事長の浦口昌秀先生から、大学病院特有の患者を見下ろす視点を指摘され、医療サービスの原点など日々開業医としての基礎を学びました。さらに広告やコラムの執筆を指示されました。また幾度となく医局員向けの勉強会を行う機会を与えられ、これらが現在人前で講演したり、物事をお伝えしたり、執筆活動を行う大きな基礎になりました。理事長は人の才能を育て伸ばす天才であり、当時は何も感じませんでしたが、今ではとても感謝しています。後から知るのですが、自分は無意識にそうした機会や、人との縁を活かして来れたのだと思います。これからは後輩を幸せにしてあげられるよう、育成に無関心ではならないと思っています。

平成十年に実家の開業に参画しましたが、その後国立感染症研究所の花田部長から臨床試験参加のお声掛けがあり、開業の傍らミュータンスレンサ球菌除菌のプロジェクトを手がけることになり、後のDental

Drug Delivery System（3DS）の仕事へと継ながって行きます。

花田部長からは研究の中で、また近くの割烹料理屋で直接、予防歯科の概念、生化学的な事象、健康づくりの思想から臨床への応用など示唆に富んだお話をうかがう機会に恵まれました。まさに分子レベルの機構から臨床応用、そして大局的仕組みづくりといった、永年歯学部の教育でなされるべき、知りたかった、手掛けてみたいと思っていた内容でした。超一流の予防歯科の講義を贅沢にも直接、時にはお酒をいただきながら学べたのです。一方医院の方は一日八人程度しか来院しておらず、レセプト枚数は一三〇枚程度、もう必死で、患者さんに症状の出ない段階でのリスクと論理を三分以内に説明し、ケア的処置を含めたリスク低減治療を着実に実践・実行したところ、何とか十年後に一日約八〇人、レセプト枚数一、〇〇〇枚を達成することができました。どの疾患ステージに主力をそそぐかで診療所の運用は変わります。

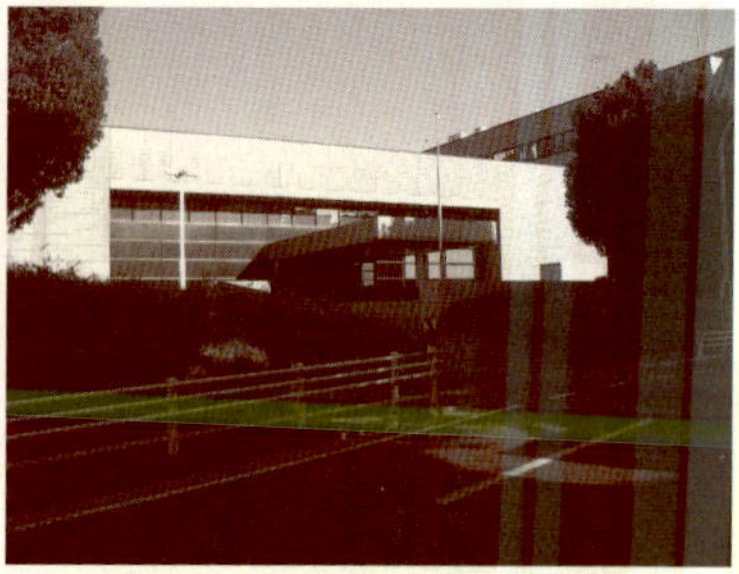

図６　国立予防衛生研究所
口腔科学部には、う蝕室、歯周病室、口腔感染症室の３室があったここで予防医学の基礎を知る。

自分のキャリアはどれもこれも中途半端で完成の域まで届かずじまいではありますが、雑多で一見脈絡のない経緯をして自分は、スーパー研修医と考えるようにしました。やはりこうした経験が日常の歯科臨床で今とても役に立っているのです（図６）。

歯科医療は全く持って多彩〝素晴らしい幕の内弁当〟

歯科は、医学的分類に従えば外科系であり、歯学部の教育講座で細分化された臨床科目の多くは、雑多な分類をすれば外科学の各論であり本来歯科・口腔外科に包括されるものです。また、医科と歯科が二元化されたことの是非はさておき、それゆえ歯科はある意味、臓器別医療区分のようで、実は、歯槽領域＋顎顔面の領域別医療でもあるのです。

歯や顎骨、歯槽骨のような硬組織と歯周組織、口腔粘膜、唾液腺、舌など軟組織を同時に取り扱う臨床科目は、唯一歯科だけと言えます。

必然的にう蝕・歯周病学など歯科領域の医療と顎口腔領域に立脚した硬組織、唾液腺、舌、粘膜軟組織それぞれの疾患予防と治療が存在します。さらに、失った咀嚼機能を回復させる歯科補綴学は、インプラント等の総合的な臨床能力を要求され、外科的センスと咬む機能を回復させるリハビリテーション的色彩を帯びる一方で、見た目の審美・美容回復をも担っています。

発症してしまった疾患に対応するのが治療学ですが、歯科では驚くほどシステマティックな予防技術が確立されている点も他科に誇れる特徴です。

歯科の趨勢の特色とは

歯科の二大疾患であるう蝕と歯周病は、細菌感染症と生活習慣病の両側面に対するアプローチが必要になります。感染症対策としての歯科には、う蝕菌、歯周病菌の検査評価、除菌的処置、口の中を奇麗に保つ専門的口腔クレンジング、代用糖など予防的な処置が存在します。

またう蝕と歯周病が重度に進行した場合は、それこそ種々の診断と多彩な治療法が存在し、その領域に熟達するだけでも、かなりの臨床研修と生涯の勉強が求められる非常に手強い分野と言えます。

さらに歯科では、う蝕、歯周病、咀嚼機能不全が生活習慣病と密接なことから今後の取り組み方が大変重要です。

食育ブームと言われる近年、とりわけ歯科とかかわりの深い内容には、大きく分けて次に挙げる三つの分野が考えられます。

第一は、う蝕と糖質の摂取頻度の関係から、う蝕を高血糖を経由したⅡ型糖尿病へのリスクと捉えられる点です。抗加齢（アンチエイジング）の視点から見ると、う蝕は糖毒性の状態であり、血管壁を傷めてしまいます。う蝕に対して歯を守る指導に加え、糖質代謝改善までを見据えた保健指導が必要です。

第二は、歯周病と循環器疾患の関係（血管内への細菌、ＬＰＳ等抗原の侵入）が挙げられます。ひとは血管と共に老いるといわれるように、抗加齢の実践とは血管を守る生活習慣と言い換えることもできるのです。慢性の歯周ポケットや放置された根尖病巣からは、微量ながら日々ＬＰＳをはじめとした炎症性物質が血管系の中へ侵入し、血管内壁に炎症を起こしてしまいます。この局面ではバイオフィルムコントロール（歯周治療、根管治療）が大変重要です。一方、この状態に不適切な食習慣による高ＬＤＬ・高血糖・高血圧などの条件が加わると、血管内皮はさらに悪い状態に陥ります。

歯周治療と同時に、高血糖・高脂血症の状態改善および食習慣の指導、運動の処方が同時に不可欠となってきます。特に、軽度歯周炎（症状のない歯周疾患）は、自覚症状がないために放置される傾向にあり、抗加齢医学の視点から私達が取り組むべき最重要課題です。

第三は、咀嚼機能と栄養の関係です。補綴により咀嚼機能を回復させることは、一見目的のようで実は、患者さんの栄養状態を改善し、代謝性障害を改善して健康づくりを行うための手段なのです。歯を失った人（咀嚼機能が低下した人）は健常人と比べ、カロリーオーバーであっても、タンパク質・ビタミン・食物繊維・ミネラルなど、あらゆる栄養素の摂取量が低下し、逆に、炭水化物が増加するという傾向が知られています。

大規模補綴、インプラント補綴などドラスティックに咀嚼機能を向上させた後には、糖質偏重の食習慣を改善指導して、さらに基礎代謝をアップさせエネルギー代謝回転にも配慮するならば、内蔵脂肪型肥満も改善され、歯科発の若々しい健康づくりが花開くことでしょう。歯科とは、治療を行う一方で健康づくりをする診療科でもあるのです。予防歯科は勿論のこと、健康づくりの仕組みを患者に理解させ、膨らますことができるならば、受療者はレベルの高い健康維持を、歯科医療者はやりがいと一定の評価と経済的裏付けを得るのです。

医療としての重要度からみた歯科とは

救命救急医療の現場では、慌ただしく一刻を争う技量が求められます。救命医達の努力で多くの命が救われるのです。医療を緊急性で評価すれば、慢性疾患を扱う歯科（悪性腫瘍・外傷などの口腔外科を除く）は、当然のことながら緊急性はさほど要求されない部類に入ります。

一方医療を、漠然としていますが〝重要性〟で評価するとどうでしょう。緊急性は低くとも日々の文化生活を質の高いレベルで支える医療があります。その意味で歯科は、他の診療科目に負けず劣らず極めて重要と言えるのです。

歯科医療とは、生物としての機能を治療することに加え、会話する、歌う、文化的に食事をいただく、歯並びを美しくする、口臭をなくす、といった人間の文化活動と直接かかわりの深い生活を支援し、生活の質を保つ医療と言えます。このように、生物としての医療だけではなく、人間らしさを支援する医療があるのです。生死を扱うセーフティーネットの医療に対して、歯科医療は、輝ける人生を支援する医療であり、さらにその上流である健康づくり、ひいては抗加齢へと連なっており、人々の喜びと文化を支えるやりがいの

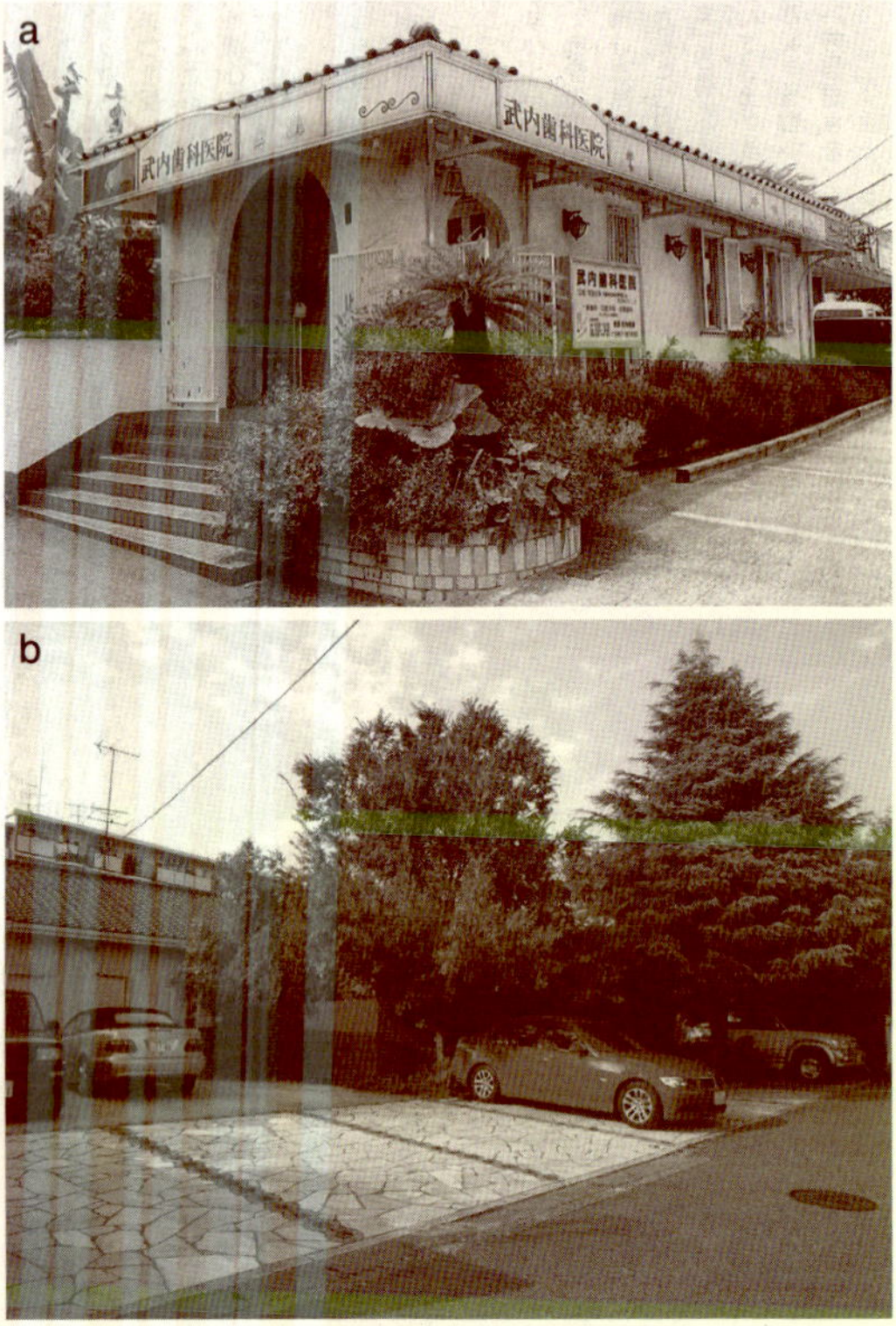

図7　a：武内歯科医院入口外観、b：緑化した駐車場

ある医学の領域と言えるでしょう。

読者の皆さんへのメッセージ

「歯科医療のおもしろさ」などという尊大な題材を執筆できるのは、名誉教授や臨床を極めたカリスマ歯科医師でなければ滑稽なことですし、自分はリタイアが許される年齢でもありません。相も変わらずもがきながら必死で生活しているのです。そんな状態でありながら、恥を忍んでこのテーマを執筆したのは、若い時の失敗や苦行の連続の記憶が未だほんのりと残っているうちに、少しでも読者の皆様の参考にしていただき、ぜひとも自信を持っていただきたいとの思いで綴ってみました。歯科医業は、やりがい、自己実現、収入、あらゆる要素のバランスが取れたこの上ない職業であり、生涯を通じて研鑽すれば結実しやすい職種に入ります。今地域で自分が必要とされている実感を感じつつ（**図7**）、今後は後輩の育成と歯科医学が最も役立つ環境づくりを積極的に進めて行く思いです。

誇り高く積極的に、そして楽観的に歩んで欲しいと思います。

充実した歯科人生を送ろう

私は研修会や学会の場ですばらしい恩師、先輩、仲間に出会い人生を学んだ

平井歯科医院
神奈川県開業　平井　順

歯学部の学生の頃から「咬合」に興味を持ち、歯科医師となってからも様々な研修会に参加し、研修する時間を得る事も考えて歯科医院を開業した。

「咬合」について優れた先生に師事し、また歯内療法に関しても研鑽を積み多くの先人の薫陶を受け、学ぶ事の大切さを痛感する。オリジナルの歯内療法用器具を考案し成果を挙げてきた。今後輩に伝えたい事は――。

学生時代

歯学部に入学した当初は、将来の目標もなく、手本となる歯科医師もいなかったので、ただ漫然と大学に通う日々を送っていました。しかし、学年が進むにつれて歯科医二世の同級生は目標をもっていきいきと授業に適応していく一方で、私は内心ハンディとコンプレックスを感じる日々だったような気がします。

両親が歯学部進学を勧めた理由の一つは、多少なりとも手先が器用だということがありました。実際に三年生になると実習が始まり、中でも技工はどの分野よりもおもしろく、それが自信となって五年生の頃にはこれなら自分も歯科医師としてやっていけるかもしれないという気持ちになっていました。その頃には、所属していたゴルフ部で汗をかき、学業では先輩の勧めで解剖学教室に顔を出し、実習では友人の宿題まで内緒でいくつもやってあげるといった充実した学生生活を過ごせるようになっていました。

学生時代を振り返ると、自信をもつことがいかに大切かということを思います。母校日大では、当時学科と実習の両方の単位が取れた者から順番に、登院といって院内での実習に入っていました。私も五年生の夏には無事トップグループでの登院を果たしていました。白衣を着て実際に患者実習に入ると自分の将来像もより現実味を帯びてきます。そのような時期、下顎運動を研究してインディアナ大学から帰国したという保母須弥也先生の名前を講義で耳にしました。海外留学がまだ珍しい時代に、下顎運動という当時でも目新しい「咬合の分野」を研究する人とはいったいどんな人だろうと、その名前がなぜか強く印象に残りました。後年、保母先生との三十年余りの公私にわたるお付き合いや歯科医師としての自分に及ぼした影響力を思うと、人の出会いは予め運命として決まっていたのだろうかと不思議な気さえします。

母校の先輩でもある憧れの保母先生との出会いのチャンスは意外と早くやってきました。歯学部解剖学第2講座の故磯川宗七教授の歯学部葬の際、解剖学教室に出入りしていた学生として参列者の案内をする役割を命じられたのです。初めて間近でみた保母先生は若く自信に満ち、光り輝くオーラが全身を取り巻いているような強い印象がありました。以来、咬合の何たるかも分かっていない学生の身でありながら咬合器を買おうと思い立ち、ウイップミックス咬合器を買い、それを眺めて、触れて一人で満足していました。いずれ近い将来これを使って治療をするのだと思うだけで胸はやる思いがしたものです。

卒業・開業・研修会・保母須弥也先生との出会い

保母先生への憧れの気持ちもあり、在学中から卒業後は興味のある研修会にできる限り多く参加して、臨床のレベルを上げ、「腕のいい歯科医師になるぞ」と意欲に燃えていました。しかし、当時は捌ききれない程、患者さんの数が多い時代だったので、勤務先では当然のように休みは日曜日のみでした。興味のある実習コースはどれも土日の二日間コースのため受講できず、私の当初の思いとは裏腹に世の中から取り残されていくような焦りを感じる日々でした。歯科の雑誌や専門書を読みあさってもフラストレーションは解消されません。そのような時、大学の頃からの友人に「川崎にいい物件があるけれど開業しないか」という声がかかり、「開業すれば研修会に行ける」とただそれだけの理由で、後先のことも考えず開業に踏み切ったのでした。若かったからだと思います。理想を言えば、技術的にも人格的な面でも信頼できる歯科医師の下で一定期間じっくりと腰を据えて勤務し、研鑽を積み、それから開業するのが望ましいと思います。実際に卒業後どこに勤務したのか、そこでどのような指導を受けたのかで、その人の歯科医師人生は決まってしまうといっても過言ではありません。可能なら勤務先の院長とは、開業後も折に触れてアドバイスをもらえるような親しい関係が築いておけたら人生がより豊かになると思います。

さて、開業することによって自分の采配で自由に動けるようになったので、平日は朝から夜遅くまで診療を行い、土日は念願だった研修会や学会へ行くといった日々を過ごしていました。もちろん開業後はすぐに保母先生主催の国際デンタルアカデミー（以下ＩＤＡと略す）の一年コースに申し込みました。咬合という新しい学問を手に凱旋した保母先生のコースは活気に満ち溢れ、理論はもとよりそれを実践するためのハイレベルな内容のカリキュラムが組まれていました。クロポールセンの筋診断から下顎運動、プレパレーション、印象、フェイス・ボウ・トランスファー、セントリック・バイトの採得、ＳＴＵＡＲＴ咬合器の調整から咬合診断、ワクシングから咬合調整とリマウント、トリートメント・プランニング等々いずれも大学の教科書にはなかった新しい分野の学問を基礎から学ぶことができました。

保母先生の教えは「顎口腔系を機能的な一単位として治療し、機能回復の重要性を強調したフルマウス・リコンストラクションを治療のゴールとする」というものでした。こうした教えは講義を通して、情熱をもって惜しみなく与えられ、またそれを純粋に吸収したいと思う受講者の熱意が良い方向で深く結びつき、大きなパワーとなって存在していたといえます。

こうして卒業後まもない時期に咬合の洗礼を受け、未熟ながらも歯科医師として目指す方向性が見出せたことは何よりの収穫だったと思います。「咬合は鍵なり。すべての歯科医療は咬合に始まり咬合に終わる」という、保母先生にいただいた言葉は今も変わることなく私の座右の銘として心の深いところに存在してます。また、開業医の立場で研修会に出ることは気構えや姿勢という点で、学生や勤務医の時とは全く違います。大切な患者様の信頼がかかっているわけですから何一つ無駄にするわけにはいきません。私の場合も、開業後は見るもの聞くものすべてに興味が持て、無駄というものがないような気がしていました。休診して高い授業料を払ってもそれの何十倍も戻ってくるという実感がありました。また講義では、講師の人柄や臨床の中での創意工夫、発想の豊かさ等、ＨＯＷ　ＴＯ以外に多くのことを感じ、学ぶことができました。Ｉ

DAでは一年コースのほか、単発で当時著名な外国人講師の講演会や研修会も開催されていました。その中にはSTUART咬合器で知られるDr. Stuart、Dr. P. K. T、総義歯のDr. Earl Pound等々も名を連ねており、時間の許す限り受講しました。また、咬合分野を広く深く知るために、ナソロジーの流れを組むこうした先生方の研修会を受講する一方、あえてアンチと言われている、Dr. Bernard Jankelsonの研修会にも参加しましたが、いずれも間近で見る講師の人柄に直接触れながら講演が聞けたのは、著書等で勉強する以上に大きな刺激となりました。

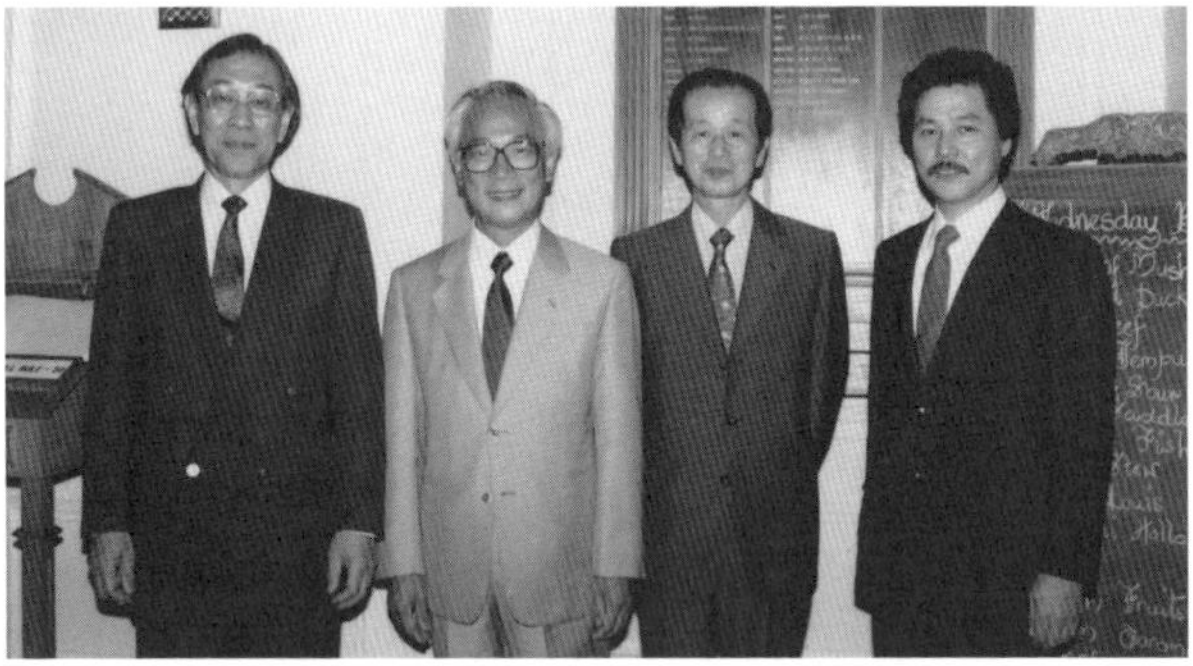

図1　日本顎咬合学会創立者の左から矢澤一浩先生、保母須弥也先生、大矢政男先生と

日本顎咬合学会と私

私が発足当初より所属している日本顎咬合学会（以下日顎と略す）は、全国の優秀な臨床医が保母先生を囲んでできたスタディグループ「保母同好会」が発展して、三十年前に学会として発足しました。咬合学という専門分野で数多くの業績を残されている学者である保母先生は、学会の運営という点でも非凡なリーダーシップを発揮されました。また、保母先生の周りには、当時の歯科界の重鎮であった村岡博先生や矢澤一浩先生、大矢政男先生のほか、その後の歯科界を引っ張っていく上村恭弘先生や河原英雄先生、菅野康弘先生といった若く優秀な門下生がわきを固めていました（**図1**）。今日のように七、〇〇〇名を超す会員数、毎年の大会参加者も三、五〇〇名を超える活気ある学会として大きく成長したのも決して不思議ではありません。

日顎は、保母先生の意志である「臨床医を中心とした臨床医のための学会」というコンセプトのもと発展を続け、そのコンセプトは今日まで変わらず受け継がれています。また余分な縛りがない分、運営サイドも学術発表の場を日々の臨床に役立つものにしよう、そして歯科医療のレベル向上に寄与する学会に自分たちの手でしようとする気概がありました。そうした機運が広がり、現在まで様々なアイディアが自由な発想のもと着々と実行に移され、それがまた次の大きなエネルギーを生む原動力になっていると言えます。

私はこの日顎に一人の臨床医として居合わせ、様々な人と出会い、多くのことを学ぶことができました。これは私の歯科医師人生にとって大きな転機であり、幸運なことだったと思います。

我々歯科医師は勤務医時代を除けば、縦社会を知らないまま院長と呼ばれ、トップに立つことになります。通常ならば組織という社会の中で、十分にもまれ、トップにふさわしい人間性を身につけ、正しい判断力や思考力といった力をつけることの方が優先されるべきかもしれません。また、どのような環境の中に身を置くかということもその後の成長を大きく左右することになります。いいかえれば、一流を目指した人がすべて一流になれるとは限りませんが、少なくとも一流の人たちのそばにいれば「一流とはこういうものだ」ということを学ぶことができると思います。レベルの高いところに身を置くことこそ大きな成長への一助となると考えます。私はそうした意味において、学会の活動を通して新しい技術やテクニックを学ぶ以上に歯科医療に必要な大切なことを数多く学ぶことができたと思っています。会場設営のための机運びからほとんど肉体労働のような準備段階まで、会のためというボランティア精神でチームワークをもってやってきたことで得たもの、見えてきたものがたくさんあります。

一方で学術的向上を目指すなら、学会での発表は若い内から臆せずやってみることを勧めます。学会での発表は自分の臨床の集大成を会員の先生方に問うことです。発表すること＝人に見せるという目標ができると治療を含めて症例作りにも力が入ります。症例作りの過程でもこうすればよかった、ああすればよかったといった反省点が多く生れます。当然改良点も見つかります。去年より今年、今年より来年と発表を重ねていくうちに臨床の腕も確実に上がっていきます。自分が発表することで、人の発表もまた気になりますし、真剣に聞くようになります。そうすると、ポイントが分かるようになりおもしろさも増してきます。こうした努力の積み重ねが臨床医としての成長につながると思うのです。

チャンスがあれば、ぜひとも大小にかかわらず、学会やスタディグループといった組織の中でボランティア精神をもって活動してみることをお勧めします。こうしたことは若いうちにやってこそ価値があると思います。

大谷 満先生と大谷歯内療法学会研究会そして日本歯内療法学会

大谷歯内療法研究会（以下大谷歯内研と略す）は村岡博先生を会長に大谷満先生を主任講師として一九六九年に発足しました。大津晴弘先生、田中貞二先生、中久木一乗先生等その後の日本の歯内療法の世界を牽引した優れた臨床医の先生方が理事や会員として名を連ね、毎月第四金曜日に月例会が開催されていました。その後ハワイ在住の日系二世のW. T. Wakai先生（後に米国歯内療法学会（以下ＡＡＥと略す）副会長）から母国日本も世界水準に遅れないよう、ＡＡＥレベルの歯内療法学会が設立されるべきだとの呼びかけが大谷歯内研の主要メンバーの先生方にあり、それに答える形で一九八〇年に日本歯内療法協会（以下ＪＥＡと略す）が設立されました。ＪＥＡの当初の会員には日本顎咬合学会の会員と同じ顔ぶれの臨床医が大半を占めていましたが違っていたのは、ＪＥＡの場合当時も今も臨学一体の学会を目指していたことです。私が大谷歯内研に入会したのは、母校の先輩でもあり日顎の執行部で一緒だった小嶋壽先生に誘われてのことでし

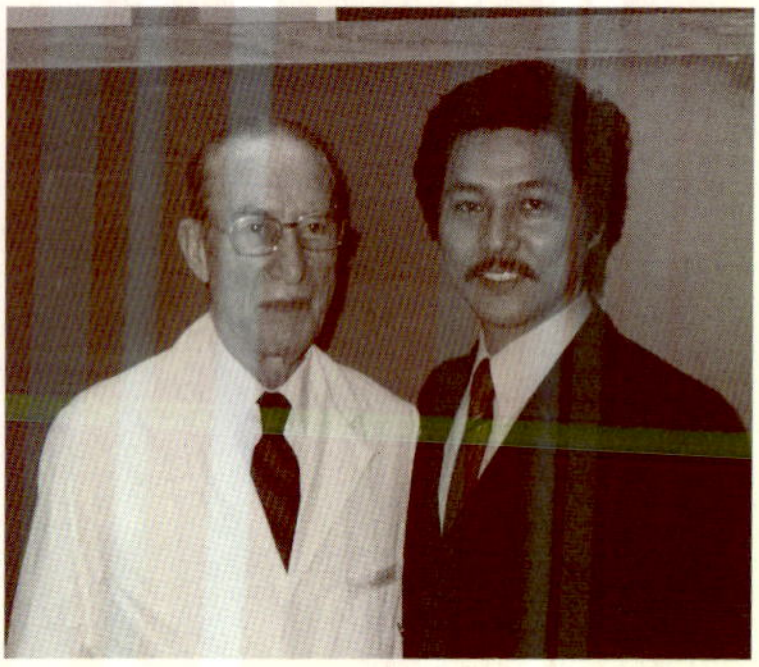

図2　グロスマン教授とペンシルバニア大学にて

た。そしてこれが私と垂直加圧充填法との出会いでもありました。当時の歯内療法は薬品を使用した根管貼薬が主流で、歯科医院はどこでも入り口を入るとこの貼薬剤ＦＣ特有の臭いがしたものです。大谷先生はこの頃、すでにいち早くエコロジーを考慮した方法を模索し、その研究はＡＡＥでも紹介され、評価されていました。

垂直加圧充填法は根管内を器械的に拡大形成し、加温したガッタパーチャで根管系を三次元的に緊密に閉塞させる根管充填方法で、一九六七年Dr. Schilderによってwarmed gutta percha techniqueとして紹介されました。日本においては大谷先生がオブチュレーションテクニックを、そして大津先生はオピアンキャリアメソッドを考案されました。後に考案した私のエンドシステムはオピアンキャリアメソッドとDr. Fahid AのSection warm gutta percha techniqueをベースにさらに改良を加え、機械拡大ではどうしても直線形成に成り易いため根管を湾曲点から歯冠側と根尖側の二つ分け、歯冠側をオリジナルのフレキシブルなエンド用ダイヤモンドバーで形成し、根尖側をフレキシブルなＫファイルで形成し限りなく根管本来の形態に形成することを可能にしました。またこの湾曲根管の根管充填を可能にする根管に適合させることができる特殊なフレキシブルなキャリアの開発および生体為害性のない天然のガッタをベースにして作ったフローの良い垂直加圧根管充填用のガッタパーチャも開発しました（**図2**）。

オピアンキャリアメソッドと大津晴弘先生との出会い

開業した私を悩ませたのは連日訪れる腫れた、痛い、他医院で治療してもらったが症状が治まらない、抜くと言われたが抜かずに残すことはできないものだろうかといった歯内療法がらみの症例で、来院する患者様の主訴の中でもかなりのウエイトを占めていました。治るものも治らないものもありましたが、教科書と大学時代に習った実習レベルの知識だけでは十分な対応はできないと悟り、大津晴弘先生の門を叩きました。保母先生から学んだ咬合理論を臨床で実践するためにもまず一本でも多くの歯を残し咬合の安定を図ることは必須の条件でした。それも単に保存するのではなく、長期間に渡って予後の安定が約束されるハイレベルな治療技術が必要です。それが可能にならない限り、ファイナルの補綴がどれ位持つのか信頼してくれる患者様にも自分にも約束できないことになります。長期間安定している確実な根管治療法を身に付けることはその時の自分にとって急務でした。この頃大津先生はオピアンキャリアメソッドの研修会を開催する一方で自分の考案したメソッドの裏付けをとり、それを一つのサイエンスとして学位論文にしようと奮闘中でした。明治生まれは気骨が違うとは聞いていましたが、何事につけ、遺憾なく発揮されるファイティングスピリットには側にいて、多いに刺激されたものです。門下生と成ったその後も大津先生とは日顕で、ＪＥＡで、大谷歯内研で、またいろいろな学会で顔を合わせることが多く、その後オピアン研修のインストラクターをしたり公私ともに親しいお付き合いに発展しました（図３）。この頃には私のエンドシステムも完成に向かい成果を上げており

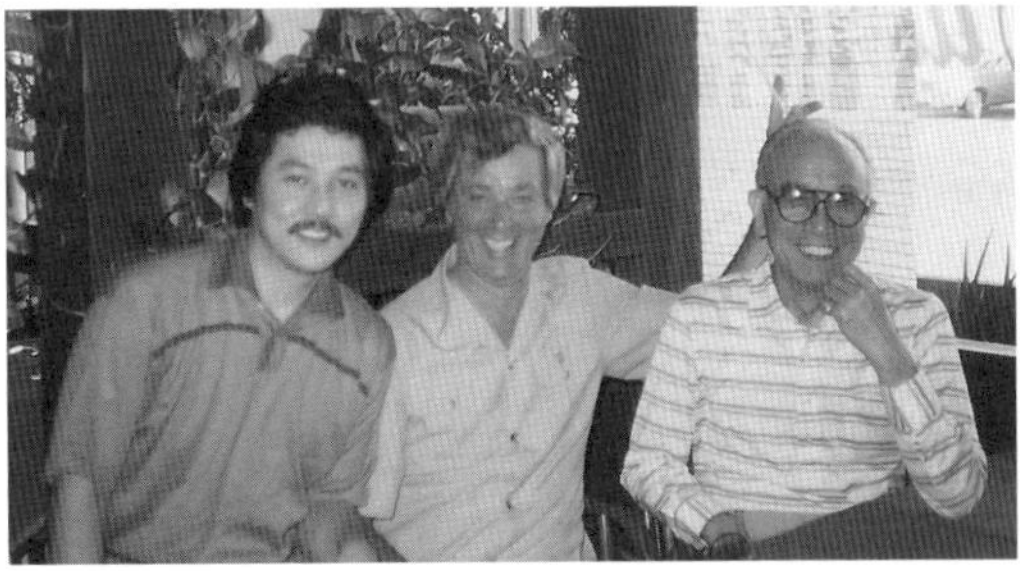

図３　大津先生と国際ナソロジー学会会長宅を訪問

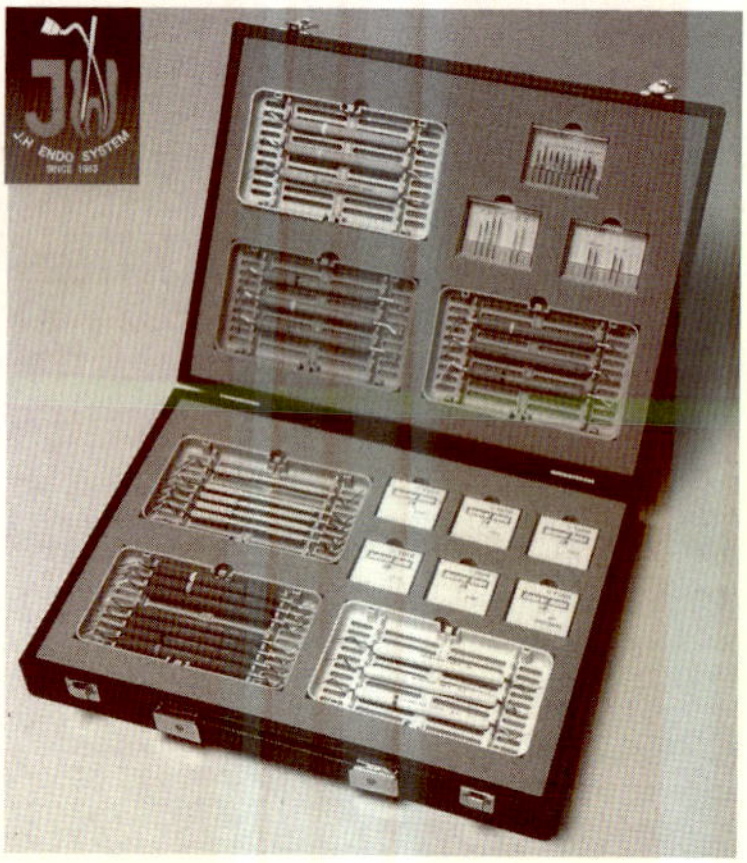

図４　JHシステムキット

（図４）、根管治療の楽しさも分ってきている頃でしたからお互いに良き話し相手でした。Dr. Henry H Takeiを師事しＵＣＬＡ歯周病＆インプラント研究会に大津先生とともに入会しＵＣＬＡでの毎年一週間の研修会に十年間参加しました。ご高齢にもかかわらず大津先生も参加され、また八〇歳を過ぎてご自分の下顎に十本のインプラントを埋入されるなど、新しいことに挑戦する姿勢には学ぶこと大でした。

若い先生達に伝えたいこと

暗いニュースや厳しい経済背景など歯科界を取り巻く環境はけして明るいものではありません。今回こうして自分の歯科医師人生を振り返った時、いつの時代にも厳しく一人ため息をつきたくなるような時はあったなと思います。ただ視点を変え、目標を持ち、それに向かって努力していけば自分の世界は必ず開けると思います。それには狭い診療室の中で考えているだけでは駄目です。「書を捨てよ、街へ出よう」ではありませんが、外へ飛び出しいろんな人に出会うことだと思います。患者様の信頼を裏切らないためにも、生涯勉強は必要です。勉強の場で出会った人から私はいろんなことを学びました。歯科の技術を学ぶ所で実は人生を学んでいたんだと思います。辛いことがなかったと言えば嘘になりますが、楽しいこと、ワクワクすること、自分の目標を達成したこと、喜びで胸がいっぱいになったこと、それらの方が何十倍も勝っていました。そしてこれからもまだまだやりたいこと、極めたいことがたくさんあります。最後に恩師である保母須弥也先生が残された保母語録から二つを、若い先生方に贈る言葉とします。

新しく学んだことを行うには、今まで慣れ親しんできた古い技術を捨てなければ成らない。だから真に勇気のある者だけが、新しいことを実行できるのだ。

研修で最高峰の学問を学ぶということは、ヘリコプターに乗って富士山を眺めるようなものである。山頂に到る険しい道筋は、自分自身の脚で登らなければならない。その努力を怠れば研修の成果は得られないだろう。

保母須弥也

不純な動機があたえてくれたもの
―自分のための老年学―

東京都健康長寿医療センター研究所

平野　浩彦

大学在学中から老年医療に興味を持ち、卒業と同時に高齢者歯科臨床に身を置く決心を。その後様々な出会いにより、著者の老年歯科医療に対する見識はさらに深まることとなる。多くの歯科臨床科の中から老年歯科を専門とする決心を著者に与えたものは何か。そしてどのような出会いが著者を日本における高齢者の食の問題の第一人者に仕立て上げたのか――。

はじめに

私の勤務している東京都健康長寿医療センターの歴史は古く、明治五年の養育院設立にさかのぼります。明治七年に医療業務を開始するとともに、保護者のいない児童・障害者・類焼者の保護も行い、日本の救貧制度の根幹を担ってきました。第二次大戦中には、知的障害者施設を現在の千葉県市原市姉ヶ崎に開設し、現在も千葉福祉園として運営されており、私も十数年、週一回ではありましたが、この施設で障害者歯科治療に伺っておりました。戦後は、高齢者治療を主眼とした医療機関として運営され、昭和二十二年より東京都養育院附属病院となり、昭和四十六年に病院施設は東京都老人医療センターとなり、老化研究の基幹施設として東京都老人総合研究所が同キャンパスに設立されました。また、平成二十一年からは病院と研究所を一体化し、現在の東京都健康長寿医療センターとして運営されています。

私は、平成二年に大学を卒業した直後に東京都老人医療センター歯科口腔外科に勤務し、途中、国立東京第二病院口腔外科研修医を経て、高齢者医療および老年学の分野に当キャンパスを通して二十数年かかわって参りました。本稿では、短い経験ではありますがこの間に経験したことを通して話を進めていきたいと思います（**図1**）。

経緯

(1) 歯学部学生時代

当センターに私が勤務するきっかけは、大学四年時に図書館で偶然目にした「日本老年医学会雑誌」でした。当時、様々な実習のレポート作成のため図書館通いを強いられ、何かの文献を渉猟していた際にこの雑誌を目にしたのでしょう。記憶が定かではないのですが、記憶をたどるとおそらく学会抄録が掲載された号のものだったと思います（今回執筆の機会をいただき改めて日本老年医学会雑誌を検索し、一九八五年二十二巻の第十四回日本老年学会総会抄録が当該雑誌と推察されました）。その中で、高齢者の問題が、治療（医療）の分野だけでなく、老化メカニズムの基礎的なテーマ、栄養、高齢化する社会問題など多岐にわたるテーマからあつかわれていました。

当時の歯学部四年次は、補綴、保存などの実習、専門科目講義が始まり、歯科医療の具体的なイメージが形作られる時期だったと思います。私は決して真面目な学生ではありませんでした。ただ、他大学で建築学を目指し、志半ばで中退し歯学部に入学したこともあり、将来進む方向の探索の意識は同期より少しだけ強かったのかもしれません。そういった状況の私には、〝日本老年医学会雑誌〟に掲載された内容は、自分が将来歯科医師として目指す方向を定めるうえでタイムリーかつ具体的な内容だったのでしょう。当時はレポート作成、実習での技工物作成など多忙であったにもかかわらず、図書館でこれらとは全く関係ない老年学関係の書籍を借り読み漁っておりました。そこで誰もが行き着くであろう「老年医学があるのであれば老年歯学があるはず」との発想に至り、最終的に卒後就職することになる東京都老人医療センター歯科口腔外科渡辺郁馬部長の執筆された「老年歯科」（医歯薬出版、一九八一年）の書籍にたどり着き、卒業とともに渡辺郁馬先生の門下となるべく同センター研修医となり

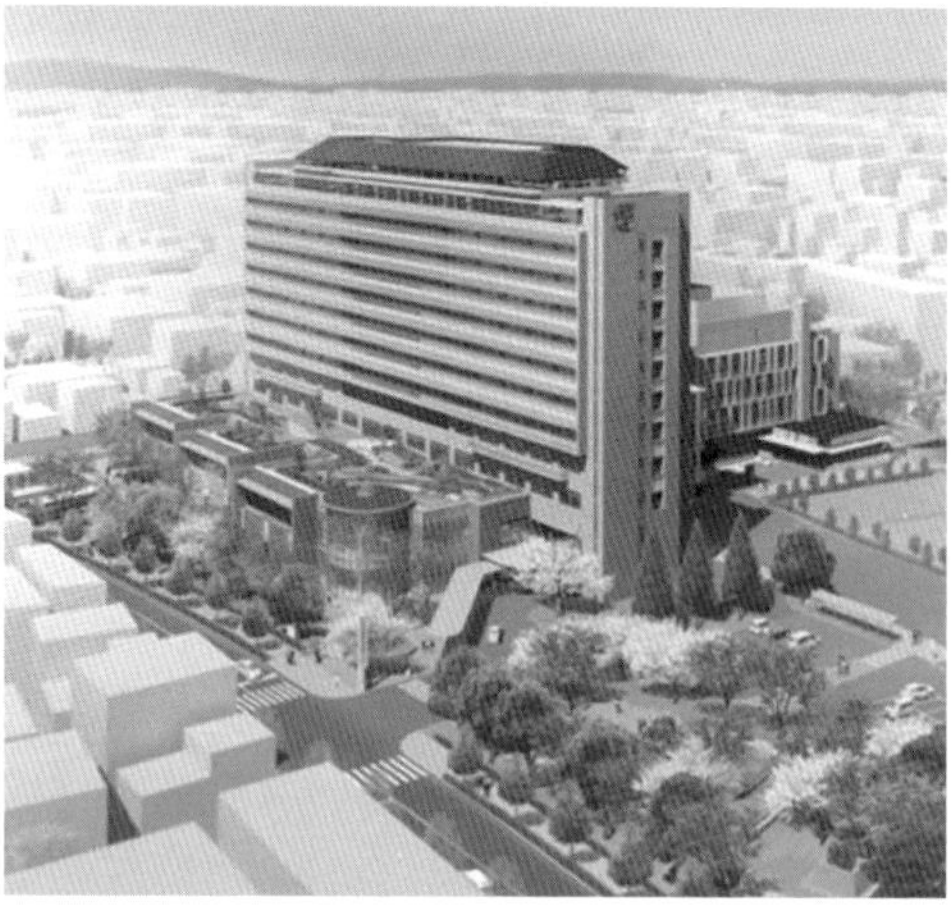

図１　東京都健康長寿医療センター（平成25年５月完成予想図）

ました。

以上記載した内容ですと、優等な学生時代を送ったと読者の皆様に誤解を招いてしまいますので、私が「老年」に興味を持った当時の動機の深層心理を振り返って吐露致します。私にとって当時の歯学部教育はとても辛いものでした。他大学（他学部）の経験（一般学部はある程度自由に授業などが選択できるなど）もあったことからその辛さは一層なものだったのかもしれません。当時、母校は上下関係の規律が厳しい校風であり、学年上下、さらにインストラクターと学生のヒエラルキーが明確に形成されていました。高校まで温室育ちであった私は、このヒエラルキーを理不尽なものと理解し、いつしか屈折した想いを持っていたと思います（社会人として経験を重ねて振り返ると、大学時代に感じた〝理不尽さ〟は些細なもので、本来の〝理不尽さ〟とは似て非なるものと気付かされます）。

そういった屈折した想いの中出会った〝日本老年医学会雑誌〟は、当時の私の屈折した深層心理に寸分違わぬフィット感のあるビジョン（将来の方向）を与えてくれました。具体的なその内容は、この道を進むことは「将来の老いた自分のためになる」と「歯科領域に専門の人間が少ない（先輩が少ないので頭を下げる回数が少なくなる）」の二点でした。特に後段のビジョンは初めて文字として吐露しますが、極めて不純な動機です。この不純な動機と、誰もが持つ自分の将来への不安（老化も含めて）が融合した想いが当時の私を支配していました。

ただ物事を始める動機は不純なほど長続きすることを最近強く感じます。どんなに屈折した想いも、前向きに想いを強くすることで、〝自分になじむモノ〟に出会えるのではないでしょうか。

（2）　研修時代

研修時代と書きますと、〝研修〟はすでに終わったようですが、どんな分野でも〝研修〟は繰り返し行われるものです。特に私は四年前に医療職から研究職に異動しましたので、この分野では〝研修〟真っ只中との気持ちです。

先にも述べましたが、卒業とともに渡辺郁馬先生の門下となるべく当センター歯科口腔外科の門をたたくことになりますが、当時は研修医制度が明確に確立されておらず過渡期でした。そういった中、渡辺部長は私の処遇をセンターと調整してくださり、非常勤医として勤務することができました。当時の私は〝不純な動機〟で支配されていましたので、一点の曇りもなく老年歯科に携わりたい想いを語ったことが、渡辺部長が初見の際に言われた「ここは卒業して最初に来るところではない！」の気持ちを変えてくださり、門を開いてくださったようです。

卒後一年目の年が替わった時期に、「将来当センター勤務医になりたいのであれば口腔外科を習得してきなさい」との指示の下、国立東京第二病院口腔外科に出向となりました。当病院口腔外科は福武公雄先生が医長として口腔がん治療を中心に科の運営をなさっておられました。一年目に、終末期口腔がん患者も含めて数例口腔がん患者を経験（チームの一員として）していたものの、手術、化学療法さらに放射線療法も含めた積極的な臨床現場は初めての経験となりました。現在では広く行われるようになった血管付皮弁による即時再建術は形成外科との連携、イリジウムワイヤーによる小線源放射線療法は放射線科との連携、口腔がんと食道がんなどの重複がんへの手術は消化器外科などとの連携が円滑になされ、多くの症例を拝見することができました。がん以外の炎症、骨折などの症例も多く、濃厚な口腔外科に関する研修を行うことができました。

「老年」に興味を持ち、病院歯科の門を叩いた私にとって、口腔外科の分野は歯学部卒業直後には強い興味を持った分野ではありませんでした。しかし「老年歯科」に携わることを目的にした結果、口腔外科の研修機会をいただき、その後の病院歯科での勤務には不可欠な知識、技術の基礎を習得することができました。学生時代には、「興味のある分野へ進むために何をすべきか」との具体的な視点はなかなか持てていませんでした。ましてや、長期、中期、短期的な課題設定、また「目的」と「方法(手段)」の整理をするスキルなども持ち合わせていませんでした。今から振り返ると、私の場合は「老年歯科に携わること」が目的で、「口腔外科研修」は方法(手段)であり、目的達成のための中期的な課題だったといえます。自分の興味ある分野と巡り合えた際には、ぜひこのような視点で整理してみてはいかがでしょうか。

(3) 勤務医時代

国立東京第二病院での研修が終了した後、東京都老人医療センター歯科口腔外科常勤医として働く機会をいただけることになりました。大学時代に思い描いた一日を通して高齢者歯科医療に従事する機会を周囲の先生方のご厚意で与えていただけました。これもおそらく、〝不純な動機〟を源とした老年歯科医療への想いに、周囲の先生方がご配慮してくださったと今から振り返って痛感します。日々の診療は、う蝕、歯周疾患への治療、義歯作成、さらに炎症、粘膜疾患などへの治療と幅広く、さらに、患者が持つ様々な全身疾患の情報を収集把握し担当医師と連携を取りながらの歯科治療の日々は、多忙ながらも充実感のあるものでした。そういった中、同窓の先輩または同期と話をする機会があると、当時の日々の病院での状況を熱く語っていました(おそらく自慢げに)。私の話を受けて周囲は、「平野は老人医療をやっているのか!」「これからの時代高齢者医療は大事だよな!」「おもしろい職場で働いているな!」など、私にとって高揚する言葉が常時返ってきていました。そうしていつしか、〝不純な動機〟は〝純粋な動機〟へと無意識に私の中で変わっていったようですが、これが後に大きな落とし穴を作ることになりました。

冒頭にも述べましたが、当センターと同じキャンパス内に東京都老人総合研究所があります。この研究所は、当時日本で唯一の公的な老化専門研究機関（現在は国立長寿医療研究センターがあります）で、日本だけでなく世界をリードする情報を発信し続けている機関です。私は当研究所が平成四年から開始した「中年からの老化予防総合的長期追跡研究」に参加する機会を得ました。当研究は、地域在住高齢者を対象として、経年的に加齢変化を追い続ける調査事業として開始されました（平成二十四年時点でも継続中）。調査内容は、全身疾患のスクリーニング、栄養状態、認知機能、心理状態、運動機能そして歯科検診といった多岐の項目にわたる調査で、調査スタッフは五十名ほどで構成され、その職種は医師、歯科医師、理学療法士、心理学者、看護師などバラエティに富んだものでした。調査地域の一つは秋田県農村部で、同地域での調査は一週間ほど泊り込んでの調査となります。一週間近く寝食をともにしますと調査スタッフ間の距離も縮まり、調査後の夕食はほぼ毎日酒席となりました。その場で交わされる内容は、各立場からの「老年学」がメインテーマでした（もちろん他愛もない内容も少なくありませんでしたが）。そこで、理学療法を専門とした調査スタッフから、「歯科検診は何を目的とした調査項目なのか」との質問を受けました。当初歯科検診項目を作成した過程を詳細に把握していなかった私はその質問に窮し、一方で目の前で繰り広げられる高尚な会話のレベルに合わせなければと思い、「咀嚼能力を調べ、高齢者の咀嚼に関するリハビリテーションに関するデータを出したいと考えている」（おそらくこんなことだったと思います）と返答したところ、周囲の運動機能系調査スタッフから「咀嚼に関するリハビリテーションの意味は？」に類する多くの質問を浴びせられました。これにも身の丈に合った返答をすれば良かったのですが、酔いもあったためか背伸びをした発言を繰り返していたところ、「平野はリハビリテーションの意味を全く理解していない！」と、運動機能系調査リーダー格の方に一喝されました。

それまで私の周囲の多くの人間は「高齢者にかかわる仕事をしている」だけで私を評価してくれていましたし、私も満足していました。この一喝は、私の〝不純な動機〟の化けの皮が剥がれた瞬間でした。「老年学」の探求を目的として集う人間にとって「高齢者にかかわる」ことは手段であって目的ではなく、そこで何を成すかが当然のことですが重要なテーマなのです。この一喝事件の後、その場に居合わせた同世代の運動機能系調査スタッフ（現札幌医科大学古名丈人教授）から一つの書籍を紹介されました。それは、「リハビリテーション」（砂原茂一著　岩波新書）でした（現在では歯科分野でも〝リハビリテーション〟を名称とした講座や外来などが当たり前となりましたが、私の大学時代は講義では学ばなかった分野でした）。紹介された書籍はおもしろく、二日ほどで読破しました。以来機会があると目を通しますが、受ける感銘は変わりません。本書籍の詳細はここでは記載しませんが、ぜひご興味ある方は一読をお勧めします。

この調査事業を通し一つのデータと出会い論文を執筆し、強い影響を受けることとなります。恩師である那須郁夫先生（現母校教授）が多変量解析を指導してくださり論文として出させていただきました。この論文のエッセンスは、高齢者の身体状態は、「運動」「体格」「咀嚼」の三つの大きな構成要素からなるといったものでした。特に、咀嚼機能は一般的な食事であれば、口腔内の整備（義歯作成など）で回復できるが、硬いものでも何でも咀嚼するためには口腔内の整備だけでなく、運動機能の維持・回復が重要な因子となるとの結果でした。本論文の結果を**図2**に示しました。なかなか難解なイメージの印象がありますが高齢者の身体機能の特徴をよく表現しており（私にとって）、未だにこの図よりフィット感のあるデータとは出会えておらず、今でも高齢者の身体状況を考察する際にはこの図を基軸に思いを巡らせます。この論文はもう一

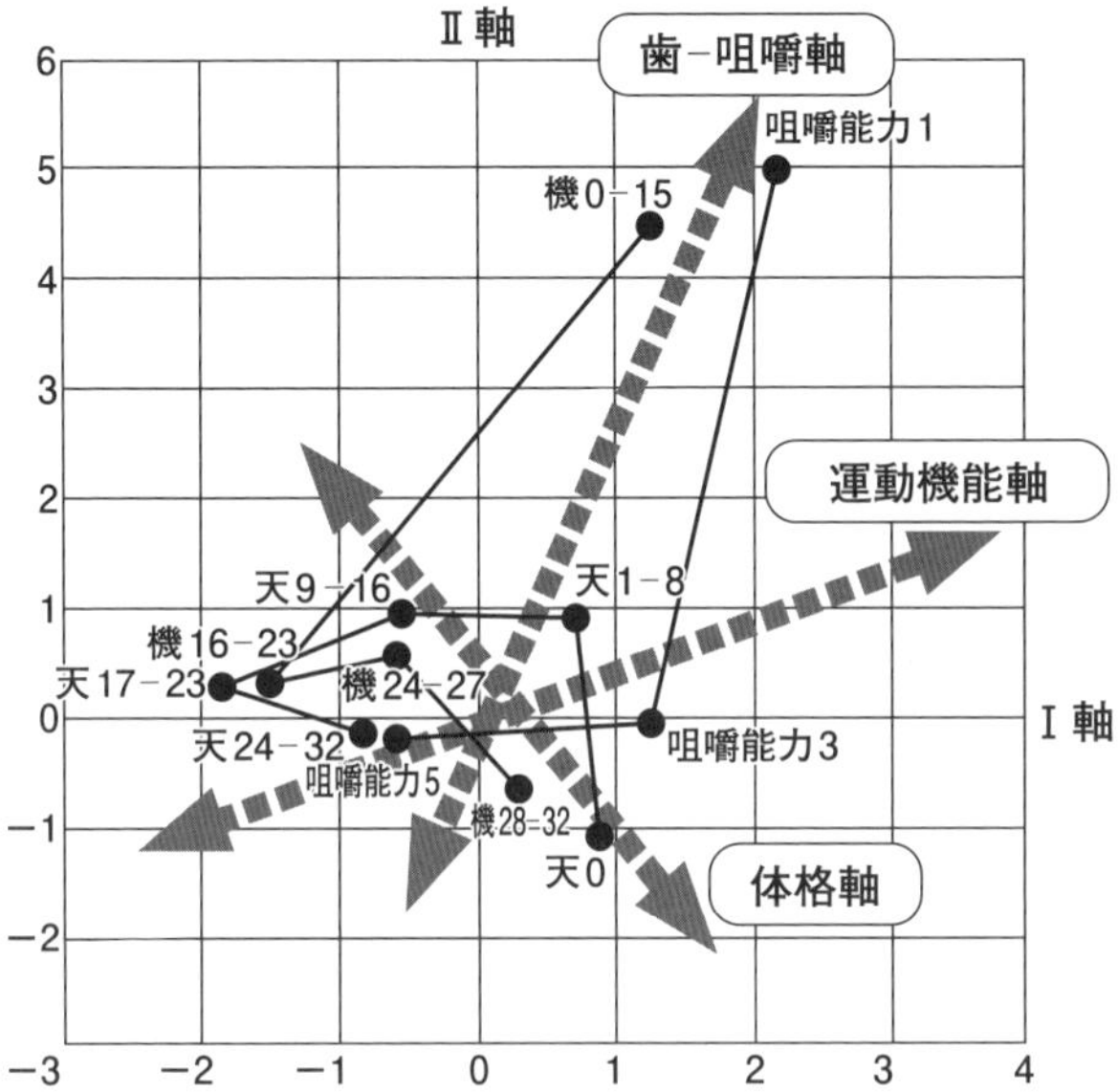

（平野浩彦、渡辺　裕、石山直欣、渡辺郁馬、鈴木隆雄、那須郁夫：老年者咀嚼能力に影響する因子の解析、老年歯学８巻３号184‐189、1995より引用）

図２　全身機能における咀嚼機能の位置付け

各アイテムを左記の通り略す。
天然歯数：天　　**機能歯数**：機　　**体格軸**：体重、皮下脂肪厚、骨塩量の動態を集約した軸　　**運動機能軸**：年齢、歩行速度、平衡機能、握力の動態を集約した軸

つ私にとって大事な仕事をしてくれました。前述した研究所運動機能系部門の統括部長（当時）であった長崎浩先生に、論文の掲載と同時にご高覧いただきました。論文を持参した時の研究所運動機能系部門研究室は丁度カンファレンス中で、多くの方がおられたのですが静かでした。その静かさは、「リハビリテーションも理解してない者が高齢者身体機能関連論文など書けるのか？　それもよりによって部長にいきなり見せるのか！」といった緊張感のある静けさだった気がしますし、後日談を伺うとその通りだったようです。数分のプレゼンテーションを、論文をお見せしながら行いました。いくつか質問の後、しばらく論文に目を通されました。そして「おもしろいねぇ。」と、長崎先生の口からコメント

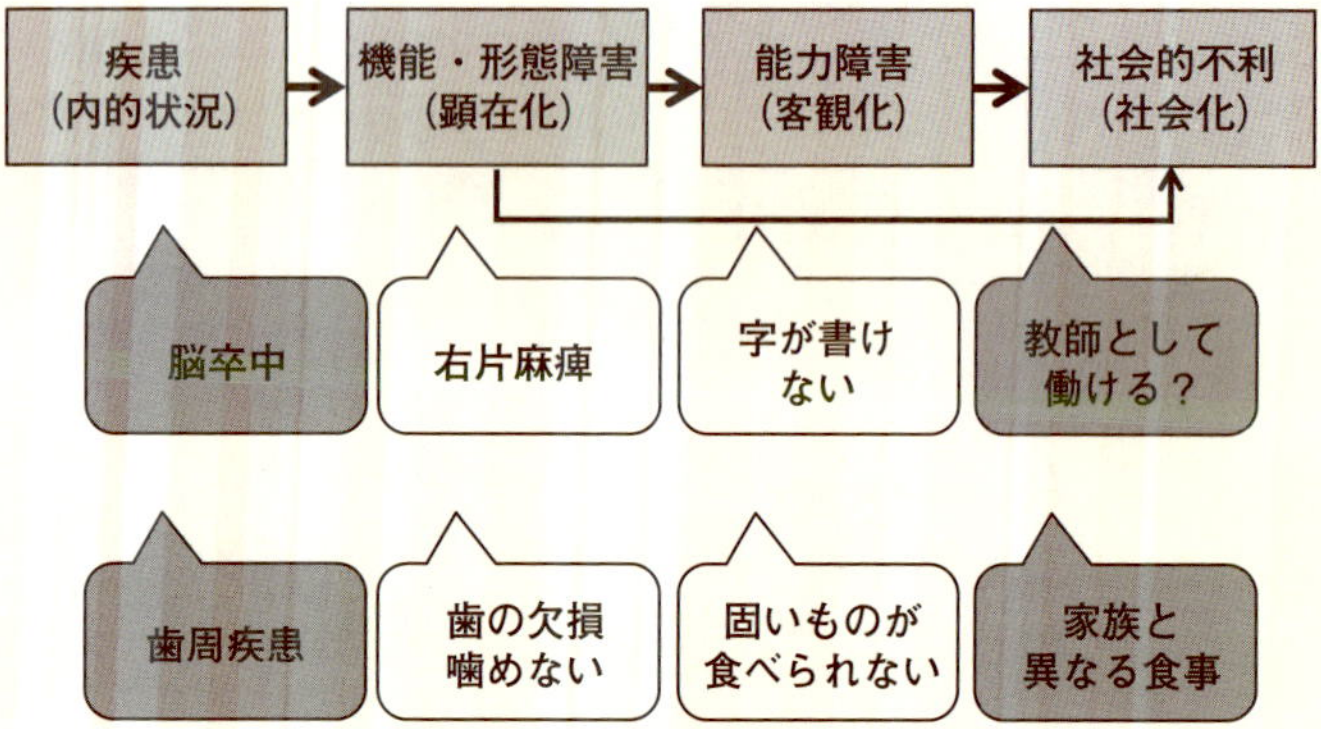

（International Classification of Impairments, Disabilities and Handicaps : ICIDH）

図３　障害構造モデル：国際障害分類（1980年WHO）

をいただき、研究室の緊張感も緩みました。

この論文は様々な示唆を私に与えてくれました。本論文をまとめたことにより、研究所（運動機能系部門）の先生方に高齢者分野研究者の末席に座ることを許していただけたことは（筆者の私見ですが）、真摯に（本質を理解し）物事に対峙することの尊さを学びました。また、臨床面での意識も変化しました。漫然と行っていた（それまでも一所懸命取り組んでいたつもりですが）義歯作成の際の視点が変わりました。作成する際に、その方の全身状態（運動機能含む）の把握を行い、義歯作成によるメリットがどの程度その方にとってあるのかの予測を、包括的な視点で行うようになり、様々な歯科的なおもしろさも見えてきました。

ＷＨＯは一九八〇年に「障害の構造」の概念を世に出しました（**図３**）。現在この概念は個々の身体機能だけでなく、取り巻く環境との相互作用も包含したＩＣＦ（International Classification of Functioning, Disability and Health : WHO 2001）としてさらなる広がりを見せていますが、三十年以上経過した「障害の構造」の理解は、高齢者歯科医療を行ううえで課題整理に有用な概念です。保存学、口腔外科学、補綴学といった歯科で基軸となる学問を、自分なりに整理して臨床に対峙することにより、そのおもしろさは広がりを持たせてくれました。

このように、様々な概念を参考に歯科（老年歯科）医療に取り組むことにより、多くの「歯科医療従事者のやるべきこと」が見えてきますし、その人材は現在不足しています。また、高齢者を支える、国の施策もスピード感のある変化を遂げており、こういった公的なインフラ（制度など）も理解しつつ、自分の持つスキルを効果的に発揮する環境を整えていく工夫も必要な分野です。つまり「待ち」ではなく「アクション」が必要なやりがいのある分野とも言えます。

おわりに

卒業以来二十数年、高齢者にかかわる仕事に携わって参りましたが、そのおもしろさは年々増しております。平成二十一年に研究職を拝命し、現職であるセンター研究所へ異動しました。現在取り組んでおります主な研究テーマは、「認知症高齢者の摂食・嚥下障害」「介護と医療周辺サービス創出」などです。これらの事業は国内外の大学、研究機関と共同して行っており、事業で得られた成果にも心躍りますが、事業を通しての素晴らしい方々との出会いが貴重な財産となっております。これも、歯科を切り口に「老年学」の分野に携われたからだと思っております。

今後も不純な動機の賞味期限が切れないことを祈りつつ、より良い高齢期を「自分が」迎えられるよう尽力して参りたいと思っております。

新製品開発を通じて口腔保健に貢献

（株）ジーシー　R&D Center 広田研究室
鶴見大学歯学部臨床探索歯学講座（寄付講座）教授

広田　一男

化学分野の大学・大学院を卒業後、研究ができる職場として歯科器材製造会社に就職。世界に先駆けグラスアイオノマーセメントの製品開発にかかわり、製造者の研究職からWHOとの協力事業で世界の口腔保健の向上に貢献。現在、研究室主宰、歯学部教授としての歯科器材開発をとおした現場から若い歯科医療関係者へロマンを語ると――。

はじめに

私は学生時代には化学に興味があったので、大学・大学院では応用化学を専攻しました。その後歯科器材総合メーカーである（株）ジーシー（当時は而至歯科工業（株））に一九七六年に入社し、歯科器材の研究開発に関係して三十七年余を過ごしてきました。この間、世界中の歯科関連の臨床家や大学の研究者と連携し、非常に多くの示唆、助言を得て新製品開発を行ってきました。一方では徳島大学や医科歯科大学でそれぞれ非常勤講師を経験し、一年に一回程度、歯科材料関連の講義を経験する機会も得ました。徳島大学はまだ続いております。二〇一〇年十二月には定年を迎え、その後会社の好意で（株）ジーシーのR＆Dセンターで広田研究室を主宰し、楽しく充実した気持ちで研究員として研究活動を続けております。また、二〇一一年九月からは、鶴見大学で寄付講座教授の機会を得て、違った研究領域にもチャレンジさせてもらっています。このような経験を有する私から、歯科領域に生きていこうとする若い方々にこの拙文で、「歯科医療のための製品開発を通じて口腔保健に貢献」することにわずかでも寄与できる幸福感をお伝えできればと考えています。歯科医療を通じて人々の口腔保健、ひいては健康に寄与できる喜びは、これから歯科医療分野で生きていこうという皆様にとっても分かち合っていただけるものと考えています。

工学専攻から歯科器材メーカーに就職

学生時代から実験が好きで、大学院修士課程では研究室で無機合成の研究に毎日没頭していました。連続実験で大学に泊まり込むこともよくありました。当時は歯科関係の職場に進むとは全く想像していませんでした。歯科とは違う領域でしたが、研究に対する取り組みの基礎的な思考法は大学院時代に獲得しました。工学系でしたので、机の前に座っていて考えてばかりでは何も前進しない、まず実験で身体を動かして起こっている現象をよく確認しようという、態度を学びました。これは就職してからも私の研究開発に対する基本姿勢として揺るぎはありません。

修士課程修了後は、化学系の会社で研究職に就職したいと考えていました。そのような時に而至という会社からの求人が大学にきていました。当時の漢字の社名はなんと読むのか？ 分からずに、まずはどのような会社なのか興味をもちました。歯科器材を主に製造している会社であることがわかり、おもしろそうだと思ったこと、研究職としての求人であったこと、会社規模もいわゆる大企業と比較したら小さく、歯車の一つにならずに自分でいろいろなことが経験できそうだと感じて、入社試験を受け、採用してもらい現在まで勤務させてもらっています。入社動機には口腔保健の向上に貢献できるというような哲学的なことは頭に全くありませんでした。好きな研究ができるという環境があると思い、偶然にも歯科器材メーカーに入社したというのが実際です。

歯科医療は臨床現場中心主義

ジーシーに入社して研究所のセメント関係の研究員としてスタートしました。当時社内ではケイ酸セメントのガラスを利用し、ポリカルボキシレートセメントのポリアクリル酸をベースにしたグラスアイオノマーセメントの基礎研究をすでに故手塚長次郎さんが着手されており、運よく私は製品化の手伝いを手掛けることになったのです。この製品化に入社後すぐに関係することができたというめぐりあわせで、私のやる気が大きく膨らみました。この時の経験の一つに、試作品を見ていただいたある臨床家から「この試作品では感水性があり臨床では充填材としては使えない」との指摘をいただきました。材料の研究者はどうしても物性中心主義に陥ってしまいます。最初の試作品はまだ硬化初期の感水性が強く、水に触れると表面層が薄く白くチョーク状になってしまいました。感水性を防止するための何らかの手段が必要でした。「発売予定日は近いし、どうするか?」と社内での討論や先輩からの助言や示唆もあり、感水防止用の塗布材を急遽作ろうということになり、バーニッシュを大至急作りました。このバーニッシュの配合はヤマ勘ともいうべきもので配合しましたが、十分機能するという助言を歯科医師の先生からもいただきました。この入社直後の経験は、歯科医療は実学であり臨床がベースにあることを実感し、歯科器材は物性より生体安全性と臨床での有用性、操作性などをベースにしなければならないということが最初から理解できたことは私にとって運の良いスタートでしたし、大きい財産です。この思考も今に続いています。

実際、イギリスではその昔、病院医学校という考えがあったことを後で知りました。大学付属病院ではなく、例えばセントトーマス病院付属医学校という考えです。今は、大学付属病院という考えで世界中は統一されてしまいましたが。しかし、歯科医療の原点は病院付属の教育という昔のイギリス式の臨床中心思考ともいうべきものが大切であると確信しています。臨床現場での日々の臨床こそが、歯科医療の根本でもあり、臨床現場での患者さんを思う気持ちや観察やひらめきこそが歯科医療発展の基本でしょう。常に問題意識を現場で持ち続けることが歯科医療発展の基本と置き換えてもよいと思います。私は歯科器材の研究職という立場で、学会に参加するチャンスがあった時には、臨床現場を理解するためにも臨床家とのネットワーク作りは重要というコンセプトは一貫していたので、必ず新たに少なくとも一人の臨床家や研究者とは知り合いになるべく努めてきました。最も、その研究内容の把握やテーマなどをより深く理解して、ネットワークをより広げておけば、もっと研究開発の幅が広げられたとも思っています。臨床現場の重要性を歯科医療関係者はいつも肝に銘ずるべきと考えています。もちろん基礎学問も学問の進展には非常に重要であることに違いはないのですが、医療としての基本は現場にあるということを伝えたいと思います。

チームワークと人のつながりの重要さ

歯科器材の開発は基礎研究ではなくいわゆる用途開発です。新製品開発は一人ではできません。まず社内にあっても、研究チームをベースにして、多くの部署、例えば製造、営業、マーケティング、包装器材、薬事など各部門の関係者との協働はかかせません。研究チーム内でも同僚、後輩にも助けられてばかりでした。製品開発日程の予定に対して差し迫ってきた時に問題が発生したことが多々あります。自分が思っていたことは予想外の解決方法を他の研究員から提案を受け、それでうまくいったことも多いです。場合によっては、私が反対した内容で駄目だと思った開発が救われたことさえあります。研究活動に関連するすべての活動は一人ではできません。シーズ情報の入手、原料を入手できる経路、工程が社内でできない場合にはどこで加工できるのかという加工業者とのつながり、評価技術を有している方との関係、などきりがないです。結局、発想から製品としてまとめるまでチームで行うことになります。いろいろな人の手助けが必要になることを実感します。言葉を換えれば総合力が試されます。製品をまとめるということは、いろいろな人との協力関係の構築以外にはないです。人が生きていくうえでこれはどのような状況、組織でもあてはまるのではないでしょうか？　若い時から人とのつながりを一歩一歩構築することにより、それが自分に振り返ってくることは間違いないと思います。

企業の研究者にとって重要なことは、多くの人の協力を得ながらリーダーシップを発揮して新製品をまとめあげること、特許を出すこと、論文を出すこと、学会発表を行うこと、などです。歯科器材の新製品を作るプロセスで重要なことの一つに、おもしろいシーズを基に研究を行い、これは製品化の可能性があると考えた場合に歯科医師、歯科技工士、歯科衛生士などの歯科医療の臨床現場におられる方との共同開発ともいうべき臨床現場での確認があります。その場合お互いにコンセプトをしっかり持って、積極的な態度で共同開発を行うと非常に良い製品をまとめることができます。研究開発を成功に導くには設備、研究資金、ヒトの能力など要素は多いです。

私の経験から間違いなく最も重要なことは、仕事をする場所の雰囲気です。やる気のある研究・開発者の集団であれば、相互によい影響をもたらし合って製品開発も活発になります。社内のみならず社外との臨床家とのネットワークでもこれはあてはまります。このことは多くの集団で行う活動にあてはまると思います。臨床現場も同じであろうと思います。雰囲気のよい積極的思考集団に身をおくことが結局自分もその影響を受け、向上することになるでしょう。この場合の集団は、自分の属する組織だけでなく、研究会、学会、スタディーグループなど多くの組織があります。有名なアインシュタインでさえ、ソルベー会議で大いに影響を受けたようです。インターネットでもみることができるソルベー会議のある時の集合写真をみるとEinstein、Madam Curie、Schroedinger、Bohr、Planck、Lorentz、Bragg、Langmuirなど今の物理学の法則を見出した人々が一同に写った写真をみることができます。この一枚の写真だけみていても相互啓発されたのだろうと想像力が掻き立てられます。東京の椎名町のトキワ荘に住んでいた漫画家の手塚治虫、藤子不二雄Ⓐ、藤子F不二雄、石ノ森章太郎なども、同時期の住人からお互いに影響を受けたといわれており、トキワ荘は名所になってしまいました。歯科医療関係者はいつも活発な雰囲気の歯科医療現場集団を作るべく努力されること、そのような集団に属することを念願しています。

歯科器材の新製品開発を行ってきた過程で、内外の多くの尊敬できる先生方と知り合いになれたことは私の思考に大いに影響しました。いろいろな先生や先輩に育てていただいたというのが実感です。今やインターネットで世界とつながっています。スカイプ、ラインなど無料の電話も広まっています。インターネットでは英語が標準語です。世界中の最先端情報はますます英語でたちどころに入手できる状況になっています。

私の英語はアメリカ人やイギリス人が隠語で揶揄するJaplishやEngrishのたぐいです。語学をもっと勉強しておくべきでしたが、無理と悟って何年にもなりました。これだけグローバルになってきたので、英語は必須ですので、身につけてください。度胸だけで英語を話すしか方法がなかった私が言うのも非常に気が引けるのですが。

WHOとの材料開発

一九八〇年代後半のころ、北大のK先生から充塡用として、咬合面にも使用可能な最も強度のある硬いグラスアイオノマーセメントを作れないか、という提案がありました。それまでの経験をベースにその当時一番可能な強度の発揮できるものをすぐに試作して、先生にご覧いただきました。これは臨床で役に立つケースがあり、製品として場があるのではないか？　と先生はおっしゃったのです。この試作品の良さについての私の理解も足りず、その後会社の研究室で眠っていましたが、GCアジアの社長だったW氏がWHOの歯科医療チームはART用の材料をアマルガムで行ってきたが、アマルガムに代わる良い材料があれば取り上げてもらえるとの話を一九九二年ごろ聞きつけてきました。電気や水がなく、一年に一度しか診療できない地域で充塡材料としてフッ素を含有するこの材料はよいかもしれない？　と思いWHOのチームに提案したところ非常に受けがよく、ART用のFujiIXを製品化しました。**図1**はWHOチームの作製したARTマニュアルの表紙です。その後この製品は色調などを

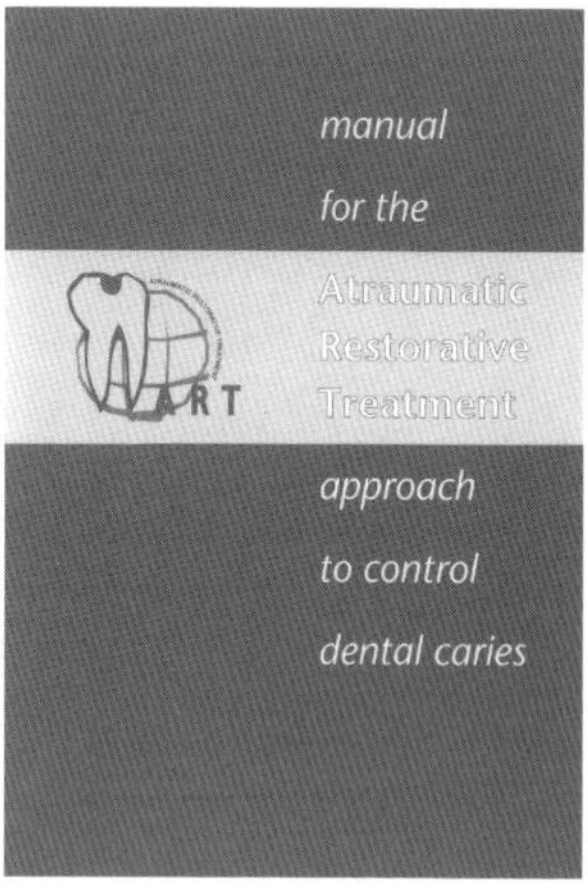

図1　WHOによるARTのマニュアル

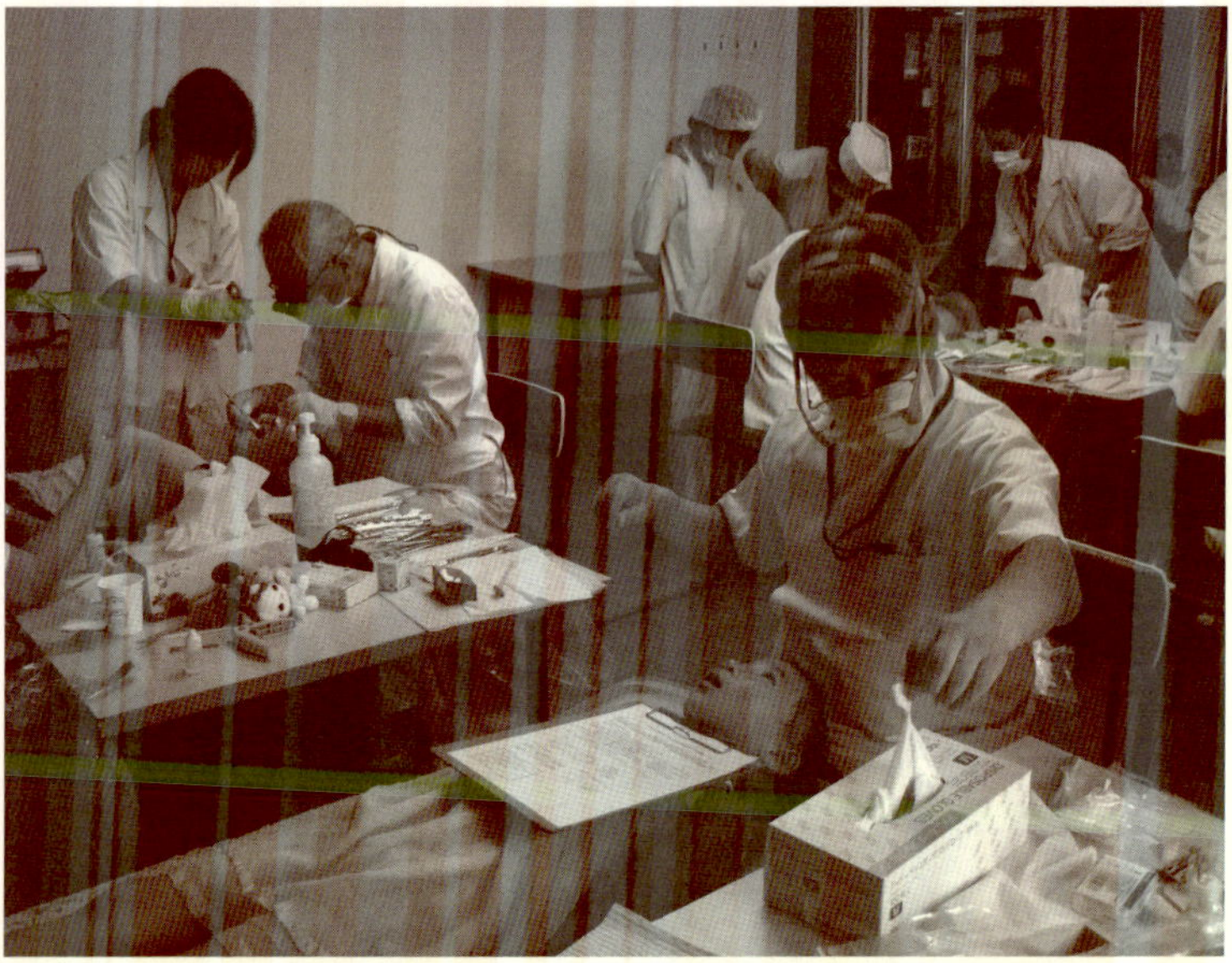

図2　モンゴルにおけるART

増やしてFujiIXGPという製品にまとめ、先進国でも展開し、カプセルタイプを含めて弊社の重要製品に育っています。この経験でWHOを通してアフリカや東南アジアでボランティアをされている臨床家や研究者と知り合いになるとともに、それぞれの現場で求めている材料が異なるということを理解することができ、一方で多くの肯定的な文献も紹介され、世界中の口腔保健に貢献できたことにより、我々の士気も大いにあがりました。**図2**は愛知学院大学歯学部保存学講座を中心にしたモンゴルでの様子です。インターネットで検索するとまだまだ活動は広がっているようで、多くの例をみることができます。例えば昨年一月ルワンダでカナダのチームがFujiIXを用いたARTを行っていることが紹介されていましたが、このような情報を得るといつもうれしくなります。

この例からも材料の開発には我々だけでなく、現場からのニーズ、要望を含めコンセプトを共有できる関係者全員の参画がいかに大切なことであるかがお分かりいただけるでしょう。若い方々にもこれをぜひお伝えしたいです。医療の現場からのニーズがあれば、ためらわずによいものを協働でつくり、世界の人々にお役にたちたいものですね。

この材料については当時のＵＣＳＦのＨ教授から、口腔内では絶対硬くなっていくので、確認するとよいとの助言を得ました。二、三の大学の先生に相談しましたが、あまり興味を持っていただけなかったので、社内で若い研究者に評価実験をしてもらい、Ｈ教授と共同で論文にまとめました。ユニークなものは思いもよらない展開も時としてするということでしょうか？　また、結果的にはこの製品開発の経験が後にＭＩコンセプトをまとめる場合の参考になりました。将来の歯科医療そのものもいろいろな治療ステージで予防的にされることにより、人々のＱＯＬも高くなるでしょう。このような思考の原点にこの材料開発は気づかせてくれました。

新技術を導入して世界中の人々の口腔保健向上のために

学問が発達すると産業がついてくるのは歴史が証明しています。遺伝子工学、情報工学関連の学問の進歩はものすごい勢いです。これらをベースにした生体材料とデジタル技術の躍進は歯科領域でも例外ではないです。すなわち再生治療、サイトカイン療法、遺伝子診断、デジタル化、ＩＴを利用したチーム医療、光学デジタル印象など歯科でも活発な導入と改良が予測されます。歯科医療の活性化にも新技術の導入は欠かせません。可能なら日本発の新技術で国際標準となる技術を歯科領域に属するいろいろな方と作り上げたいですね。痴呆症の方が噛める入歯を装着されると脳の働きが回復したようなケースレポートをみていると、脳科学と咬合の関係などにも興味が湧いてきます。このようにまだまだ臨床で起こっている興味ある現象を学問的に詰めなければならないことで、将来の発展に期待できるケースも多いでしょう。歯科分野が行わなければならないことは山積しています。無限の可能性のある職場ともいってよいと思います。

また、歯科医療は全身予防の入り口です。歯科医療の重要性は国民にも理解されつつあるでしょう。口腔保健の維持がQOLの向上に大きく貢献していることが理解されてきています。生活の質を上げるためにも健康は最も重要なことでしょう。子どものう蝕が減ってきていることは、口腔保健の重要性を理解した結果であるといっても過言ではないでしょう。QOLの向上に歯科医療関連の職業を目指している方々の貢献度は高くなるのは間違いありません。その結果、海外では歯科医師が尊敬を集めている国が多くあります。日本でもそのようになるとよいといつも思っています。そのための関係者の個々の努力と情報発信は必要ですが、世界で歯科医療関係者を期待して待っている活躍の場は、臨床現場、研究機関、公衆衛生などいくらでもありますし、歯科医療に従事することは国民にとって非常に感謝され、尊敬をあつめる職業でもあり、個々の関係者の生きがいにつながると確信します。

それぞれの若い関係者がロマンを持ち続け、努力され、ご活躍されることを祈念してやみません。

私の歯科医療

―よき師に恵まれて―

藤川歯科医院
東京都開業　藤川　謙次

父親の歯科医師としての姿を見て育ち、歯科医師の道を目指すこととなったが、学生時代、大学院卒業後も数多く著名な歯科界の先人との出会いが、今日の著者の歯科医師としての考え方の基礎となっているとのこと。米国インディアナ大学大学院を修了し、歯周病専門医として開業、次世代の新人歯科医師へ、よき師として生きた言葉を――。

はじめに

歯科大学を卒業し、気がつけば三十年近くが過ぎようとしています。その間、歯周病を専門に歯科大学に在籍し病院での診療に携わりながら、日々疑問に思うことを研究に反映し、実践してきました。毎日の診療では、満足行く結果を模索し、患者に臨床の答えを教えてもらいながら今日に至っています。未だ自分自身の明確な答えを出せない身でありながら、歯科に対する思いを述べるような立場ではありませんが、歯科大学に在籍し、これから歯科医学を学んでいく私の愚息に話すつもりで、私の経験が一つでも読者の皆様のお役に立てればと思い筆を執りました。

歯学へのかかわり

日本の医学部・歯学部の環境は欧米のそれと少し趣が異なります。米国では一般の大学を卒業した後に医学部・歯学部をめざします。大学生活を送る間に自分自身をみつめ、自分の適性が医学・歯学にあっているのかを判断する時間は十分にあり、トータル的な判断のもと、卒業後医学・歯学部を受験します。一方日本の医学・歯学部は欧米と違って高校を卒業すると同時に進路を選択しなければなりません。多くは一生就かなければならない職業に対し、その内容もわからずにこの世界に飛び込み、その教育を受けながら徐々にその全体像が明らかになるという状況です。このように自分の適正能力をみつめることなく、将来の職業にかかわる大多数を高卒時に決めなければならないという難しさがあります。幸いにして私の父は歯科医師であったため、その仕事内容は裏方を含め断片的ではありますが、ある程度は把握していたと思います。ただ旧時代の診療で治療から技工まで自分自身で行い、痛みがあれば歯を削り、保存できなければ抜いて義歯を装着するという原因除去に力を注いでいた開業医です。診療後は夜遅くまで技工を行い、小さい頃から技工室で父と過ごす時間が多かったことを記憶しています。このような父の診療する姿を子どもの頃から見てきた私としては、その姿にあこがれ歯学部を受験しました。

入学してからは、卒業する事を目的に大学生活を送ろうと考えた時もありましたが、高校では入っていなかった運動部のクラブに入りたい希望とその当時流行っていたブルース・リーなどのカンフー映画などにも即され、無謀にも自分自身を体力的にも精神的にも鍛えようと少林寺拳法部という体育系のクラブに入部しました。若さゆえ、物事の判断が甘かったのかもしれません。ただ、ひたすら厳しい練習に日々を過ごし、さらに過酷な受け身的授業を受け、何とか進級しながら国家試験合格を目指していた状態です。見かけ倒れの専門的知識を振りかざしながら、机上の教育ではなく、患者を介した臨床実習を慌ただしく行いレポート作成と技工に日々追われ、夜遅くまで大学の技工室で仲間と助け合いながら臨床ケースを修了させていました。その頃作っていた補綴物、自分では満足いくものができたと思って実際患者に装着すると、フィットは悪く、咬合は合っていないなど、今考えると大変なものを製作していたものと反省しています。フィットの良い補綴物を作るには、再現性のある精密な模型を作製する必要があります。その再現性が得られて初めて満足いく補綴物が装着できるのではないでしょうか。常に述べていることなのですが、若い歯科医師の先生には、自分で歯の形成から補綴物作製までを行う経験をなるべく多く積むべきで、それによって自分の補綴治療に対する欠点が見えてきます。

歯周病学とのかかわり

卒業当時は補綴、特にクラウンブリッジ関係がトピックス的にもてはやされており、補綴学・咬合学などが盛んに議論されていました。早く技術を習得し、独立したいという夢多き時代で歯科医療に対する待遇も恵まれ、卒業とともに多くは勤務医で臨床に専念していました。その当時、大学に残るか開業医に勤めるかを選ぶにもただ漠然とした考えしかなく、どの方向に進むのか明確に決めていませんでした。今は研修医という制度があるためゆっくり自分をみつめ、各診療科の診療内容を熟慮しながら自分に適している方向に進むことができるのではないでしょうか。

このような状況の中で、私が歯周病を専門に選んだ動機は不純だらけで、所属クラブの関係で顧問の先生の医局に残れば、知り合いの先生方も多く、なんでも問題なく教えてもらえるのではないかという安易な気持ちで入局しました。〝歯周病は地味ではあるがこれからの学問であり、そのベースを学んでいれば将来役に立つ〟という父のアドバイスとせっかく在籍する機会があるのであれば、より深く歯周病について勉強したいと思い大学院に進みました。臨床と研究の両面を四年間で修得しなければならないつらい時期ではありましたが、それ以上に勉強になったことがありました。それは所属主任教授の村井正大先生の尽力と好意により、非常勤講師の先生方から歯周病だけではなく補綴、歯内療法などの専門分野を教わり、医局に在籍しながらスタディーグループに所属しているかのように著名な臨床家の講演も聞くことができるという大変貴重な勉強をさせていただきました。口腔は各分野それぞれが独立しているものではなく、互いに影響しあっている世界であるため、歯周病の治療だけがうまく行えても歯内療法、補綴、咬合などが考慮されていなければ治療は成功しません。多角的な診断のもとで臨床を行うことが重要であり、そのためには基礎的内容をしっかり理解し実践しておくことが必要です。一口腔内単位で総括的な治療を行うには、せめて各分野七〇～八〇％以上を把握しておく必要があるのではないでしょうか。その中で一〇〇％の分野を一つでも持ち備えていれば、臨床では成功する症例が増え、さらに一〇〇％の分野をもう一つあるいはそれ以上持てるように日々研鑽を積むことが大切です。このような機会をつくっていただいた村井教授に大変感謝しているともに、親身に夜遅くまで指導いただいた先生方に御礼申し上げます。

ただ不足しているのは矯正の分野です。学外の実習や講演などを通して学問的には理解していても臨床での実践が少ないために自信が持てない。自信がなければ臨床への応用を躊躇してしまうなど、特に矯正は長期的な臨床観察が必要で、成功不成功の結果がわかるには時間がかかるという点から自ずと矯正の取り入れに積極性がなかったのが現状です。今では臨床への応用は専門医に委ね、互いの専門性を生かしながら治療を行っています。

専門医をめざして

歯周病の原因が歯石であると考えられていた当時、グレーシースケーラーも日本では普及しておらず、鎌形スケーラーで除石を行っていた状態でした。それまでは補綴関係、歯内療法関係の講演・セミナーが多かったのですが、徐々に歯周病が認識されはじめ、関連講演も増えてきました。海外からも有名な講師が招聘され、その都度海外との学問的格差を感じると同時に自分の知識のなさを恥じたものでした。最新の海外の情報を得るには直接海外の学会に出席するか、海外の著名人の講演を聴くことが唯一の方法で、その当時も出版物を介して情報を得ることはできましたが、論文として洗練された情報に触れるには提出されてから最低一年ほどはかかります。すなわち海外の情報は寸時には得られないし、その時間差を埋めることはできませんでした。現在では海外の情報は、インターネットの環境の整備や発表の迅速化によってそのタイムラグは少なくなっています。その反面、過度の情報が氾濫しすぎ、十分な基礎知識を伴わないと消化不良を起こすのではないかと危惧しています。私の卒業当時と現在を比較しても最新情報は別として、現在の歯科の臨床の基本内容は大きく変わっていない感じがあります。その基本ベースが整った状態でなければ、情報を聴いただけでは自身の技術と能力には生かされません。そのためにも学習し、先人の教えを学び、それを臨床現場で実践しながら自分自身の方法を見つけ出すことは最適ではないでしょうか。先人（いや私だけかもしれませんが）も同じ経験を行っています。恥と考えず自身の考えに基づいて臨床を試みてください。それには教え導く指導者の声を聞くことが早道かもしれません。実直で向上心があれば道は開けます。

大学院の時には常に辞書を片手に海外の文献を読んだ覚えがあります。いや読まなければならない状況にあり、高校生の時から苦手な英語に大変苦労していました。もっと学生時代に英語を勉強していれば、などなど自分自身の不勉強を常に嘆いてるような折、村井教授が招聘してくれた米国インディアナ大学歯周病専門医のオレリー教授に会うというまた新たな進展を迎えました。歯周病の成書にも書かれているプラークスコアー(1)で有名な教授で、遅れていた歯周病の考えに米国の最新の情報を提示し、歯周病に対する考え方、みかたが違ってきました。歯周外科手術の器具セットを紹介し、ライブオペも実際に見学できるという恵まれた環境を大学院の時に経験しました。この時オレリー教授の通訳を行いながら米国の最新の歯周病を教えていただいたのが、福岡で開業されている船越栄次先生です。紹介してくれたオペセットを早速購入し、見よう見まねの歯周外科手術時にはこの器具セットを使い、スケーラー、チゼルなどの刃物はその都度砥石で研いで、常に鋭利な状態を保ちながら現在でもこのセットを使用し、外科手術を行っています。

大学院修了時にオレリー教授が主任教授を勤める、米国インディアナ大学で歯周病を学んでみないかと打診がありました。英語が苦手な私ができるものかと最初は躊躇していたのですが、この機会は自身の向上のため、またとないチャンスと自分に言い聞かせ、本当にできるのだろうかという不安が多かったのですが、何とかなるというまたしても無謀な考えで（考えが多少甘かった）、渡米しました。英語の苦手な私が留学、今考えればなんと無茶な行動だったのでしょう。行くことが決まってからは大学院入学の条件である英語力検定試験のＴＯＥＦＬの限界点をクリアすべく毎日英会話学校に通いましたが、実際の会話となると聞き取るのが難しく、話すことが精一杯の状態で渡米しました。最初は聞き取れなかったあのマシンガンのように発せられる英語、授業中に撮った講義内容のテープレコーダーを何度も聞き返しながらノートを作成していました。日本では受動的に受けていたことすべてにおいて、自分自身から積極的に働きかけて行動しなければ誰も助けてくれないし、話しかけてもくれない日々を送ったことは大変貴重な経験であり、歯科の分野だけでなく今後の自分の行動に大変役立ちました。研究テーマについても自身で論文を読み、アイデアを出して教授にアドバイスをもらいながらテーマを決めるというように、これまで受動的な勉強を行ってきた者には大変つらい日々でしたが、一年も過ぎると同期の仲間とも親しくなり、卒業し日本に帰らなければならない時には、もっと米国に住んでいたいという気持ちにまで変わっていました。

臨床医として

帰国してからは、自発的に治療に参加できるように患者を導くことが歯周病治療の根本であるというオレリー教授の教えを基盤に、村井教授の下で歯周病の臨床・研究・教育に携わっていました。その後大学を退職し、一般臨床を行う中でも歯周病専門医の特徴を生かしながら、歯周病の治療を基本に診療を行っています。日本での大学院および米国で受けた歯周治療に関する知識をベースに、自分自身の技術を駆使しながらより効率的に効果のある歯周治療、さらには補綴処置を行い、その後のメインテナンスに至るまでの治療を行えるよう臨床に取り組んでいます。今まで修得した知識と技術、さらには歯科医療に対する自分自身の考えをもって歯科衛生士を育て上げ、患者の協力のもと円滑にかつ満足いく治療を行うことを目標に日々歯周病と闘っています。歯周病は患者の協力なくして成功は望めないという難しさはありますが、おもしろい分野・学問であると思います。臨床は一定の状態で留まっているものではなく常に変化を繰り返しています。教科書通りには対応できないことは日常茶飯事、正確な答えは得られないかもしれませんが日進月歩の医療技術を意識しながら最新の技術、情報をタイムリーに修得する事は、医療従事者としての責務であり生涯研修に継続的にかかわる必要性があります。多少その結実に時間はかかりますが、学んで成長しない人はいません。一つの目標達成に時間はかかっても、それ以上に新しい知識や医学の進歩に伴う技術の獲得には努力が必要です。最新の知識や技術の新たな情報に対し厳正な態度で臨まなければならないし、その質の向上に関心を払わなければなりません。学ぶということは、私たち専門職にとっては生涯を通じて自分との闘いです。特に臨床分野では一番好きなことを探し求める必要があります。好きな事でなければ一生追い求める事はできません。臨床では診療を行うことにより常に何かのヒントが得られます。患者の不満、少しでも耳を傾けてはいかがですか？　また違った方法で解決できる糸口がみつかるかもしれません。日々対応する対象が異なるために常に同じ診療はできないし、種々の症例に対して対応できるように常に勉強し対応策を講じる必要があります。

歯科医師としての考え方

歯科医師の仕事内容は、語弊があるかもしれませんが、職人技もかかわっているように思います。技術および歯科製品の開発によって、すべての術者が同じ結果を生み出せるよう歯科界の学問的技術の発展が行われていますが、最終的にはやはり技術的な事がかかわってきます。机上の説明では必ずしも得られない臨床症状の改善にはおのおの異なる方法で対処しなければなりません。原因究明の解決に種々の方法が用いられ、その状態にうまく対応し、短時間でなるべく患者に苦痛を与えることなくスムーズに治療結果を生み出すには繰り返しの訓練と瞬時の判断が必要です。そのためにも自分自身の知識の向上が必要であり、日進月歩の歯科医療を常に勉強し、その質の向上とともに知識の獲得が必要です。それ以上に患者とのコミュニケーションが必要です。対応のまずさによっては人との信頼関係は損なわれ、いくら全力を注いで行った治療であっても、患者の笑顔は得られないかもしれません。治療行為そのものは患者と術者の信頼関係のうえに成り立っているからです。同じように発した言葉でもその言い方によっては相手を傷つける事があるし、対人関係に亀裂がみられた場合その修復が難しくなります。これでは治療は行えません。相手の気持ちを思いコミュニケーションをうまくとりながら行わなければ、歯周治療は成功に導けません。

人間の欲望は経済欲、食欲、自己顕示欲、性欲などがあり、中でも食欲は生きるためには必要不可欠なことです。最期までおいしい物をおいしく食べられるような口腔環境をつくることができるのは、歯科医師を始め歯科衛生士・歯科技工士の歯科医療分野に携わる人達です。人が生活していくうえで最も必要なことは食べる事、そして会話する事です。この歯と口の機能を維持し低下させないことが歯科医師の役目です。つまり生きる力を支える生活の医療としての歯科治療は大変重要な役割を果たしています。

医師、歯科医師は患者という病める人の救済の宿命を負っているにもかかわらず、近年の歯科界は歯科医師過剰、歯科医師のワーキングプア・診療報酬点数の低下（伸び悩み）、開業の難しさ、都市集中型による歯科医院の過剰など暗い話題が蔓延していますが、各自の意識改革によって変えることはできると思います。そのためにも治療に対する数多くの引き出しを持ち、患者の症状によって数多くの引き出しを開けられるような治療が必要ではないでしょうか。口という臓器を治すことにより、健康で食餌を自分の口で食べられることほど幸せなことはないでしょう。常に患者がしっかりと噛める環境を作り上げる。痛みがあって噛めないならその痛みを取り除く。噛み合わせが悪くて噛めない状態であればその状態を改善してあげる。このことを第一目標に掲げ診療を行えば、歯科医療もまだまだ十分な需要があります。そのためには現実から逃避せず立ち向かう姿勢、また失敗してもその失敗を生かすための人間力を高めるべき必要があるのではないでしょうか。

文　献

（1） O'Leary TJ.: The plaque control record. J Periodontol 43:38, 1972.

歯科医師としての歩みと歯科医療のおもしろさ

横須賀共済病院歯科口腔外科
宮　直利

保存修復学大学院を経て、米軍基地や自衛隊のある街、横須賀共済病院の病院歯科医長として赴任し、歯科口腔外科治療の基礎と全身疾患の知識の必要性を感じ、そのために実施した内容と病院歯科として行っている診療。米軍基地の歯科とのかかわり、医科との連携等について日々の生活から若い歯科医療関係者へのメッセージは——。

現在の社会情勢、とりわけ歯科をとりまく環境は厳しいものになっていると思います。しかしながら自分が歯科医師として歩んできた足跡をたどりながら、こんな歯科医療もあるのだということで、若い歯科医師や歯科衛生士や歯科技工士の方々、またこれから歯科医師となる学生の皆さんが少しでも歯科医療に興味を持っていただければと思い書かせていただく事にします。

有病者の歯科治療への道をどのように選択したのか？

歯科大学在学中に出身高校の先輩にあたる保存学の教授と出会いました。これがきっかけで臨床系の歯科保存学に興味を持つようになりました。そこで歯科用修復材料としてそれまで使用されてきた化学重合型レジンに代わり、当時開発され始めていた光重合型レジン（現在では主流となっています）について研究するため大学院へ進むことにしました。

その年、保存修復学の大学院に進んだのは自分一人でした。そのため朝は医局の中でも一番早く大学に行き、研究について教授の話を拝聴し、通常大学院ではあまり行わない臨床診療、教育についても多くの機会をいただき忙しい時期を過ごしました。特に大学院の後半は研究で大忙しのはずが、なぜか臨床の方がおもしろく、研究に身が入らず、指導をしてくださった先生方にはご迷惑をおかけしました。ある時は、同期の医局員の数が足りず、離島へ歯科診療の手伝いに行くこともありました。その時島で働いていた医科の先生（この時は医科の先生も島に一人でした）に、大学院生が島などに来て診療している場合ではなく、大学に戻り研究に集中するものであると、たしなめられたこともありました。

一方では医科の先生と同じ民宿で夕食を毎日ともにしていたため、離島診療での診察法や内視鏡検査や緊急処置などいろいろと話しを伺う機会を持ったことは、自分が全身疾患に興味を持つきっかけとなりました。

ある日二人で夕食をとっていた時に、マラソン練習中の男性が倒れ、心肺停止で医科の先生が呼び出され、自分は診療所に戻り救急車を手配し、救命処置を手伝ったこともありました。ある時はヘリポートまで急患搬送で島民の方を送ったこともありました。このような経験によって生命にかかわる医療というものを改めて考え直さざるを得なかったのです。

大学病院に戻ると、大学院生は研究がメインなため当然持ち患者が少なく、臨床を忘れないように自分もときどき診療室をうろうろすることがありました。すると病院の口腔外科の看護師長さんによく声をかけられ、口腔外科領域のがん患者さんの歯科治療や、緊急性の高い治療（一日で上顎すべての歯の根管治療など）を行う機会がありました。この時、通常では見られない全身疾患や悪性腫瘍を持つ患者さんも歯科治療が必要となるのだと思い、さらに興味を持ちました。こうした事が後に自分を有病者の歯科治療に取り組ませる要因であったような気がしています。それだけ二十五年くらい前の歯科大学の保存診療では有病者の治療は珍しいことでした。というよりも保存処置ということで患者さんの全身状態を把握しながら診療するという姿勢はウイルス性肝炎や梅毒以外になかったように思われます。がんだと明確にわかっている患者さんの歯科治療が、自分にとってやりがいのあるものと受け取られ、インパクトがあったのを覚えています。

総合病院ならではの歯科医師としての様々な経験

大学院を出て博士号を取得することは臨床研究（光重合型レジンに関する研究）という点において、一つの目標でありました。その後保存学会の認定医を取得しました。大学院卒業後二年目には海外留学や医局関連の機関への出向を主任教授からすすめられました。その中でも大学院在学中から有病者の歯科臨床に興味がありましたので、医局の先輩が勤務されていて、自分にとってやりがいのあると感じた総合病院の横須賀共済病院に勤務することにしました。

横須賀という場所は大学時代に所属していたクラブ活動の試合で何度か訪れたことがある街でしたが、米軍基地や自衛隊のある街という認識くらいしかありませんでした。仕事ではじめてJR横須賀駅に降りた時、ホームから見える港には横須賀海上自衛隊と米海軍横須賀基地の艦船や潜水艦が見え、異様な雰囲気であったのを覚えています。

横須賀共済病院に来てはじめて行った歯科治療は、いままで経験したことのない義歯修理でした。勤務初日は、病院で亡くなられた患者さんの義歯の修理を行うことでした。ご遺体に義歯を装着して口元をふくらませ、生前のように自然できれいな表情にすることはエンジェルケア（重要な看護業務ですがケア自体よく知りませんでした）ではとても重要であり、ご遺族にも安らぎを与えられることをこの時はじめて知りました。このように大学の歯科病院勤務時代には経験しなかった歯科医療の世界があることを知りました。

総合病院ですから多くの診療科があり、様々な疾患を持つ患者さんが歯科にも受診されます。心臓病や肝炎、透析患者さん、がんで余命がわずかな方やエイズの方もいらっしゃいます。中には当科で外来治療（一年あまり通院治療していた患者さん）後、自宅へ帰宅途中の洗車場で亡くなられたという患者さん（肝臓がん末期でした）もいらっしゃり、数日後奥様がご丁寧に報告に見えたことをはっきりと覚えています。十五年以上前になりますが、エイズの患者さんの歯科治療も衝撃的でした。当時はエイズに関して少しは知識（スタンダードプリコーション）が広まっていましたが、恐る恐る診療しました。特に抜髄するための局所麻酔が効きづらかったことを記憶しています。その方もその後カリニ肺炎で亡くなられ、病理の先生の許可をもらい一緒に剖検に入り、血液消毒のお手伝いをさせていただきました。まだまだ未知の部分があり試行錯誤で行っていました。

剖検といえばそのほかにも病理医とともに何件か見学させていただき、歯科大学病院では経験できなかった多くのことをご遺体から学ばせていただきました（近年は病院全体での剖検例も激減しており貴重な経験をさせていただきました）。

しばらくは病院歯科という環境に慣れるまで時間がかかりました。歯科治療自体は大学病院で学んできたことを提供すれば問題ないだろうと考えていたのですが、一日の患者数も多く、個々の患者さんの状態も様々という環境で歯科治療を行わねばならないことに戸惑いの連続でした。さらに重症顎炎で入院中に病棟から突然姿が消え、行方不明となり警察に通報して捜索した患者さんが出るなど思わぬ事態も起きました。この時患者さんへの入院加療の必要性を説明することは重要で、注意深く実施しなければいけないと痛感しました。はじめての死亡診断書の作成は、口腔がんで進行が早く全身転移後悪液質になられた患者さんでした。歯科医師も生命にかかわる「医療」に携わっているのだと実感しました。

自分としては大学院から取り組んでいた保存治療での「専門医の継続」も生涯の仕事と考えておりましたし、病院で勤務するからには口腔外科治療の基本と全身疾患の知識など（特に歯科診療と関連が深い）多くのことを学ぶ必要もありました。たくさんの書物や勉強会、そしてＩＴによる情報など大いに役立ちました。特に恩師や先輩から指導を受けながら、臨床の実践（On the job training）で積み上げた知識と技術は何ものにも変えられません。

医科と歯科の先輩や恩師からの影響と米海軍病院歯科との交流

現在のできるだけ安心・安全な歯科医療を提供するに当たり、これまでに何人もの先輩や人生の師と出会いました。まず歯科医師国家試験に合格し歯科医師となり自分を大学院へお誘いくださった教授には大きな影響を受けました。また大学の医局に入り大学院の先輩にも、大学院での研究の進め方を指導いただき、歯科臨床の基本として保存学はもちろん、補綴学や小児歯科まで広い範囲の知識をつけるために多くの勉強会に参加させていただきました。研究や臨床のみでなく、日常生活を通して歯科医師として歩んでいく姿勢まで学ぶことができました。現在の歯科医師としての自分に少なからず影響を与えてくれた方です。

そのほか医局出身の大先輩には人を相手にする歯科医療の難しさや経営の大変さを教えていただきました。医局時代に非常勤で勤務していた病院の先生方にも口腔外科処置の基本や症例による治療法の選択・薬剤の選択・血液検査などを学び、現在に生かされていると思います。

横須賀に来て歯科の知識しかない自分に医科の知識と口腔外科への意欲を与えてもらったのは、当時病院に非常勤でいらしていた形成外科医の先生でした。病院に来て間もない自分に声をかけてくれ、口蓋裂をはじめとして形成外科領域の手術に一緒に入り、麻酔科の先生とともに全身管理のこと、麻酔のこと、切開縫合など基本と症例ごとの術式について、そして術後病室に行きカルテ記載（とにかく図・絵が上手でした）や、術後フォローのことなどを学ばせていただきました。たいていの場合、手術（毎週木曜日午後）が終わりひと段落すると、いつも決まった寿司屋へ行き、今日の反省とともに先生の医師としての考えや生き方を教えていただきました。このことが何年間か続き、医科の視点と医療を行うための知識を学び、この後病院歯科で口腔外科治療を推し進めることを決心したのであります。

当時の横須賀共済病院の歯科には常勤医は自分一人でしたが、すでに何名かの非常勤で大学口腔外科医局在籍の先生方が勤務されていました。この中で現在もなお当院でお手伝いいただいている先生がおります。この先生にも口腔外科の術式や手技、治療法などを長年にわたり教えていただき、二十年以上前の先生との出会いが大変貴重なものであったと今更ながら認識しています。

このように歯科医療においてもやはり人との出会いが多くのチャンスを与えてくれ、将来の方向性を定める指標となり得ることがありますので、皆さんも大切にしていただきたいと思います。

病院歯科で診療を行ううえで重要になるのが他科との連携になります。医科歯科連携です。自分自身複数の科と信頼関係を築くのに何年もかかりました。その理由には科によって出身大学（医局）が異なり科の特色が全く違うということです。ですから他の診療科から当科に依頼のあった時は可能な限り迅速に対応することを心がけました。忙しさや依頼内容もありますが、まずは院内対応を優先して診療に取り組んできました。そうすることによって当科から他科に併診する時もスムーズにお願いできたと思われます。また病院ですのでいろいろな領域の勉強会や講演会がありますが、自分は歯科の関連だけでなく、できる限り様々なお話を聞きに行きました。そのことにより自分自身の知識も広まりますし、他科の先生方や多くの職種の人と知り合い、話すきっかけができたのです。

そのほかの病院勤務でも様々な職種の人と出会います。出身大学が総合大学であったため他職種の同じ出身大学の先輩にも巡り会い、交流を持ち続けています。これらの出会いも自分が長年勤務することを助けたと思います。

当初は病院内に常勤の歯科医師は一人だけでしたので、治療での相談となると電話で母校の先輩やその分野の専門家に尋ねたりしました。現在ではＩＴ技術の発展により離島診療所でも、大学から離れた病院でもパソコンなどを通じて即座にやり取りができ、時には画像を送り診断の一助になるなど便利になり、患者さんにも大きなメリットがあります。

入職当時は病院の持つ診療所（現在は閉鎖）が米海軍横須賀基地の中にもあり、そこでの診療や検診が行われていました。自分は基地で働く日本人従業員の職業検診を行うため、三代前の病院長先生と市役所の車で基地に入り、特に自分は口腔の酸蝕症の可能性のある職場の巡視と検診を行っていました。院長先生が基地のゲートで出入りの際、警備の人に向かって敬礼をする姿をみて共済病院は戦前、海軍関係の病院であり先生は軍医であったことを改めて認識させられました。

米海軍基地といえば横須賀に来て間もなく米軍の先生に英会話を学んだことから、基地の歯科病院を見学する機会を得ました。この時から米海軍横須賀基地（通称：ベース）の歯科との関係が始まりました。初めは米国歯科医師の生涯研修プログラムの一環として行われるCE nightと呼ばれるレクチャーに出席させてもらい、歯科専門分野の講演を聞くことから始まりました。これは現在も続いていますが、さらには毎年開催される在日米軍の歯科関係の学会に参加できるようになり、アメリカ歯科医療の現状や日米との違いなど知ることができ大きな収穫を得ることができました（**図1**）。診療面でも米軍基地内の軍属の家族や一般市民を対象とした歯科診療システムを横須賀エリアで診療する歯科医師（登録が必要ですが）がお手伝いするといった事業も始まり、自分にとって大きな影響をもたらしました。

横須賀に来て二十年あまり、米海軍病院歯科との交流は現在も続いており、その間に多くの先生方と知り合い、楽しい時を過ごす機会を得ています（英会話はあまり上達していませんが）。

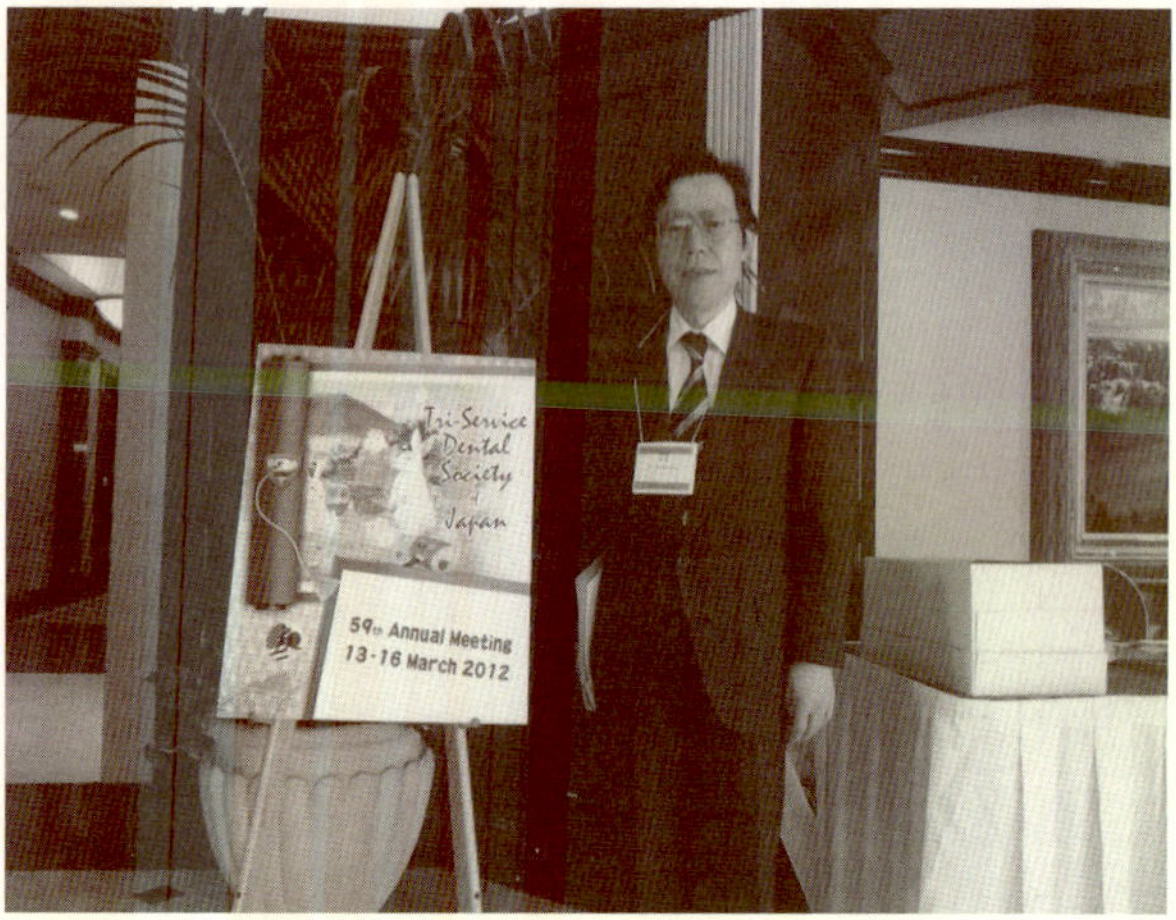
Tri-Service Dental Society of Japan
59th Annual Meeting
13-16 March 2012
図1　学会参加

歯科医療のやりがい（感謝と感動）

歯科医療は基本的には人間と接する仕事です。病院では色々な職種の人々がいて歯科口腔外科においても関連するスタッフとともにチーム医療として歯科医療を施して、患者さんに満足を与えさらに感謝してもらえる、これが歯科医療人としての喜びです。そして歯科医療を提供する側のやりがいにつながると考えます。

病院歯科の治療では健康な人はあまりおりませんし、逆に難病や重症の患者さん、家族がおります。そのような方々から治療して感謝のお手紙などいただいた時は何度か読み返します。そして自分の机にそっと忍ばせておいて、やる気につなげております。逆にお叱りのご意見・お手紙をいただくこともあります。その時はショックを受けることもありますが、これも反省材料として今後の臨床にいかさねばと原因や対処法など考えるようにします。

現在病院という大きな組織の中で口腔ケアチーム（他職種からなる）を作り、病棟から依頼のあった入院患者さんを見て回っています。この時患者さんの口腔内がきれいになり、摂食・嚥下機能が回復し全身状態が良くなり、時には口から食事をとれなかった方が口から食事をとれるようになるのを見るにつけやりがいを感じます。がん治療等の周術期もまた口腔ケアが必要とされ、多くのがん患者さんが口腔にトラブルなくがん治療を計画通り達成できるよう支持することは、歯科医療に携わるものだけが役立てる仕事であります。このように医科歯科連携してチーム医療を行い、歯科医師でなければできない仕事も多々あります。我々はまだまだ多くのことを勉強して歯科医療を提供していかねばならないのです。

毎日あわただしさに追われ業務を行っていますと、そのことが評価され、病院の看護部から表彰されるというれしい経験もありました。「ＦＩＳＨ哲学」を用いた看護を実践する病院も多いと聞いております。当院でもこれが取り入れられており、自分たちの口腔ケアチームの仕事が認められ、表彰されるというのは

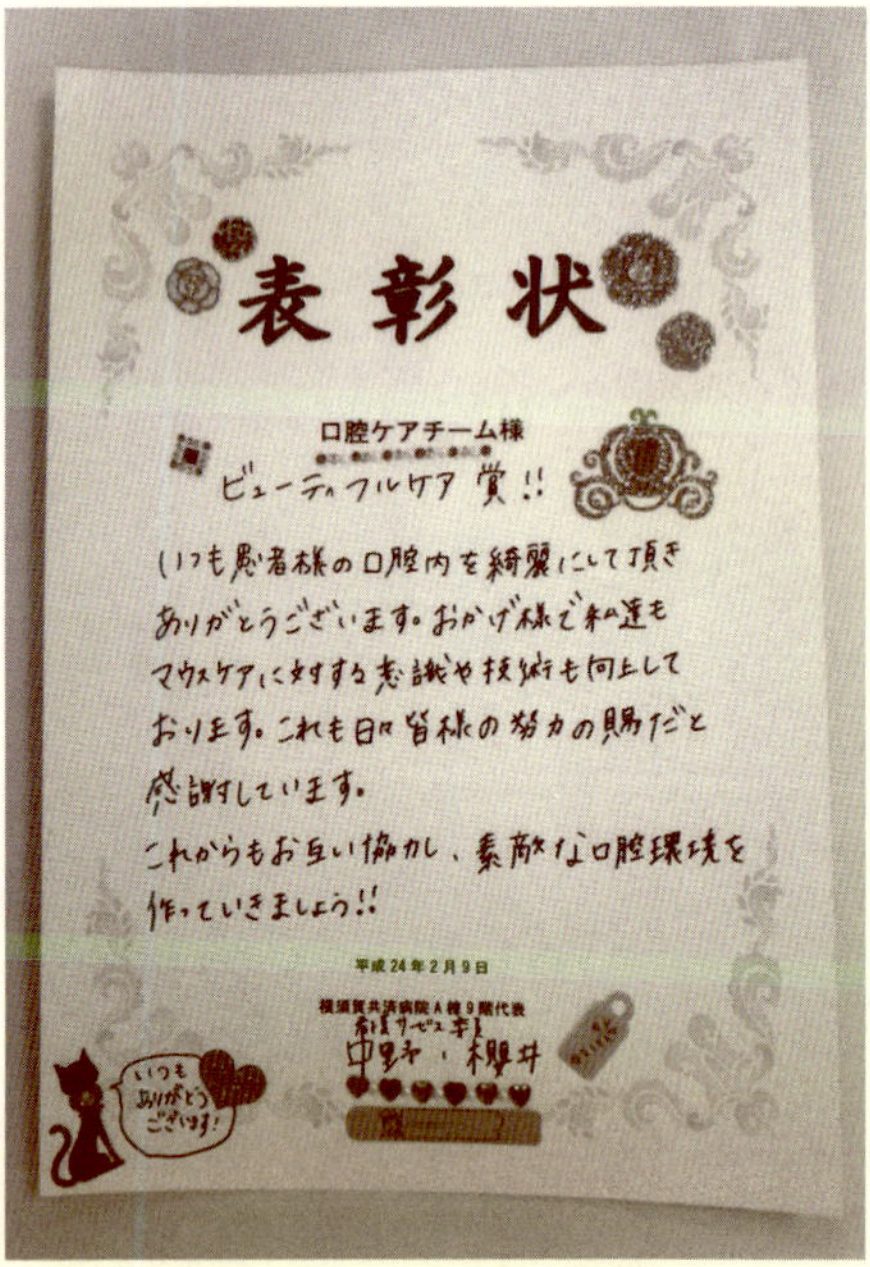

図２　FISH祭りの感謝状

とても励みになることを今更ながらに経験いたしました（図２）。

歯科医療の仕事は医療を受ける人には感謝され、時に医療を施す側の人までが感動できる職業だと感じています。

若い世代の歯科医師（歯科衛生士、歯科技工士）へのメッセージ

前述のように自分は、大学院の時に研究以外にも様々な仕事を依頼されました。医局の関連病院や先輩方の診療所でのピンチヒッター診療、時には離島診療のお手伝いもしました。こういう経験から臨床面で多くのことを学んだと思います。皆さんも機会があればできるだけ多くの歯科医療機関（大学や病院も含め）と歯科診療を見学されることをお勧めします。どこ一つとしてまったく同じスタイルの診療はないのですし、診療に対する心構えや取り組みも様々です。その中から自分で発見をしていただきたいのです。自分も出身大学以外の先生の診療所にお手伝いに行き、いろいろと新たな発見があったのを覚えています。今後も歯科診療を続ける限り、このような好奇心とたゆまぬ研鑽が患者さんのためになり、自分自身を高めるものです。

歯科医療にかかわる皆さん、これから我が国はさらに高齢化がすすみ、若年人口が減少します。つまり在

宅医療を必要とする患者さんや全身疾患や障害をかかえた患者さんが歯科治療を受ける機会が増えてきます。在宅歯科治療、有病者歯科治療、口腔内の環境と全身疾患との関連、医科歯科連携、口腔ケアによるがん治療の支持療法など、若い皆さん方にはまだまだ勉強し役立たねばならい事がたくさんあります。また現在行われている歯科医療技術や材料の進歩にも目を向けて、こちらも学んで患者さんに還元しなくてはなりません。

歯科医療は特別なものでなく医療なのです。人の健康、時には生命にまでかかわります。若い皆さんがこのことを忘れずに大きく希望を持ち「歯科医療」という広い世界でご活躍されることを期待します。

自分の仕事を決めるということ

仕事を始めて二十年超、自分はこの仕事に向いているのか？

埼玉県立がんセンター口腔外科

八木原　一博

高校時代から始めたラグビーを歯学部入学後も学業と両立し継続。後輩には優しく自分には厳しい主将経験者である著者は、大学卒業後も医科と共存するがん専門医と言ういばらの道を歩く決心を。歯学博士・口腔外科専門医・がん治療認定医とあらゆる資格を有する体育会系の口腔外科専門医が後輩へ贈る励ましのメッセージは——。

私が歯科医師になった経緯

私は今、病院勤務の口腔外科医です。仕事柄、一般の開業医の方に比べて原稿を書く機会が多いかと思いますが、この原稿の依頼をいただいて何を書いたら良いものかと少し固まりました。期待に胸ふくらませて社会人になる若人に、何かプラスの話を掲載して差し上げたいものですが、自分の進むべき道をどのように選択したのかと問われると、これは結構難題でした。昔のことを思い出すと、幼稚園の頃に大きくなったら何になりたいの？　と聞かれて、本当に「何となく」新幹線の運転手さんになりたいと答えた記憶が、妙に鮮明に残っています。それから以降も、自分が何か絶対的に就きたい仕事と聞かれると、「はて？　何が向いているのか」となかなか見つけられなかったことを記憶しています。結局のところ、身内に歯科医師の伯母がいたことから、歯科医療がどう言う雰囲気の仕事なのか、自分が幼少の頃から見ていた記憶があったため、歯科医師になると言う夢は、将来の職業の選択肢の一つでした。私は、高校時代はラグビー部に所属していて、運動中心の毎日でした。午後になると六時間目の授業は受けずに、東京郊外のグラウンドにバスで移動してクラブ活動に奮闘。また部活中の怪我で学校を休みがちで、大学進学の方向性を見出したのは周囲の友人よりも非常に遅かったと記憶しています。そんな中で、私は大学附属の高校であったことから、歯学部に入学しました。

一般的に大学進学は、将来の自分の職業を見据えて大学や専門学校を選ぶのが正論でしょうか？　また、未熟な高校時代（少なくとも私は未熟）に星の数ほどある職業の中から自分に合った仕事を見捉えて、進学する学生さんがどれほどいるでしょうか？　就職するためにはその仕事がどのような仕事かおおよそ理解しているべきでしょうが、各種職業の情報を得、自分にあった仕事を選ぶことは無理があると思っています。また、最終的に自分がこの仕事に向いているか否か、やってみなければ分からないとも思います。私の周囲にもごく一部、幼少の頃からこの仕事に就きたいと考えて人生設計されている人もいました。目標を早々に持って努力する人は、成功しやすいと言う印象も持っていますが、子どもの頃の希望の仕事に就ける人もごくわずかなのだろうとも思います。

結果的に、私は歯学部に入学しました。大学入学後、親には猛反対を受けましたが、私はまたラグビー部に入部しました。その大学のラグビー部はサークル的なものでなく、一にラグビー、二にラグビーという毎日で、いわゆる「体育会系」学生として六年間を過ごしました。毎年夏になると長野県の菅平高原にのぼって、午前、午後と練習試合に明けくれていました。秋には関東医歯薬リーグ・対抗戦が毎週末に開催され、勝っても負けても涙しながら、ラグビー中心に六年間があっという間に終わりました。その当時は部活が辛くていつラグビー部をやめてやるかと考えたものですが、今となっては集団競技の中でしか味わうことのできない、良い思い出です。私は決して体の大きい方ではありませんでしたが、真面目にコツコツ積み重ねることで得られる予想以上の成果に感激したことや、身体だけでなく頭を使わないと勝負には勝てないラグビーの魅力にはまりました。

私の卒後の進路

大学六年生の時には周囲が卒業試験、国家試験の勉強にあたる中、（これは自分でも半ばやりすぎだと思いましたが）十二月の全国歯科学生体育大会（オールデンタル）の試合に出場して、卒後どの道に進むかはようやく年明けに考え始めたことを記憶しています。この時期、開業医に勤務する予定でなかった私は、さてどうしたものかと考えたものでした。しかし、最終的には全身傷だらけの学生生活の中で、自分自身が手術を数度受けた経験から、外科に関心を持っていました。また、研究者より臨床、特に手術を学びたいと考

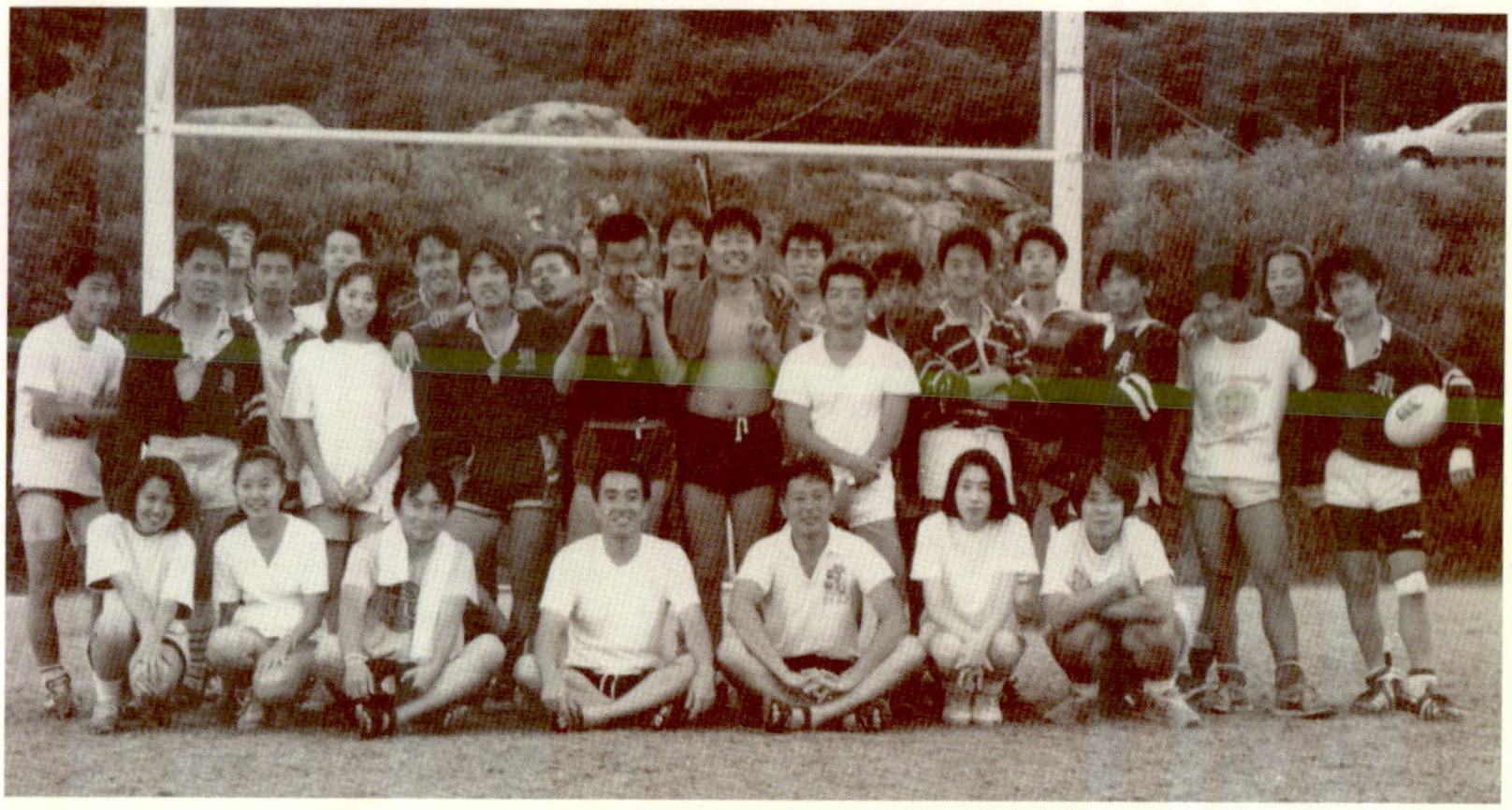

図1　OBになってからのラグビー部菅平合宿

えたことから、ラグビー部の先輩である佐藤仁先生が所属する東京医科歯科大学第一口腔外科（現顎顔面外科）へ入局を希望する運びとなりました。入局試験は今と違ってかたい試験もなく、面接のみでそのまま入局が了承されたことを記憶しています。その点、よい時代であったと思っています。なお、ラグビーに関しては最終的にOBとして三十五歳くらいまでは現役の中に混じって菅平合宿に参加させていただきましたが（**図1**）、もうこの時点で体力的に限界を感じて控えるようにしています……

私の恩師といつも刺激をいただく全国各地の先生方

私の入局した口腔外科の医局は、その規模や患者さんの多さともに日本一の医局でした。また、新任の天笠光雄教授にご指導いただいたことが、以降の私の人生にとっては大きなプラスとなりました。天笠教授は、口腔外科は手術を含め何でもご自身でこなされる教授でしたが、特に口腔がん治療のスペシャリストであり、またそのお人柄の良さは新人の私には強いインパクトがありました。結果として、私は口腔がんを専門に勉強させていただくことにしました。また、入局した医局は、私を除いて頭脳明晰なドクターが多かった割に上下関係がはっきりしていて、体育会系の私には悪くない居場所になりました。また、患者さんの数が非常に多く、大所帯な医局の中で、雑用も多く指示されましたが、何かにつけ自分にとってはプラスになりました。さらに、仕事が終わってお茶の水界隈で開かれる居酒屋さんでの勉強会も、なかなかうかがえない先輩方の経験談を聞くことができる場として貴重な時間でした。

私が新人のころは研修医制度が確立されておらず、卒後二年目からは現在勤務している埼玉県立がんセンターへ出向となりました。全国のがんセンターの中で、口腔外科が併設されている医療機関は現在四カ所で、口腔がん治療を習得するためには恵まれた環境です。しかし、私は二年目と言ってもがん治療の経験もなく、本当に私で良いのかと考えながら勤務させていただいたことを記憶しています。その頃の埼玉県立がんセンター口腔外科の常勤医師は私を含め二名のみで、もう一人は二十歳以上も年の離れた岡部貞夫部長でした。大学同様に体育会系を絵に書いたような職場でしたが、大学と大きく違った点は、何でも自分でやらなければならなかった環境です。とは言え、当然何もできない私でしたから、岡部部長からマンツーマンで基本からみっちりご教授していただいたことを覚えています（今、考えれば部長は相当なご苦労であっただろうと恐縮しています）。実際の私の仕事は、口腔がんに対する診断と治療（特に手術がメインになります）、その他、癌の早期発見、早期治療を目指して前癌病変（正常なものに比べ、明らかに癌の発生しやすい形態学的な変化を伴った組織。例えば、白板症状など）や顎骨の嚢胞性病変の診断と治療、進行がん終末期を迎えた患者さんに対する緩和医療、加えて地域医療連携として口腔外科一般等々です。外来と病棟での診療があり、一日の中で病棟に行ったり外来診療したりと走り回る毎日でした。

社会人になって少しずつ色々な科の医師と、また色々な病院の先生と出会い討論し、また飲みに行きながらお互い交流を図る場が増えました。特に口腔外科医の中で少なからず影響を受け、交流が深い先生方が日本中の各地にできました。神奈川歯科大学元教授、木下靭彦先生、長野県の小諸厚生病院、山﨑正先生、奈良県立医科大学教授、桐田忠昭先生、福岡県の田川市民病院、（故）立石晃先生や札幌の平田章二先生、産業医科大学、平島惣一先生等のお名前が挙げられます。その他大勢の先生方と知り合い、刺激を受けながら今の自分があるものと思います。

口腔外科医として生きていくために

口腔外科医として一生続けるためにはどうしたら良いかと考えた時、とりあえず資格をとるべきと考えました。結果として早々に、日本口腔外科学会の認定医（現在は専門医）や大学の博士号を取得しました。また、最近では、歯科医師も医師と同じ日本がん治療認定医機構のがん治療認定医を取得できるようになったことから、第一回試験で取得しました（こう言った試験は何でも初めの様子の訳のわからないうちに受けておいた方が良いと考えていて、第一回目で受験しました）。免許や資格は、自分一人ではなかなかモチベーションが上がらないところではありますが、自分の置かれた環境が、大規模な医局に所属していたことから、周囲の人に流されるまま受験した記憶があります。このような環境に居られたことは、感謝しなければならないかと思っています。また、口腔外科医として頑張っていく手段として、十分に全身麻酔の研修をすべきとも考えて、現在所属の病院の麻酔科に武者修行に出ました。大学で数カ月間、麻酔科の研修が済んでおりましたが、一年間の中で大学病院とは比較できない程の麻酔をかけさせていただいた中でみっちり麻酔の基礎を学び、また口腔以外の全身のがんの手術を一通り見学できたことも私にとっては大きな収穫でした。その他、人工呼吸器の操作など、全身管理を行ううえで本当に充実した体験をしました。

口腔外科医として手術手技の取得に際し、手術書を読むのは最低限のことですが、手術の上手な先生の手技を見学させていただくことが早く向上する秘訣だと思います。また、手術前に右手にどの器具、左手にどの器具と言うようなイメージトレーニングを図りながら、手術の上手な人の手の動きを真似てみることが、自身のスキルアップ最良の方法ではないかと考えています。イメージトレーニングは口腔外科に限らず、歯科医療のどんなテクニックを取得するのにも大切なことと考えます。

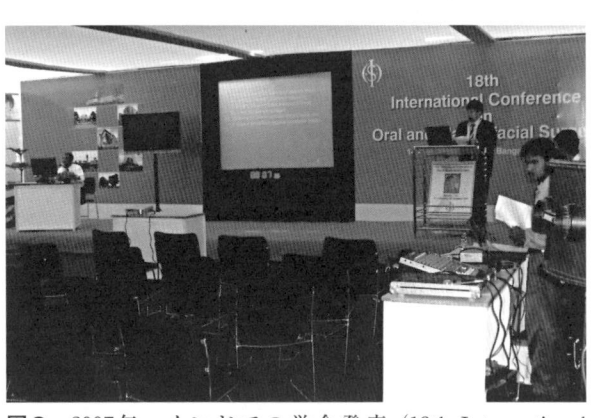

図2　2007年、インドでの学会発表（18th International conference on Oral & Maxillofacial Surgery）

今の仕事に従事してよかったこと、やっておけばよかったと思うこと

特に病院の口腔外科医になって良かったと思うことは、雑多な時間のない毎日ですが、何より生命にかかわる職種ゆえ、患者さんが軽快したときの喜びと感謝していただいた時でしょうか。「医療者は一人ひとりの患者さんと接しながら、医療者も成長させていただく」若かりし頃に上司から伺った言葉です。今でも、実感することがあります。その他、学会参加で日本全国はもとより海外にも出張させていただいたことは、気持ちをリフレッシュする面でも良い経験です。特に、普段はなかなか旅行することはないであろうハンガリー、南アフリカ、ブラジル、インド等、出張と称して行かせていただきました。自分自身の発表は緊張感のある時間でしたが（**図2**）、それが終われば余暇をみつけてその地の名所を観光する時間がありました。世界三大爆流として知ら

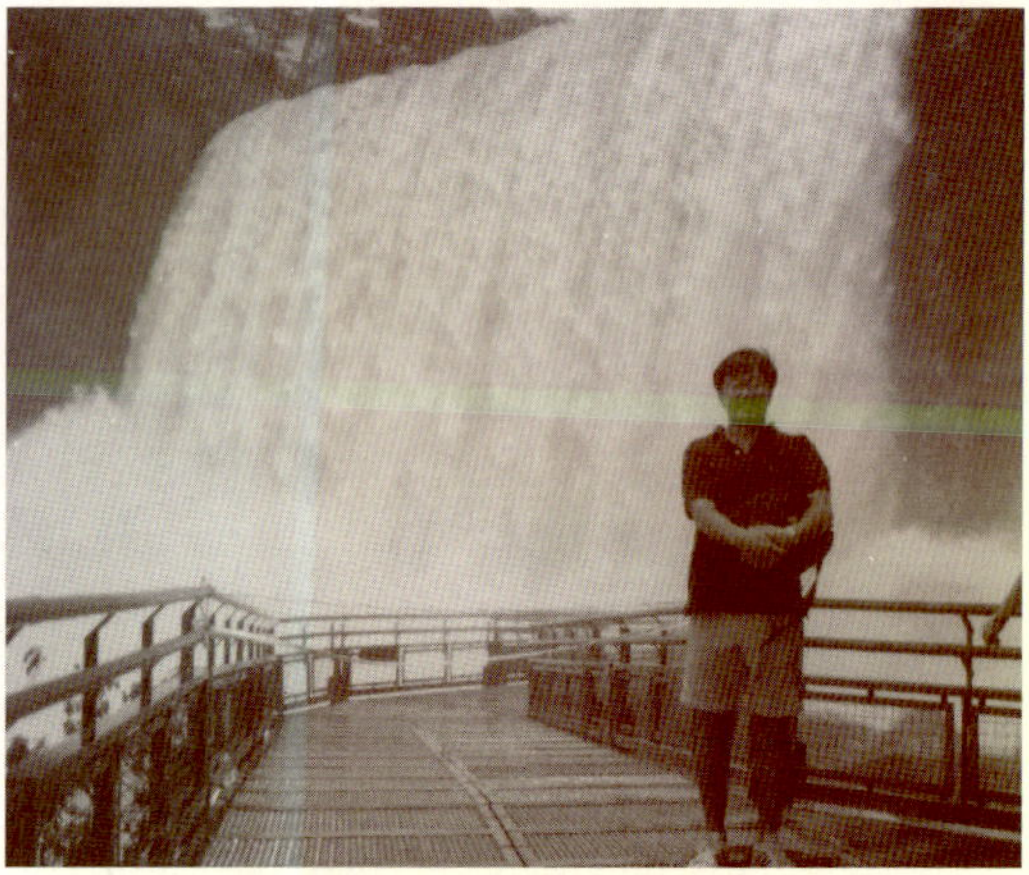

図３　世界遺産のイグアスの滝にて
2001年、ブラジルでの学会発表（8th International congress on Oral cancer in Rio de Janeiro）の際に合間をみて観光へ。

れるユネスコ世界遺産の一つであるイグアスの滝は自然の大きさを感じた観光地の一つであり、これまで行った海外の観光地の中ではインパクトの強い場所です（**図３**）。

一方、今になってやっておけばよかったかなと思うことは、大学院への進学です。卒業当初はここまで口腔外科医を続けられるとは考えておらず、大学院が「学者さん」のイメージが強く、抵抗がありました。結果的に臨床を続けながら早々に学位取得はかないましたが、自分のために決まった時間を集中的に使う期間はなかなかなかったと思います。基礎研究を中心に、その分野のスペシャリストの話を聞いたり、科学的なものの考え方を確立しながら没頭するのも満更ではなかったかなと考えたりもしています。大学院の専門分野は色々な科目がありますが、もう少し専門的に歯科界の勉強をしたいと考えた人は大学卒業前に一つの選択肢として考えても良いかもしれません。社会人大学院と言う制度もありますが、いざ臨床に従事するようになると、臨床と学位のための研究を両立するのは大変です。決して、最終目的の学位論文が歯科医療を大きく揺るがし影響を与えるものでなくても、それから以降の自分自身の科学的な考え方の確立や研究の通過点として良い経験になります。

これからの若い歯科医師へ

口腔外科、特にがん診療と言う少し特化した道へ私は進みました。他の分野に引けを取らず多忙な毎日で、あっという間の二十年でした。学生時代からがん診療をやりたいと考えて始めた職業ではなく、最終的に今でも私が口腔外科医に向いているか否かは不明で、お恥ずかしい限りです。しかしながら、ここまで仕事を続けられてきた要因は興味を持って続けられている分野であったこと、そして周囲の刺激的な先生方にご指導いただけたことと考察します。歯科医療は保存、補綴、矯正や口腔外科等々、色々な科目があって基本的には歯科医師はオールマイティであるべきですが、その内容は各科目で思った以上に奥が深く、いろいろな分野を少しずつかじってみて自分にあった領域を見つけるのも良いのではないかと考えます。何か興味を持って続けられる歯科医療の分野を早々に見つけられると、後から歯科医療のおもしろさとして実感できるのではないかとも思います。その中で、大学の枠を越えたいろいろな先生方の話を聞くこと、いろいろな患者さんを診ることで、自分も自然と成長します。私も歯科医療従事者として定年を迎えるまで、ようやく半分の折り返し地点くらいでしょうか。これからも切磋琢磨して診療に努めたいと考えています。皆さんも頑張ってください。

謝　辞

本稿を終えるに当たり、若輩の私にこのようなご依頼をいただきました飯野文彦先生ならびに編集員の方々に深謝いたします。

歯科医療のおもしろさ　人生の階段

(医社)真健会　若林歯科医院
東京都開業　若林　健史

歯痛に苦しんだ幼少時代の思いから歯科医学を志す決心を。大学卒業後は悩める患者を救うべく臨床医の道を歩む。臨床力向上には自己研鑽が必要であるとの考えから、スタディークラブに所属。症例発表を繰り返すことで恩師と朋友に巡り合え、多くを学ぶことができたと振り返る。現在は様々な講演会に引っ張り凧の歯周病専門医が、若き歯科医療従事者に贈る言葉は――。

虫歯の痛みからの解放劇が人生を決めた

僕が歯科医師になろうと思ったのはかなり若い年齢の時でした。小学校四年生のある日の朝、いつものように母から「朝ですよ、起きないと学校に遅れるわよ」と言われ、ようやっとの思いで布団から出てトイレに行き、歯を磨いて水でうがいをした時です。ズキンと奥歯に激しい痛みが走りました。その歯は以前から虫歯があったのですが、歯科医院に行かずに放置していました。当然ですが虫歯は静かに進行して、とうとう歯髄にまで到達していました。

当時、小学生だった僕にはそんなことが起こっているなんて知る由もありませんでした。うがいの水の刺激で急性歯髄炎が発症し、今までに経験したことがない程の激痛に見舞われました。「おかあさん、奥の歯がものすごく痛くてとても学校に行けないから休ませて……」と懇願しました。母は仕方なく歯科医院に行くことを前提に学校を休むことを許してくれました。しかし、あまりの痛さに布団に潜ってずっと泣いていました。結局三日間も学校を休んでしまいましたが、最後は我慢しきれずに歯科医院に行き抜髄してもらいました。

すると今までの痛みは嘘のようになくなり、スッキリとして晴れやかな状態になりました。治療してくれた歯科医師の顔が、まさに神様に見えました。その時、僕の中で歯科医師という仕事は病める人を救う素晴らしい仕事だと思い、自分は歯科医師になると心に決めました。

その後は高校に進学し、大学受験をするにあたり「本当に歯科医師の道で良いのか、他の道はないのか」もう一度考える時が来ました。他の職業として候補に挙がったのは、建築家とカメラマンでした。プラモデルや工作が好きだったこともあり、自分で設計した家を建ててみたいから建築家、中学生の時からカメラが好きで蒸気機関車や風景を撮影したり、フィルムの現像や印画紙に焼いたりしていたので写真のカメラマンも候補の一つに挙りました。

しかし、小学四年生の時に経験した虫歯の痛みからの解放劇は、ずっと僕の心に焼き付いていて歯科医師になりたいと云う思いを消すことはできませんでした。一度は受験に失敗して浪人しましたが、強い信念を貫かせてくれたのは他ならぬ虫歯の痛みでした。今では虫歯の痛みに感謝しています。

また、大学を卒業し歯科医師国家試験に合格して大学院に進学するか開業医に勤務するかの進路を決める時もこの経験が大きくかかわってきました。大学院で四年間さらに研究をして歯科医学をより深く追求するか、臨床の現場に出て歯科医療を遂行するか迷いました。結果として少しでも早く臨床の現場に出て歯の痛みで苦しんでいる患者さんを救いたいと思い、歯科医療遂行の選択をしました。今になって振り返ってみると、小学四年生の時に経験した歯が痛くて三日間布団に潜って泣き明かした辛い経験が今の自分のルーツになっているんだとしみじみ思います。そしてその経験が患者さんの心の痛みのわかる歯科医師になるための第一歩があったのではないかと感じています。

すべては院長のものまねからスタート

大学院への進学はやめて大学卒業と同時に開業医に就職しました。学生時代には院内実習として五年次前期に行われた六年次生とのペアポリクリとそのあとに続く一年間の臨床実習がありました。しかし実際に患者を直接治療する機会はかなり少なくて、ほとんどは指導担当医の介助をしていました。そんな状態ですから歯科医院に勤務してもほとんど何も治療はできませんでした。もちろん勤務先の院長は卒業して間もない僕にいろいろと教授してくれましたが、模型でしか治療したことのない新米歯科医師にとっては、生身の人間と模型との違いにかなりの戸惑いを感じました。

そのような状態ですから、とにかく院長の治療を見学することから始めました。担当患者の少ない新米歯科医師は、毎日院長の診療をうしろから隅から隅までを克明に観察しました。治療の手順、使用器具、材料などすべての治療に関してもれなく脳裏に焼き付けました。もちろん必要な事柄はメモに図入りで記載しました。不明な点やなぜそうしたのか疑問が残る時は治療の後でできるだけすぐに院長の空いている時を見つけては質問しました。診査診断の考え方、理論的根拠、実践的な治療方法などを実際の患者を通して学ぶことができました。患者が教科書とは良く言ったものです。

この見学はいざ自分が患者を治療するときにとても役立ちました。この症例の場合は、確か以前見学した時に、院長は患者にこう説明してそれからこう治療していたよなっていうことが、フィードバックされてきてその通りに治療を行うと治療がうまくいったものでした。

院長の真似をしたのは治療の内容や方法だけではありません。院長の患者との接し方や話し方まですべてを真似しました。患者に対していつも優しく丁寧な口調で話す態度は、もし自分が患者だったら安心してまかすことができるだろうなと思いました。口腔内に手を入れる時も決して無理矢理に口唇を強くひっぱったり、ミラー器具をカチャカチャと歯や歯肉に当てたりすることはありませんでした。

また特にそっくり真似したことは、治療内容や方法について説明する仕方でした。今でいうインフォームドコンセント、つまり患者カウンセリングでした。当時から治療の説明をする時は診療チェアーから降りてもらい、別室のカウンセリングコーナーでスライドやフリップを使って説明していました。院長のカウンセリングをそっくり物まねして患者に説明していました。それが次第に経験を増すごとに自分流にアレンジされて、現在も行っているカウンセリングスタイルになっています。

自分が治療していなくても優れた先輩や院長の姿を見学するということは、あたかも自分が治療したのと

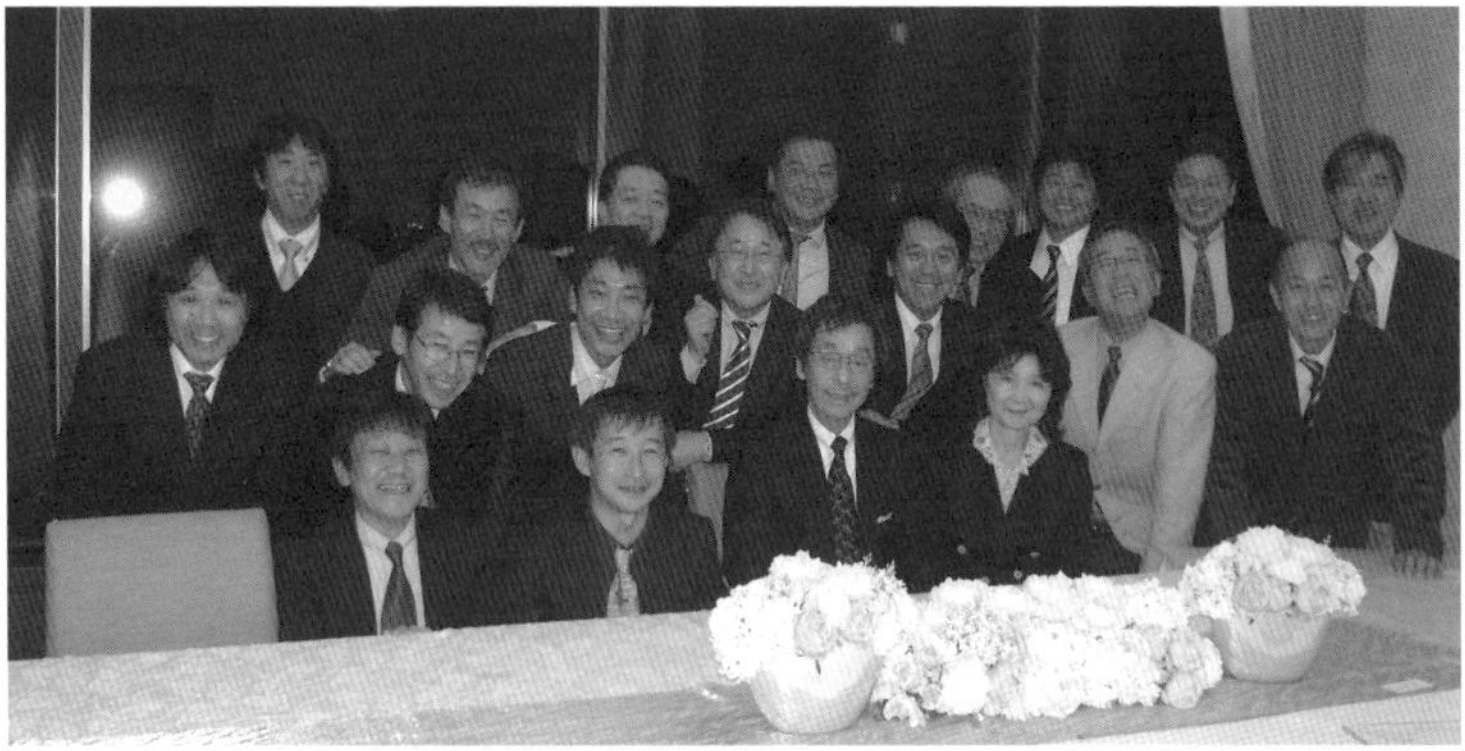

図1　師匠を囲んだ門下生達

同じ様な体験、つまり疑似体験をすることになります。もちろん「知っている」と「できる」は違いますが、知らなければできるようになりません。まず見て覚えて実際にやってみるを繰り返しながら一つずつ自分の力にしていくことが大切だと思います。

スタディークラブは最高の自己研鑽の場

前節で述べたように、卒後勤務先の院長から治療や患者との接し方などを教わるとともに、歯科医療人としての心構えやあるべき姿つまり歯科診療哲学を学びました。院長が所属しているあるスタディークラブはDr. L. D. パンキーとDr. ダリル・ビーチそして片山恒夫先生の教えを基本としている一九六〇年に創設された歴史あるスタディークラブです。このスタディークラブで学んだことを院長は少しずつ紐解きながら教えてくれました（**図1**）。

パンキー先生の教えから、患者を第一に考え、診療の中心に患者という人間を置いた全人的な歯科医療を行いなさい。そしてその治療が本当に患者にとって有益な治療なのか、もし自分が患者だったらその治療を本当にして欲しいと思うのか。もし自分の大切な家族や友人だったらその治療をしてあげたいと思うのか。院長はすべての患者に差別することなく相対するように教えてくれ、そして自身も実践してい

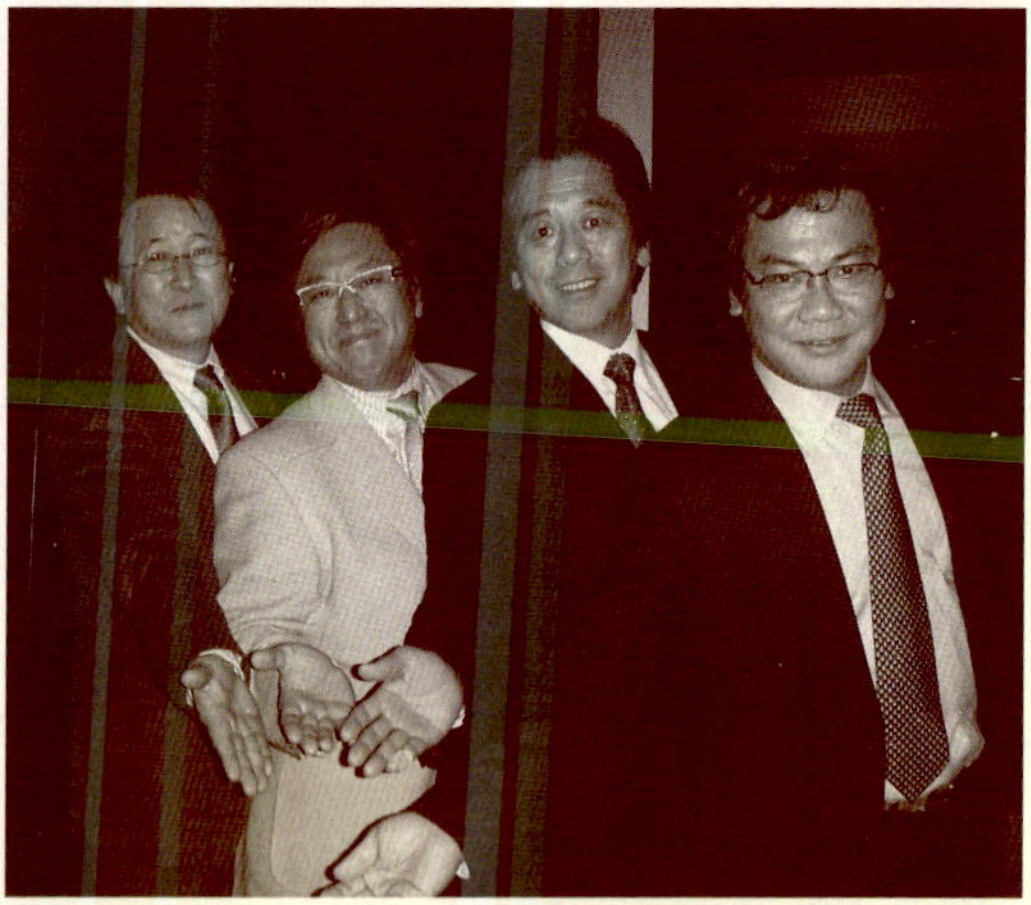

図2　スタディークラブで切磋琢磨した同期の仲間

ました。

また、患者のことだけではなく歯科医師自身の人生についても道を示してくれました。「う蝕の穴を削って詰めるだけの治療、歯周病の歯をただ抜歯して補綴するだけの治療、原因をそのままにして対症療法するだけの治療、そんな治療を一生していてもわずかな富は得られても何も精神的な満足は得られない。もっと本当に患者の真の健康を考えた根本からの治療方法を提供しなさい。そうすれば患者から信頼と尊敬を得られると同時に、精神的な満足と豊かな人生を送ることができるようになるだろう」と教えてくれました。

ビーチ先生の教えからは歯科医療の四つの治療目的・医療の究極の目標である健康、すなわちHC＝0（医療の必要性が全くない状態）とし、「人々が、生涯にわたり、健康な口腔を維持し、健全な機能を全うすること」を解いてくれました。また、水平診療、ミラーテクニック、4ハンドシステム、モーターパフォーマンスなど様々な診療システムについても実践を通して教えてもらいました。

片山恒夫先生の教えからは自然良能賦活療法を中心とし、原因除去・患者の自立を支援する片山理論を学びました。外科的に切除するだけの歯周治療ではなく、もっと患者の自然治癒力を高めるようにする、そのためには患者の生活習慣や生き方までも変えてしまうような指導が必要になってくることを学びました。

幸い院長が所属していたスタディークラブに僕も所属することができたので同じような歯科診療哲学を持

った先輩や仲間達と症例を通して、ディスカッションしながら切磋琢磨することができました（図2）。地域の歯科医師会や学会活動もとても大切な勉強の場ではありますが、同じ歯科診療哲学を持ったスタディークラブの中で自分の症例を仲間にプレゼンテーションすることで、いろいろな意見を述べてもらい、自分で気がつかなかった点をあらためて指摘され、見つめ直すことがどれくらい勉強になるかわかりません（図3）。一人で悶々と臨床をするのではなく、ぜひともスタディークラブに所属して揉まれてみてはいかがでしょうか。一周りも二周りも大きく成長することは確かです。

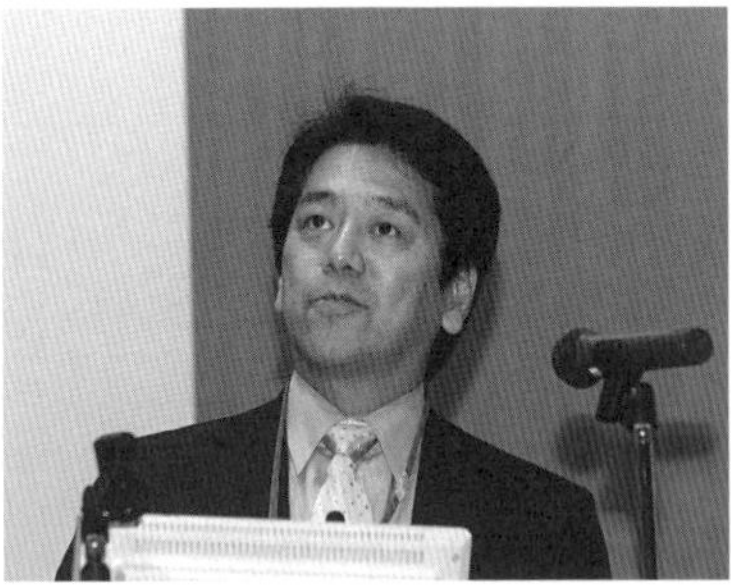
図3　スタディークラブ50周年記念講演会での講演

「ありがとうございました」の一言に心が癒されて

歯科医師になろうと思ったきっかけが、自分の歯の痛みを歯科医師が止めてくれたからというのはお話ししましたが、その時は先生が神様のように思えました。歯が痛かったり、義歯が痛かったり不安定で咬めなかったり、あるいは前歯が欠けたり抜けたりで審美的に障害があるときに人はなによりも優先してその問題を解決したいと思うものです。

特に痛みがひどくて仕事が手につかなくて来院する方がいらっしゃいます。こんなに大きな穴が開いていて、放っておけば痛くなるのがあたりまえなんだから、痛くなる前にもっと早くくれば良かったのに、と思うことが良くあります。でも痛くならないとまだ大丈夫と高をくくって受診しない方が多いようです。

痛くなって来院した、そんな患者に嫌みの一つも言ってやりたい気持ちになるのは当然ですが、自分が放っておいたのがいけないんだと、いちばん後悔しているのは他ならぬ患者自身です。痛くてどうしようもなくなって、藁にもすがる気持ちで来院するのですから、ここは一つ大きな心を持ってすべてを許してあげられるようなやさしい気持ちで接するよう務めなくてはなりません。

痛みや不具合を取り除いてあげることは、我々歯科医師の初歩的な使命です。痛みがなくなった患者はまるで魔法にかかったように感じるでしょう。ちょうど僕が小学四年生の時に体験した魔法と一緒です。患者は心から喜びあなたを神様のように感じるでしょう。そして心から「ありがとうございました」と言ってくれます。その時がこの職業に従事していて本当に良かったと思える瞬間です。その一言を言ってもらうために診療終了後や休日に自己研鑽を積み重ねていかなければなりません。

これまでに多くのスタッフと仕事をしてきました。受付、歯科助手、歯科衛生士、歯科技工士と職種はいろいろですがどれもみんなプロフェッショナルな仕事です。そしてこのスタッフがいなかったら我々歯科医師は力を発揮できません。みんなで力を合わせて最高の歯科医療を行うから最後に患者から「ありがとうございました」と言ってもらえるのです。

今思うと卒直後の何もできない僕に対して、ベテランのスタッフ達はかなりやきもきしていたのではないでしょうか。あとから聞いた話ですが、院長と治療方法が違うからやりにくいとか、患者に対しての配慮ができていないとか、とにかく院長と比較されて、いろいろと院長に愚痴を言っていたようです。

一人前にできるようになるには時間がかかるのは仕方がないことです。それをベテランスタッフはわかっていて、院長に愚痴を言っても僕にはやさしく教えてくれました。そんな温かいまなざしで見守ってくれるスタッフがいたからこそ今の自分があるのだと思います。今まで新人歯科医師を何人も雇っておりますが、その度にスタッフには自分の過去の経験を話して協力を求めています。もちろん理解してくれてやさしく接してくれています。

逆に新人歯科医師はそのことを理解して、自分は歯科医師だから偉いんだとか、何でもできるんだとか奢ることなく、いつもスタッフあっての自分なんだと謙虚な姿勢で臨んで欲しいものです。

人と人との出会いを大切にして欲しい

歯科医師人生三十年説と云うことを以前どこかのセミナーで聞いたことがあります。初めの十年間は様々な治療方法や知識を勉強してスキルアップする充電期、次の十年間は知識も技術も習得して最高の歯科医療を提供できる充実期、そして最後の十年間は心・技・体すべてが熟して次の世代に良い歯科医療を伝えるための円熟期と話されていました。

ちょうど昨年で卒後三十年を迎えました。本来ならば昨年で歯科人生最後の年となるはずでしたが、自分の歯科人生を振り返るとまだまだ引退というわけにはいかないようです。日進月歩、新しい治療法が開発されて、益々治療の幅が広がって来ました。今まで抜歯と思われていた歯を救うことができるようになり、残念ながら抜歯になったとしても、インプラントを適応することで咀嚼機能を回復することもできるようになりました。

三十年経った今でも気持ちとしては卒直後からの十年間と同じで、新しい知識や治療技術が紹介されるたびにワクワクしていますが、決して新しい物好き、というわけではありません。歯周治療を例にとれば、歯科衛生士が行う歯周基本治療、つまりブラッシング指導やスケーリング・ルートプレーニングで約八割の歯周病は治癒します。だからもっとおのおの歯科医院で歯周基本治療を確実に行うための診療システムを築き上げることが必要だと思いますし、現に当医院では三十年間にわたり実践してきました。

しかし、歯周基本治療で治癒しない場合にはGTR法やエナメルマトリックスタンパク質（EMD）を応用した方法に代表されるような歯周組織再生療法を適応することもあります。歯周組織再生療法は現在、FGF2などに代表される血小板由来成長因子（PDGF）や骨形成促進因子（BMP）、PRP（Platelet-Rich Plasma）は局所的骨量増加に使用される可能性が高いといわれています。このように医学の進歩に伴って新しい治療方法が紹介されると、もっと知りたくなってしまい、なかなか第一線を退くことができなくなってしまいます。

今はインターネットを利用すれば欲しい情報がすぐに手に入る良い時代になりました。またセミナーもあちこちで行われており、どのセミナーに出たら良いか迷ってしまうほど情報過多といっても良いぐらいです。

しかし、本当に自分のスキルアップを望むなら、患者を通して学ぶのが一番です。患者は痛ければ痛いと言いますし、満足できなければ不快な顔をします。もちろん患者はモルモットではありませんから治療前にはしっかりとした知識を学び、手順や使う材料、その他ありとあらゆる考えられる準備をして治療に臨みます。そして細心の注意を払いながら、準備したことを思い浮かべながら、治療を行います。

できることならば口腔内写真やX線写真などを記録として残し、のちにあらためて記録を見ながら振り返ってその治療の評価をします。もしスタディークラブなどに所属する機会があれば、そこで症例のプレゼンテーションをして他の人の意見をもらうことで自分では気がつかなかった様々な問題点を発見することができ、さらなるスキルアップにつながります。

最後になりますが「人は人との出会いによって成長する」という言葉があります。成長を決めるのは、出会いの数ではありません。何人に出会うかではなく、どう出会うか、どう人生にかかわっていくのかです。僕は幸いにも歯科医療を前向きに真摯に考えている師匠と出会いました。また同じ歯科診療哲学を持った仲間とも出会うことができました。これらの出会いはすべて偶然だったかもしれません。地球上にいる六十億人以上の人間の中で、出会うこと自体が奇跡でとてつもない確率です。この出会いに感謝の気持ちをもって、毎日を精一杯生きていきたいと思っています。

みなさんにも素晴らしい出会があることを祈って、僕からのメッセージにさせていただきます。

「自分の道」を進もう

うえはら歯科医院

上原　美和子

学校を出てから、臨床・歯科のメーカー・歯科の出版社そしてご主人と開業と、歯科のいろいろな業種にかかわった経験をしており、どの職場でもはっきりとした意見を持ち、皆に好かれている。常に前向きでくじけず明るい性格のなせる業かも知れない。オンとオフの切り替えの旨さ、自分の置かれている立場を冷静に判断できる彼女の生き方とは――。

私は現在「うえはら歯科医院」というところで歯科衛生士として、フルタイムで勤務しております。歯科衛生士といっても、清掃、経理などなんでもやっています **（図1）**。

院長は夫で、結婚して十八年、開業して十四年になります。「仕事も家庭も一緒で大変じゃない？」とよく聞かれますが、大変です。それでも、先が見えない開業前後に比べて、経済的にも精神的にもだいぶ楽になりました。

歯科医療に従事している（するであろう）皆様が、私の経験を読んで、「こんなんでいいの？」と少しでも気が楽（脱力？）になってもらえればうれしいです。

私の経歴

私は埼玉県立衛生短期大学（現埼玉県立大）歯科衛生学科を卒業しました。進学の理由は、小学生のころ矯正治療を経験し、歯科医療を身近に感じていたことと、公立の短大に合格できたことだと思います（浪人はしたくなかったので）。

今から思うと、安易に将来の職業を決めたかなと思いますが、決まるときはそんなものかもとも思います。学生時代はもっとまじめに授業に出席し、いろいろな勉強をすればよかったと思っています。そうすれば、卒業後の進路などもさらに広がったかもしれません。また、仕事をしながら著名な先生の講義を聴くことは時間的にも金銭的にも大変だからです。

学生時代、短大の先生が言われたことで、印象に残っているのが、「社会人になったら、どんなにつらい時でも患者さんや上司の前では泣かないこと。どうしても泣きたい時は、ひとりでトイレの中で泣きなさい」ということと、「学生時代は優秀でなかった人ほど、なぜか社会人になるとそれぞれの道で長く頑張って働いているのよ」ということです。

卒業後は開業医の先生のもとで約三年、歯科医療メーカーで一年、歯科関係の出版社で約六年勤務しました。歯科の世界をいろいろな側面から見てきたので、他の方とは違う視野が広がったのかなと思います。一般開業医の先生方の大変さや、歯科大学病院の先生の御苦労を知ることができました。また、メーカーの営業戦略などもわかり、現在では業者との交渉にも役立っていると思います。

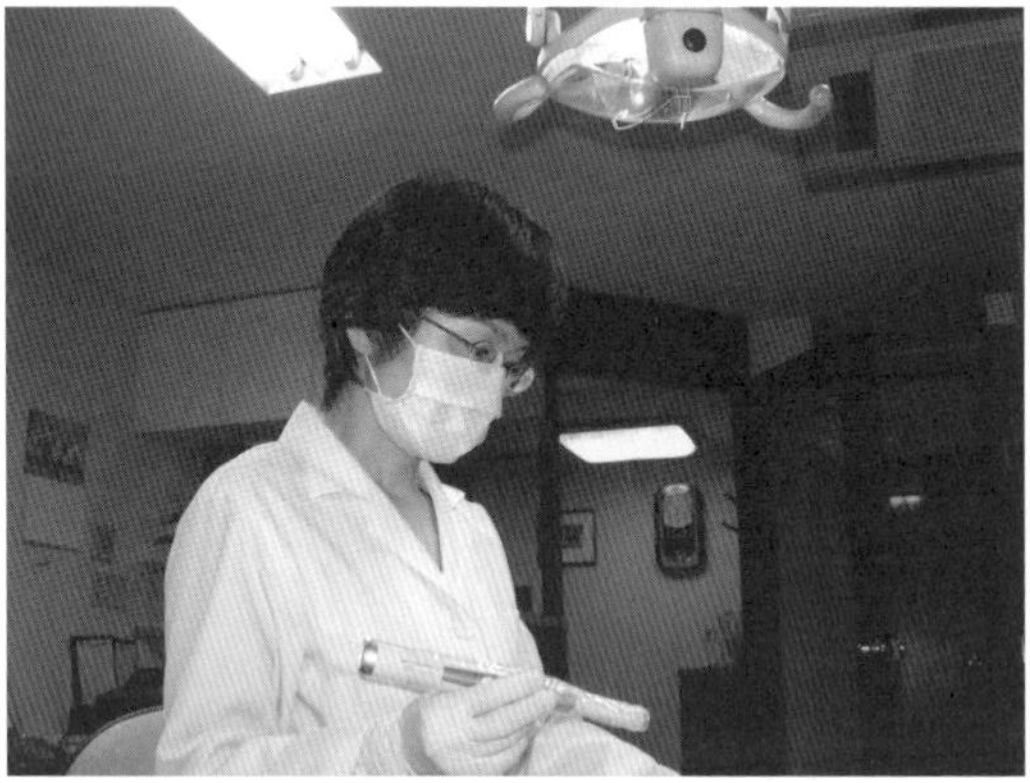

図１　仕事モードになっている（？）

結婚と夫の開業

私が出版社に勤務しているときに、夫と知り合い結婚しました。たまたま夫は歯科医師で、当時は勤務医をしていました。

結婚三年後、縁もゆかりもコネも何もない所でゼロから開業しました。当時私は、週五日会社員、週一日は夫の歯科医院に勤務し、残り一日の休日は家事で終わるというような生活でした。忙しさと、このまま患者さんが来院していただけるのだろうかという気持ちに押しつぶされそうになったことを今でもよく覚えています。また、夫とは診療中だけでなく、帰宅してからも議論（けんか？）をよくしました。「何もかもやめたい」と何度も思いました。夫も「勤務医にもどりたい。勤務医のほうが何倍も楽だった」といっていました。

開業から現在までと夫婦の関係

それでもどうにか医院が軌道に乗り、忙しくなってきたのを機に私は会社を退職し、医院に専属となりました。開業してから三年くらいはスタッフの問題や経営状況など手探りの状態で、必死でした。毎日、全力投球で勝負しているような気がしていて、一日が終わると精神的にも肉体的にもぐったりしていました。自宅までの帰り道では、「今日一日、全力で患者さんと向き合ったかどうか、力を出し惜しみしなかったか」考えていました。このころ、少しでも経理の勉強をしておけばよかったと思います。そうしていれば、税理士の先生の話も今よりだいぶ理解できたと思います。

どうにか一息つけたのは、開業してから十年が経つくらいの頃だったでしょうか。

現在、私は自分が他の医療機関やサービス業で受けた接客の方法で、自分がされてうれしかったことを医院にも取り入れるようにしています。例えば、ユニクロでの声のかけ方や整骨院での何気ない会話など参考にさせてもらっています。また、治療前に、患者さんと天気や趣味など、治療とは直接関係のない話を積極的にするようにしています。治療にもスムーズに入れますし、経過もよいようです。

そして、患者さんと接するときは、口の中だけではなく、全身、普段の生活の様子、おおげさにいえば人生そのものまでを見るようにしています。年配の患者さんを見ていると「あんな素敵なおばあちゃんになりたい」などと考えることもありますし、久しぶりにいらした患者さんが病気になられていると「患者さんやご家族に私は何ができるだろう?」と思ってしまいます。

夫とは、開業前後から今までいろいろな苦労をともにしてきました。今後何かあっても、あれ以上大変なことはないんじゃないかと思っています。もう二度とできないと思います（これから開業を予定されている方、おどかしちゃったら、ごめんなさい）。

あえていうなら、夫とは苦難を一緒に乗り越えた「同志」ということになったということでしょうか。

オンとオフの切り替え

自分でも性格はさっぱりしていて、引きずらないタイプと私は思っていますが、精神的にいっぱいいっぱいになり、きつくなることはしょっちゅうです。

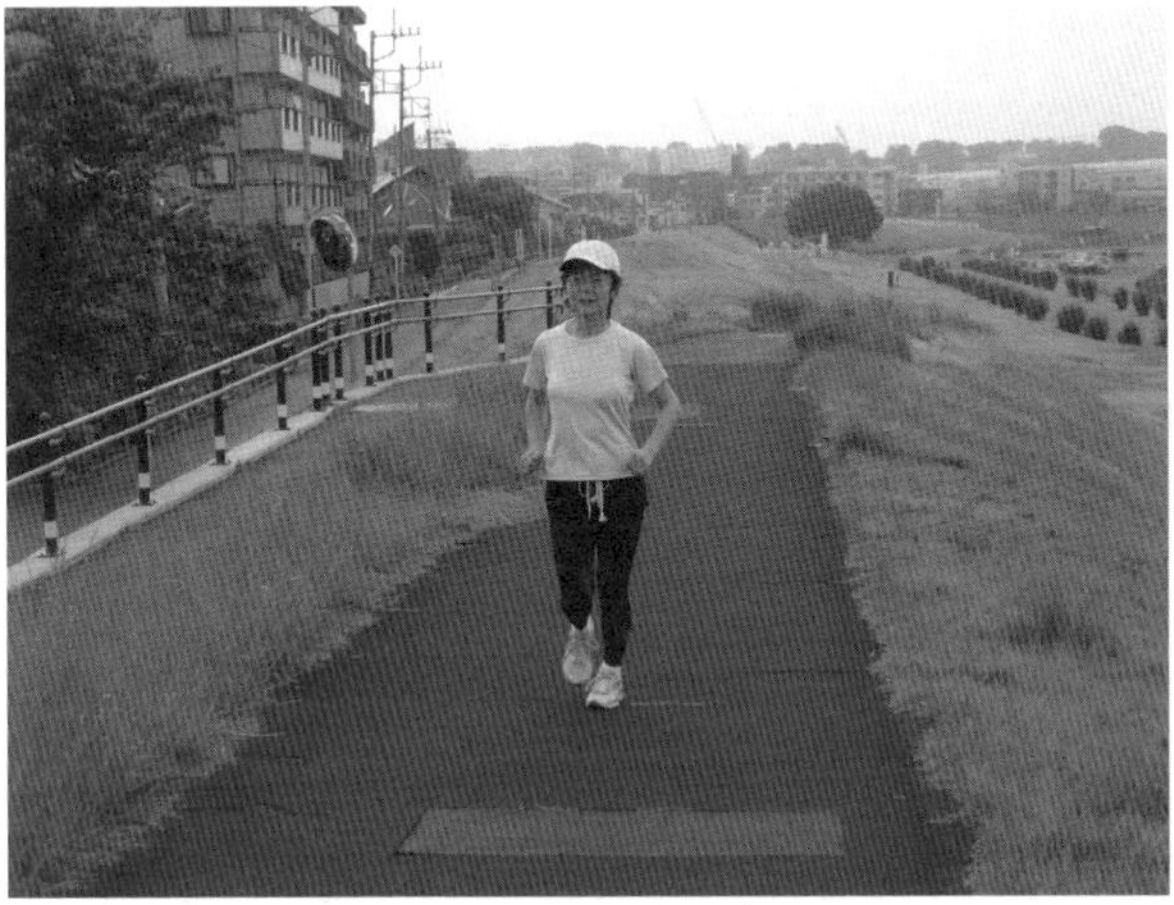

図2　休日の朝はランニングから始まります

そこで、私は休日には趣味のランニングや登山を楽しみ、切り替えるようにしています。

どちらも前を向いて、自分の足で、ゴールまでたどり着くという点で、似ていると思います。自宅のそばの公園を走ったり、時にはレースに出場したりしています（**図2**）。夏休みなどは、両親や夫と一緒に山に登り、テントに泊まったりして楽しんでいます（**図3**）。自然の中にいると、「自分なんてたいした存在じゃないなあ」と感じます。

仕事のことをすっかり忘れて、自分の体や自然と向き合うのは楽しいです。とはいうものの、人の脳は不思議なもので、山登りの最中に突然仕事のアイデアが浮かんだり、気になっていた患者さんのことをふと考えていることもあります。普段の生活とは違う感覚で、仕事のことを考えられるのも良いのかもしれません。

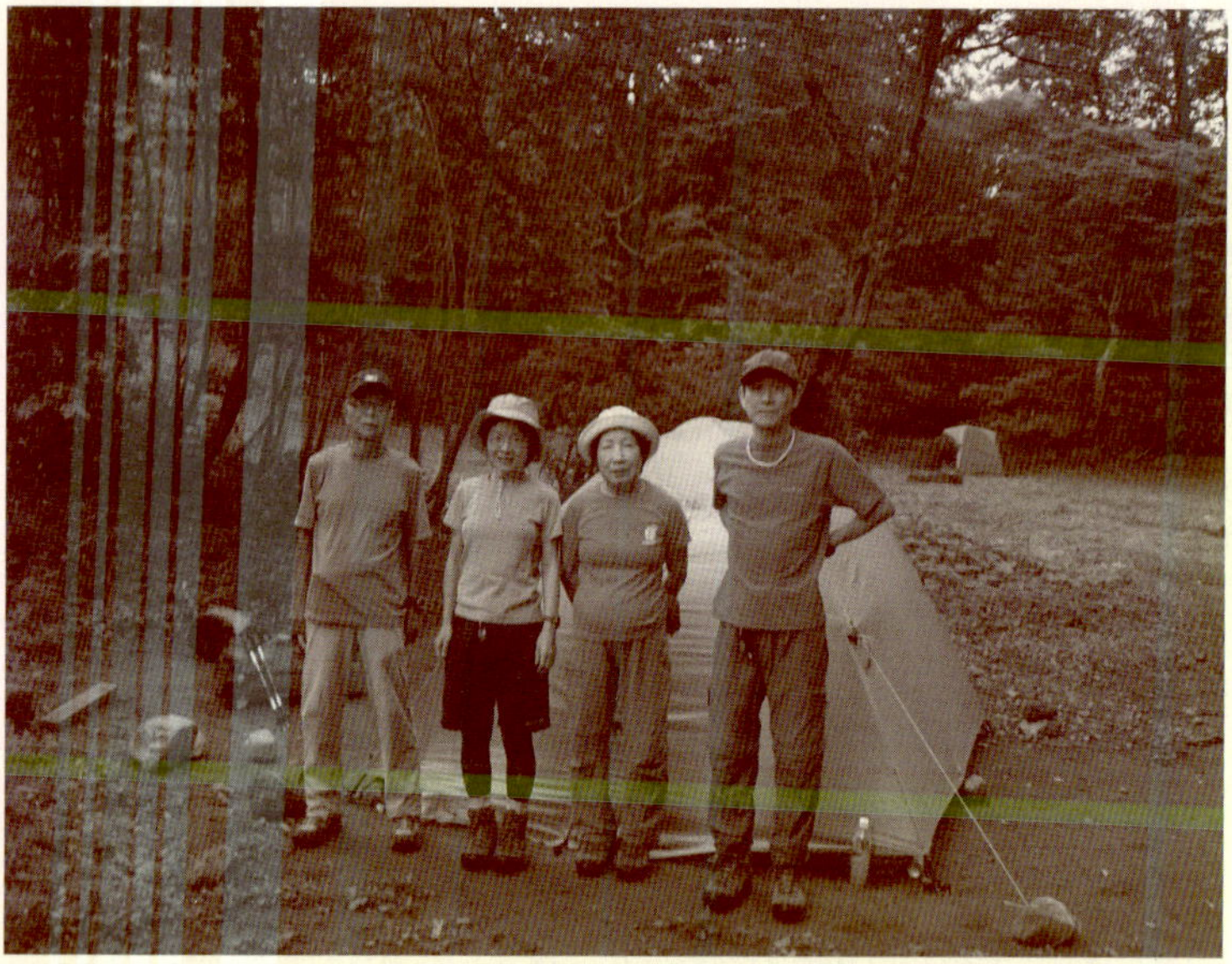

図３　夏休み、両親・夫と尾瀬のテント場にて

趣味を楽しめるようになって、自分でも多少のことではへこたれることがなくなったと思いますし、仕事にも前向きに取り組めるようになったと思います。また、両親や夫に対しても感謝の気持ちで接するようになりました。

これから歯科医療に従事しようという方々へ

私のつたない経験からですが、歯科医療は奥が深く、これでゴール（？）ということはないと思うようになりました。

患者さんの口腔内の状態は一人ひとり違いますし、多くの方が他の疾患を患っておられますので、目指すゴールあるいは目指せるゴールがそれぞれ違うと考えています。

私たち医療に携わるものにとって、患者さんひとりは、何人もいる患者さんのうちのおひとりですが、患者さんにとっては私たち一人ひとりがすべてです。患者さんの期待に応えられるように、毎日全力で私にできることをしようと思っています。少しずつでも患者さんのQOLが向上し、患者さんの生活に寄り添うことができればと思います。

どんな仕事でもいえると思いますが、私も「自分がどんな道を行くのか、行きたいのか」なかなかわかりませんでした。自分のおかれた状況、気持ち、経験などによって、変わってくると思いますし、時がたってから気づくことのほうが多いかもしれません。「自分の道」をみつけることは難しく、歩んでいくのはさらに厳しいと思います。私の場合、ただ目の前のことに無我夢中で、ふり返れば「自分の道」になっていた感じです。進路を決めた時と同様、やっぱり、安易に決まってしまいました。

最後に、私が元気をもらった一文を紹介したいと思います。


わたしたちは、もう迷わない。

この道をゆくと、決めたのだから。

急な上り坂も、下り坂もあるだろう。

枝分かれも、曲がり角もあるだろう。

でも、そんなときは思い出そう。

あの人も、きっと同じように、険しい道を歩み続けているのだと――。


（誉田哲也：武士道エイティーン、三四九頁、文藝春秋、二〇〇九。）

歯科保健指導をライフワークとして

ぷらす歯科衛生士事務所代表

佐々木　妙子

社会経験を経て歯科衛生士の資格を取得。行政機関などで歯科保健指導の活動に携わる中で、その重要性を実感し、自ら事務所を立ち上げて啓発・育成活動に力を注いでいる。自身の経験を活かし、楽しく、分かりやすく伝えたいという姿勢がたくさんのアイデアを生んできた。ふれあいの機会を学びの場とし、志す「歯科保健指導」とは——。

歯科衛生士をライフワークに

昨年（二〇一二年）十月で、歯科衛生士の仕事に携わって四十年になりました。資格を取得した動機は「結婚後も仕事を続けるならライフワークとしてやり甲斐のある、国家資格の職業を選んだほうが良い」と言う主人のアドバイスがあったからです。早速「国家ライセンスを取ろう」という本を購入し、自分のなりたい職業を考えました。歯科衛生士を選んだ理由は、当時は養成期間が一年であり、女性の職業として就職率も一〇〇％であると書かれていたためです。また歯科衛生士の業務内容からも、医療人として社会貢献できるという思いもありました。

結婚当時、私達は主人の転勤先である鳥取県倉吉市に住んでいましたので、「鳥取県立歯科衛生士専門学校」を受験しました。幸い合格し、昭和四十七年に資格を取得しました。卒業後は地元の総合病院勤務をスタートにその後出産・子育て、親の介護などの期間がありましたが、歯科診療所、行政機関などでずっと仕事を続けてきました。

特に行政機関（京都府庁）においては、一九八七年に嘱託歯科衛生士として勤務し、十六年間歯科保健業務を担当しました。

当初の頃は三歳児のむし歯保有率は六〇％近くあり、地域別では都市部よりも北部の山間部に多いなどの地域間格差がみられたため、これらの解消を目的に北部を中心とした保育所において、「親子むし歯予防教室」を開催しました（**図1、2**）。

子育てにかかわるすべての人を対象としたこの取り組みは、運営スタッフとして歯科専門職の他に保健師、栄養士、保育士、調理師、ボランティア組織である食生活改善推進員など多職種が加わり、五年間にわたり実施しました。

この事業の成果は、府内八割以上の保育所で歯科検診が実施されたことと、保護者に子ども達の歯を守ろうという認識が高まったことでした（一九九二年第三十回日本公衆衛生学会近畿地方会共同発表「幼児のむし歯予防について〈第一・二報〉」優秀賞受賞）。

この取り組みから多職種との連携が図られ、歯科衛生士が地域において、「歯科保健指導」の専門職として認められるキッカケにもなったと思っています。

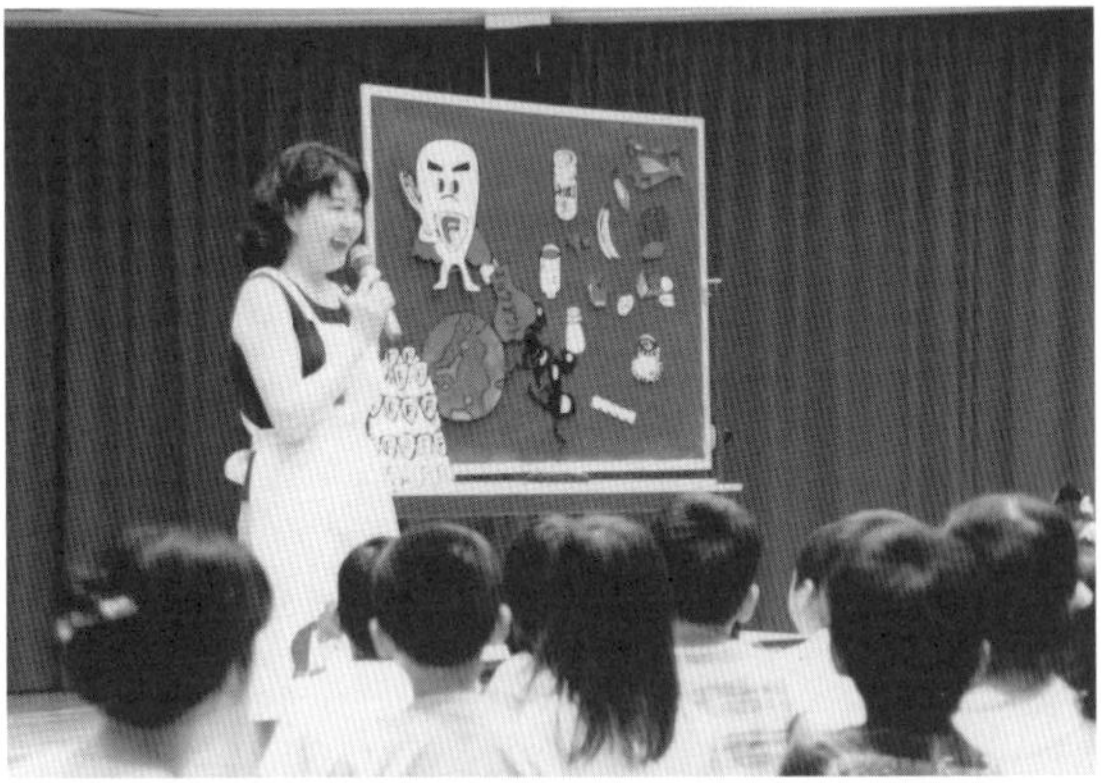

図1　地域ぐるみの「親子むし歯予防教室」を展開、子ども向けにフッ化物洗口をテーマにしたお話を、ペープサートを使って行いました

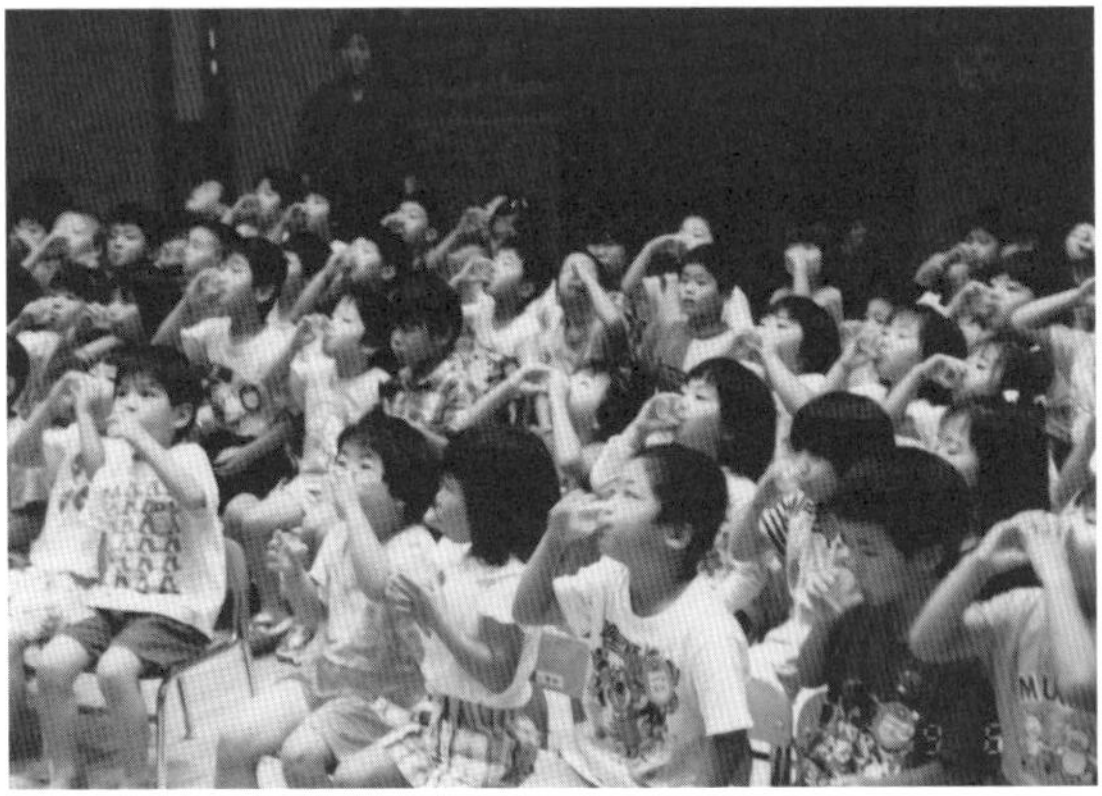

図2　図1でのフッ化物洗口のトレーニング風景、子ども達はとても真剣に練習しました

また永久歯（第一大臼歯）をむし歯にしてはならないという強い意志が保育関係者からも高まり、一九九五年から「フッ化物による子どものむし歯予防事業」が施行され、府内四十三市町村へ推進が図られました。

この事業は県（府）補助事業として全国で新潟県に次いで二番目に実施されたという先

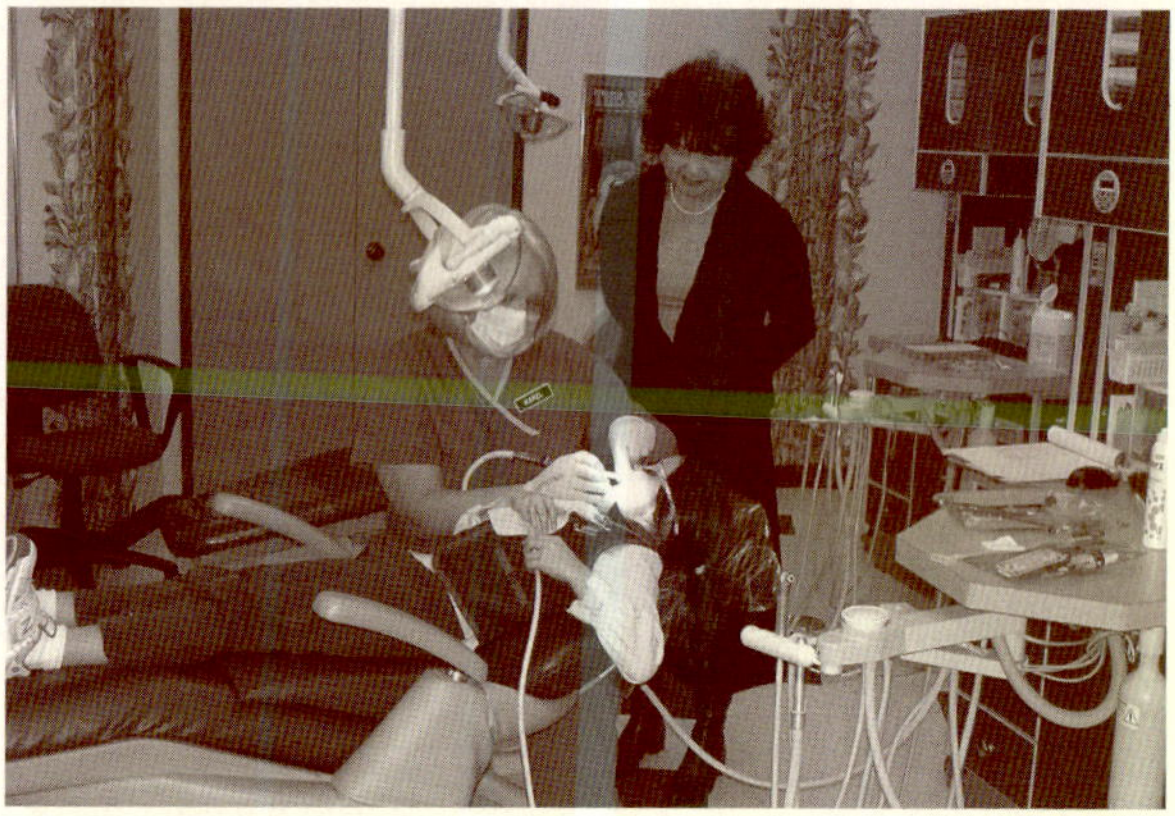

図３　米国テキサス州サンアントニオにおける小児歯科での歯科衛生士業務です

進的な取り組みでした。

　この時に保健センターや保育所など地域ぐるみで行った啓発事業「親子よい歯のおはなし（E六教室）」において、保護者だけでなく、対象者である子どもにもフッ化物への理解を高め、安心してフッ化物洗口やフッ化物歯磨剤が使えるような指導がしたいと考え、教育媒体としてオリジナルなペープサートを筆者が作製しました。

　このペープサートが保護者や保育士から高い関心と評価を得ることとなり、後の二〇〇五年に（財）口腔保健協会から歯科保健指導用媒体『楽しい歯のおはなし・動くペープサート〈子ども編〉』として出版することができました。

米国での貴重な体験を通じて

　また二〇〇八年九月に、長女の職員研修に伴い米国テキサス州サンアントニオに四カ月間滞在したことも大変貴重な経験となりました。

　米国において現地の親切な歯科医師との出会いがあり、テキサス州の歯周治療専門の歯科診療所と小児歯科診療所における歯科衛生士の業務を見学することができましたが、米国の歯科衛生士は日本に比べて、明確な専門性と社会的地位が高い職業であることを知りました。

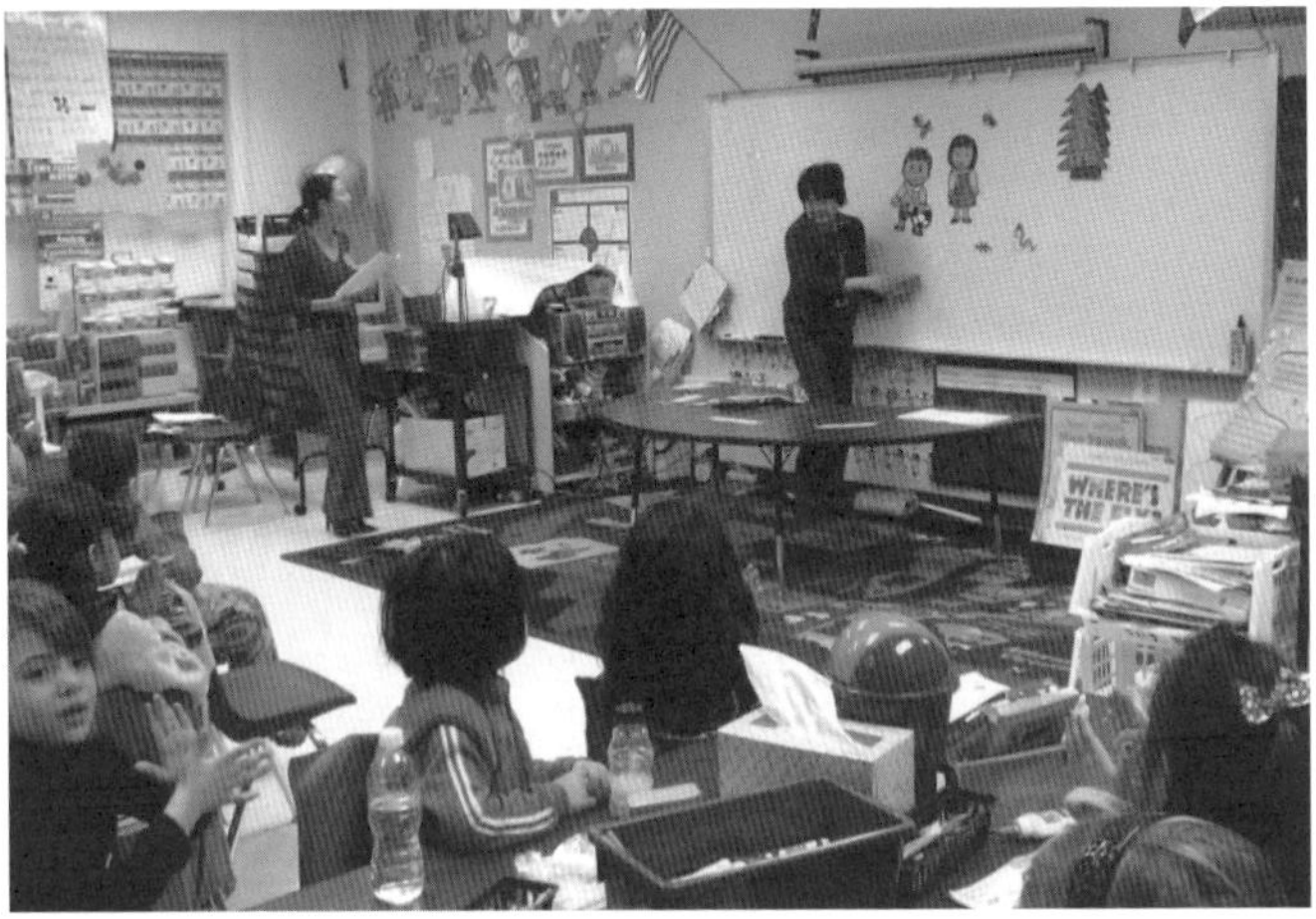

図4　サンアントニオの公立幼稚園で、オリジナルペープサートを使用して歯科指導を実施しました

ＰＭＴＣやＳＲＰなどのメンテナンスが主な業務であり、歯科診療補助業務（アシスタントワーク）はデンタルアシスタント（ＤＡ）という職種が役割を担っています。

三日間にわたって歯科衛生士業務を見学しましたが、どこの診療所においても歯科衛生士専用の部屋があり、歯科医師の指示で作成した治療計画に基づいて一日の患者スケジュールを立て、一人黙々とメンテナンス業務をこなしていました（**図3**）。

時々、歯科医師の治療室へ行って確認している様子がありましたが、ほとんど専用室で自立した業務を行っていて、コ・デンタルとしての誇りが感じられる仕事ぶりでした。

さらに思ってても見なかったことでしたが、テキサス州サンアントニオの公立小学校（幼稚園併設）において、ボランティアで歯科教室を実施することができました（**図4〜6**）。

娘からの情報をもとに、説明のために私のオリジナル作品のペープサートと歯科衛生士国際シンポジウム（一九九五年第十三回）で英語発表した論文を日本から取り寄せ、幼稚園で話し合いを行った結果、翌年（二〇〇九年）の一月十六日に九十分間の時間が割り当てられ実施することになりました。

対象園児は多国籍のクラスで二十二名、日本人は私の孫を含めて二名のみであり、英語のセリフづくりに取りかかりました。

また日本ではどこの小学校保健室にもある指導用顎模型が、学校にも見学した歯科医院にもなく、小さな病理模型しかありませんでしたので、仕方なく大きな口と歯ブラシのペープサートを作製しました。

事前の打合せは当然英語ですから、英語が苦手な私は英字新聞のような電子メールにびっくりしながら電子辞書を片手に苦労しました。

子ども達に話や物語が伝わるだろうかとドキドキしながらその日を迎えましたが、〝案ずるより産むが易し〟の言葉通り、娘の通訳と可愛いキャラクターのペープサートを活用したこともあって、子ども達は行儀良くイスに座って食い入るように熱心に話しを聞いてくれました。

担任の先生がとても協力的で、子ども全員に歯ブラシ（コルゲート、サイズの大きな歯ブラシでした）が用意されていて、口内法で歯みがきができたことも楽しくやれました。

テキサス州では小学校や幼稚園などにおいて、歯科衛生士が巡回して歯みがき指導を事業として行うことはないようでした。

口腔衛生指導はスクールナースの仕事ですが、日本と違ってこの幼稚園では昼食やおやつ後に一斉歯みがきをする取り組みはしていないようでしたから、大変喜ばれました。

小規模なボランティア教室でしたが、外国の子ども達に歯科指導するという非常に貴重な体験をすることができました。

子ども達の歯は、大半がむし歯はなくとてもきれいな歯でデンタルフロスなどを日常的にホームケアで使

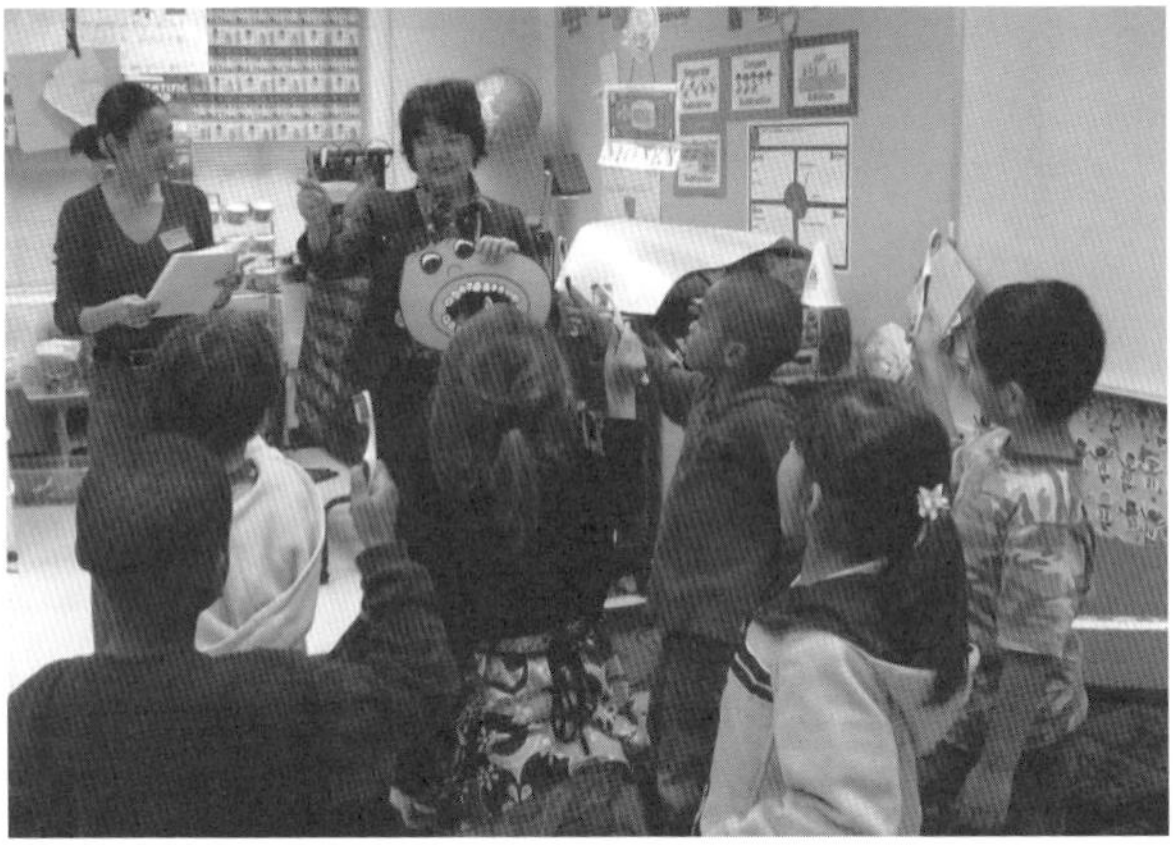

図5　図４の公立幼稚園での歌いながらの歯みがき実技指導の風景です

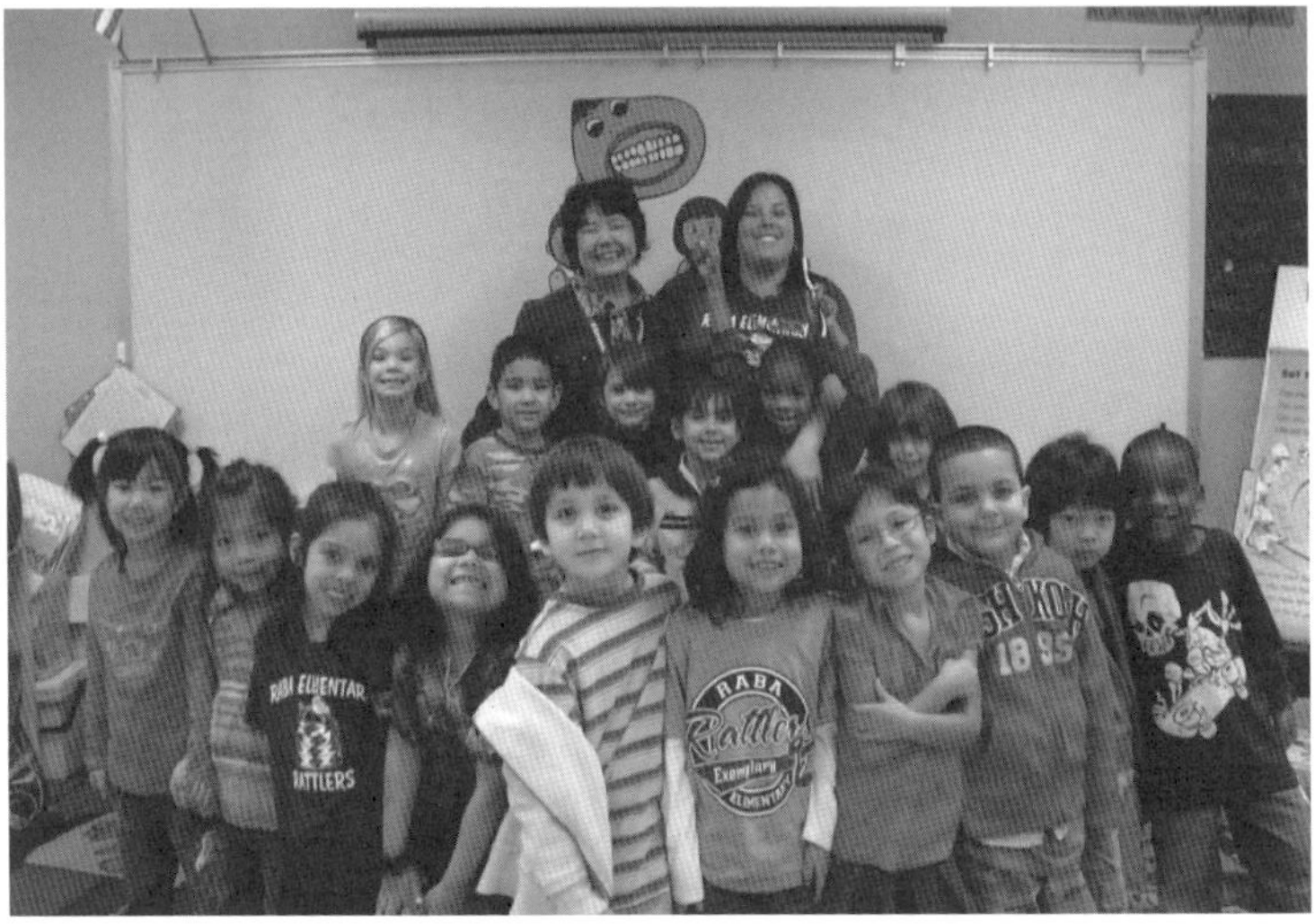

図6　図４の公立幼稚園で指導を行った年長組の園児、担任教師と一緒に記念撮影しました

用しているようでした。

これまで私は子どもにデンタルフロスを使っての歯みがき指導はほとんどしていませんでしたが、帰国してからは保育園や幼稚園の歯科教室において、必ず母親にフロッシングの実技指導を行っています。

歯科保健指導を得意分野として

二〇〇三年に独立して歯科衛生士事務所を自営し、地域歯科保健における啓発業務や介護分野の専門職に対する口腔ケアの実務能力の育成・向上教育を主な活動としていますが、私が歯科保健指導をライフワークといえる分野にするようになったのは、子どものむし歯予防を地域で熱心に活動されていた歯科医師との出会いもありましたが、何よりも同じ想い・考えを持つ保健所や市町村の保健師、栄養士等の多職種の人達に支えられ、行政機関で協働してきた経験、知識が活動の基盤となっています。

長い歯科衛生士の仕事の中で、学会やシンポジウムにおける発表を積極的に行い、実践してきた活動のまとめや次のステップ目標を定めて取り組んできました。

ひとりの力では成すことのできない仕事もＮＰＯ法人等の組織体と協働することで、計画的で継続した事業として展開していくことが可能となります。

さらに関連する学会や団体に所属し、人脈を広げたことも仕事の依頼につながっています。

これからも出会いを大切にして、得意分野を活かしながら仕事を楽しみたいと思います。

変えたくても変えられないもの

ナグモ歯科赤坂クリニック

田島　菜穂子

偶然に歯科衛生士の存在を知ることになり、仕事を始めたが、三十年の臨床経験を持ちながら、パワーは現在も衰えておらず、臨床に講演に学会活動にとアグレッシブに活躍している。広範囲な活動にもかかわらず、いつも平常心で細やかな配慮ができるのは仕事から学んだと思われる。歯科衛生士の仕事のおもしろさとはいったい何なのだろうか？　人にとっての天職とは――。

歯科衛生士への道

まだ小学生の頃、私が通った近所の「歯医者さん」は二階建てで、玄関が白い木の扉の歯科医院でした。ドアを開けたとたん、ツ~ンと消毒薬の臭いがして、それだけで身がしまる思いをしたのを覚えています。次に歯を削る臭い、WAXの蠟の臭い、薬品の臭い、医院全体が色々な臭いに包まれ、まさに「病院」という感じでした。診療室からはガーという歯を削るけたたましいエンジンの音が聞こえ、「あ~怖い。今日は何をされるのだろう……」と逃げ出したい気持ちになりました。恐る恐る保険証と診察券を受付に出すと「はい、いらっしゃい」と男の先生の声が診療室から聞こえます。呼ばれて座った椅子は硬い黒い立位の椅子です。目の前に見えるものは器具と茶色や青の薬瓶、ストッピング(当時名称はわからなかったが)など、バーナーの火はゆらゆらと揺れ、見上げると満月のような大きなライト。スピットンを覗くと、そのちょっとした汚れが妙に気になります。今のようにBGMもなく、静まりかえった部屋の中、遠くから聞こえてくるシューシューという煮沸消毒の音、カチカチという柱時計の音が、ぽつんと一人待っている私の恐怖心を高めていったものでした。

「どうしたの?」長い白衣にガーゼのマスク、白髪まじりの先生は眼鏡ごしに尋ねますが目は鋭く、ちっとも笑っていません。余計なことは一切話さず、シミがついた白い大きな布エプロンを首の周りにかけられ、銀色のコップに水が入るや否や「どこ? ハイ、あいて」とすぐに治療が始まります。一体何が始まるのか、今日は何をされるのか、不安な中、突然私の目の前に現れたのは注射針でした。当時は表面麻酔などあるはずもなく、いきなりブスッと始まります。ムシ歯を治療してもらうといつも、削ったあとに緑色のワックスが目の前で軟化され、今、思えば、それは直接法のインレーの印象でした。子ども心に熱くないだろうか、火傷をしないだろうかと削られるよりもハラハラドキドキしていたのを覚えています。治療が終わり、玄関のドアを開けたとたん「終わった！」と、その心は言い知れぬ開放感に満ちあふれたものでした。

　これが幼い頃の私の歯科治療の体験です。多くの人が、「痛いから歯医者は嫌い」「怖いから行きたくない」と言う理由が私にもわかるような気がします。どんなに明るく清潔感が漂う待合室やカラフルな白衣、親切で優しい応対に最新の治療を受けても、幼児体験や過去の嫌な体験はそう簡単には消し去ることができないものです。まして腫れたり、痛んだりとなれば、なおのこと病院に行くのに勇気がいります。やはり「歯医者」は好まれない場所、誰もが行きたくない所なのです。そんなところが私の職場になろうとは夢にも思ってもみませんでした。

　短大を卒業後、花のＯＬになる予定でした。医者や歯医者の世界とは全く無縁だった私。人の口の中など汚くて、血を見るのが、なによりも大嫌いだった私が、なぜかいまだに歯科衛生士を続けています。「人っておもしろい」どうやら私はそこにはまってしまったようです。今から三十年以上も前、希望した企業の試験に落ちてふてくされていたら、整体師の伯母が「これからは、女性が手に職を持つ時代になるわよ。だから、何か資格をとった方がいいわよ。」と勧めてくれました。そんな時にどこから聞いてきたのか、母がおいしい話をもってきてくれました。「田舎の遠い親戚の恵子ちゃんが歯科衛生士になったそうよ。お給料はいい、休み時間はたっぷり、仕事も楽みたいよ。今なら専門学校も一年制で国家資格をとれる所があるみたい。いいじゃない？」と。「一年なら、いいかな。」何もわからず、この話にのってしまったことが私の歯科衛生士人生の始まりです。

　選んだ学校は東京の中野区にあるアポロ歯科衛生士専門学校です。当時は東京にあるとは思えないような古い二階木造建て、ガラス窓から隙間風が入り、教室には珍しいだるまストーブ。一階は実習室、二階は教室。学校にはこの二部屋しかありません。何よりも嫌だったのは、さっきまでホルマリン漬けになった抜去歯牙の鑑別を行っていた同じ部屋で、ホルマリンの臭いとともに昼食を摂ることでした。しかし、設備は古くても校長の小池菊子先生の教育は素晴らしく、先生からは「本物を見ることの大切さ」と、この仕事の精神が「奉仕」にあることを学びました。忘れもしない初めての校長先生の授業の日、小池先生は教室に入ってくるなり黒板に大きく「奉仕」という二文字を書かれ「あなたたちの仕事はこれですよ。」とおっしゃったことを憶えています。学校教育は基本であり、臨床はその応用の連続です。解剖学にしても生理学にしても、もっとしっかりと勉強をすればよかったと今さらながら後悔が残ります。目標はただ一つ、国家試験に受かることだけで、一年では勉強も何もかも、すべてが理解できぬまま通り過ぎていった気がします。しかし母校で受けた貴重な精神教育は後に社会に出たときにとても支えになり、働く時の一つの心がまえとなりました。

何でもそうですが、十年続けることができるとそれはいつの間にか「天職」になるといいます。さらに続けていると本質が見えてきて、さらにおもしろくなります。そこまで続けるには、笑っているだけでは駄目で、時にはへこんだり、挫折したりの連続で、目標に向かっての勉強や努力は必要です。自分が何をしたいのか、どちらの方向に進みたいのか、その目標がはっきりと描ければ描けるほど、どのような小さな失敗もそれはやがて、「体験」という自分の貴重な財産になっていきます。歯科衛生士になりたての頃や、新しい職場では、心の余裕もありませんが、少し環境や仕事に慣れた頃には、「自分は何をしていきたいのだろう」と自分自身に問いかけて立ち止まってみることも大切です。おそらく臨床で働く多くの歯科衛生士さんは、自分が何かをすることで人の役にたったり、喜んでもらえたりすることが嬉しいという純粋な気持ちを、深いところにもって仕事をしていると思います。ただ、仕事となると思いだけがあっても仕方なく、一つ一つの結果をださなければならないのが現実です。

その結果として患者さんからは「ありがとう」「きれいになったわ」「安心しました」という感謝の言葉をもらい、ささやかな喜びを実感できるものです。大変ですが、このようにやりがいのある仕事はないと感じます。歯科衛生士の仕事は、技術職なので、自分の体験、知識をつぎつぎと積み重ね経験とすることができます。ですから、「天職」だと思えるまで、皆さんにはぜひ、この素晴らしい仕事を長く続けていただきたいと願います。

四つの眼

ではどのようにすれば、その医療の本質が見えておもしろさを実感できるようになるのでしょうか。その秘訣をお教えしましょう。私の経験から、まずは心がまえとして「素直さ、誠実さ、積極性と努力」が必要です。これがあれば、何とかなります。「私はどれも持ち合わせているわ」と思う方は、次に養うこととして「観察力」です。本質を見抜くにはこの観察が欠かせません。自己に対する観察。口腔内の観察、身体に対する観察、環境や自然、色、道具などすべてに観察です。他人に対する観察。と大切なことを見失いがちです。あるいは、見えてこない。見えない。ということがあります。人は一点集中になりすぎるとよくあることですが、目の前の歯石を取ることにばかり夢中になっていると、歯肉を傷つけていることが見えず、患者さんの苦痛な表情も見えてきません。そして、時間がどんどん経過していることや、次に待っている人がいることにも気がつきません。この場合一生懸命になるあまり、状況判断ができなくなってしまっています。

もし、余裕があり、少しでも客観視することができると、行動に対する軌道修正ができます。客観視するための「観察眼」として広くバランスよくということが大切で、私はその秘訣として「四つの眼」を心がけるようにしています。一つめは、前の小さな事実をみる「魚《さかな》の目」。魚の目は、目の前についていて、前方のものは実によく見えます。ところが、背後からきた敵に対しては、一網打尽に食べられ襲われてしまいます。二つめは「虫の目」。虫の目は魚と違い、後方からくる敵から身を守り、餌をとるためにつくられています。ですから、前を向き、気づかないふりをしていても、背後のことが実によく見えています。「鳥の目」はまさに鳥瞰図というぐらいで、高い所から配下を見渡せる目です。そして四つめは、「心の目」です。これは、本質とも、第六感ともとれるものです。経験を積んでくると、理屈抜きで患者さんを見たとたん「何か変」「いつもと違う」と直感的に感じることがあります。毎日、このようなことばかりを意識して仕事をしているわけではありませんが、日々、時間に追われながらも瞬間立ち止まり「あれ？　これでいいのかしら？」「もしかしたら、こんなことを患者さんは言いたかったのかな？」と思い直すことはあります。仕事の仕方でよくないことは、「流して仕事をすること」です。時間に追われたり、忙しかったりすると、誰もがよく言う「雑に手を抜くこと」を始めます。その中で、慣れからくるベテランの見落としや手抜きは、最も慎むべきことです。私たちの仕事は、人の身体や心を治す仕事なので、このことは自分自身に対して注意を払う必要があるでしょう。なぜならその小さな、油断や緊張のゆるみが、事故やトラブルにつながっていくからです。しかし、何よりも怖いことは近くにその姿勢を見ている、感じとる「患者さん」がいるということです。どのようにとりつくろったとしても、人の「心」と「言葉」と「態度」は常に一致しているものです。よく患者さんと信頼関係をつくるためには……と簡単に言いますが、築くのは大変、崩すのは一瞬です。出会った時からの積み重ねがこの結果をつくっていくのですから、患者さんからプロとして、人として信頼を得たいと望むなら自分自身の日ごろの姿勢を時には立ち止まって客観的にみて、修正することも必要でしょう。

この「観察の眼」を養うと、「考える」習慣が自然と身についてきます。「なぜ?」「どうして?」と疑問を持ったことに対しては、そのままにせず、自分の成長のためにも答えを探し求めることです。素直に先輩に質問したり、本を読んだり、患者さんから教わることもたくさんあるでしょう。このことが後々自分の知識の広がりとなり、気がつくと、多くの知識の引き出しが出来上がっているものです。これが増えてくると後々の診査や判断の応用ができるようになり、ますます臨床が楽しくおもしろくなってきます。

パンキー哲学に出会って

私がなぜこのように思うかというと、これもひとつの出会いによるものです。歯科衛生士学校卒業後、初めて勤務した診療所では社会で働くことの厳しさや楽しさ、お給料をいただく喜びを学びました。三年後、もっと専門的なことを勉強したいと思い、現在勤務する診療所に出会いました。ここで味わったことは「私は、何て何も知らないのだろう!」というカルチャーショック。井の中の蛙大海を知らずとはまさに私のことでした。世界に通用するようなことを求めて全員が仕事をしているのですから、当然といえば当然かもしれません。ここで技術の習得だけではなくDr.パンキーの臨床哲学に出会ったことが今の私のすべての核となり、私の考え方を大きく変えていきました。パンキー先生はギリシャ時代の哲学者アリストテレスが人生に成功をもたらすために説いた人生の十字（図

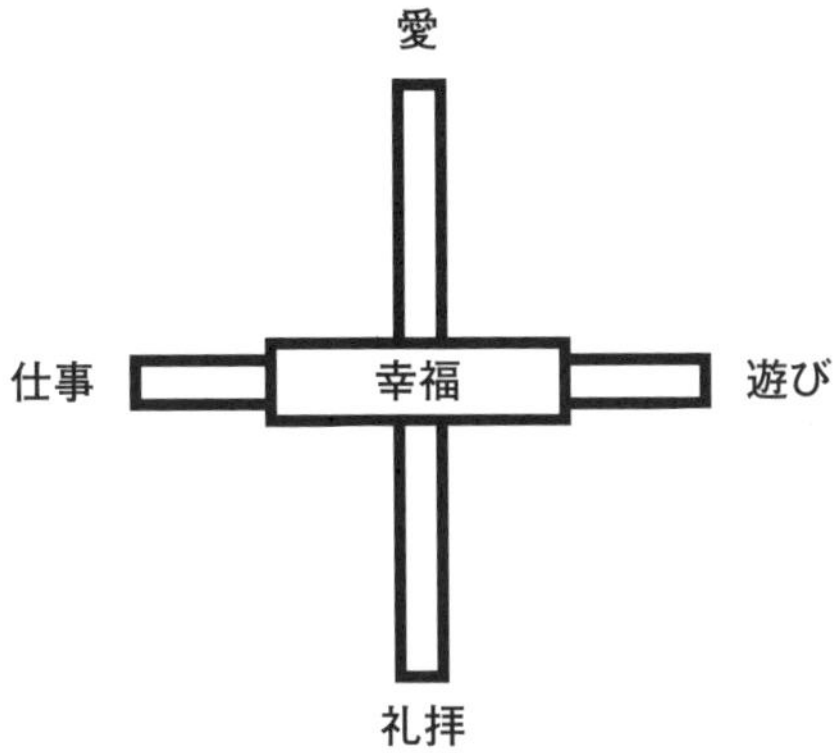

（川村貞行：患者を知り己を知れ―L.D.パンキー；歯科診療哲学―、書林、1977より引用改変）

図1　人生の十字

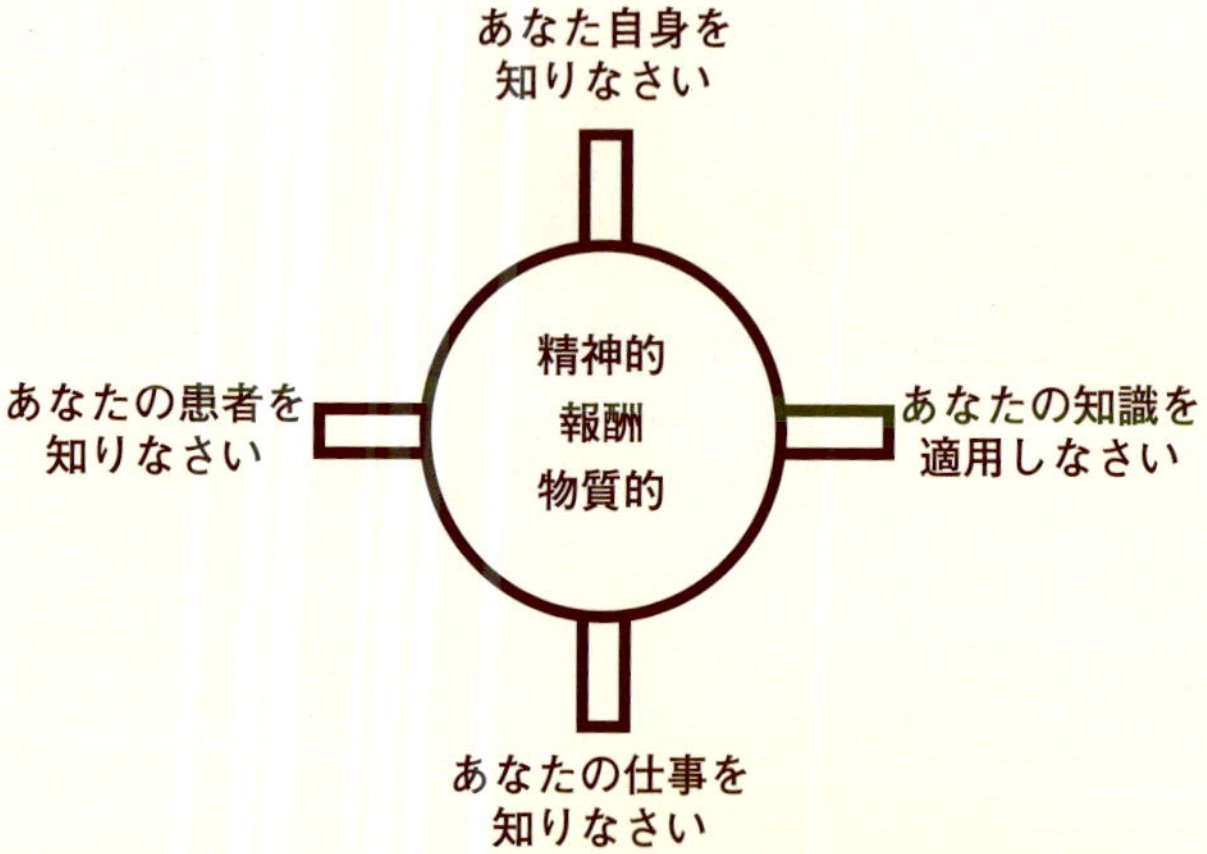

（川村貞行：患者を知り己を知れ—L.D.パンキー；
歯科診療哲学—、書林、1977より引用改変）
図２　歯科医業の十字

１）になぞらえて「歯科医業の十字」を創造されました。これは臨床に欠かすことができない理念の本質であり、時代を越えて世界各国で今もなお実践されています（図２）。要約すると、「私たちはこの仕事から二つの報酬を得ることができます。一つは良質な仕事をして患者さんの健康に貢献したことにより得られる患者さんからの「感謝」や「承認」などの「精神的報酬」。もう一つはそれによって得られる治療費や謝礼などの「物質的報酬」です。成功するためには、この両方が必要ですが、何よりもこの「精神的報酬」を優先に考えていくことが大切であるとパンキー先生は言います。そしてこれらの報酬を得るためには「あなたの仕事を知りなさい」「あなた自身を知りなさい」「あなたの患者を知りなさい」「あなたの知識を適用しなさい」ということの四つを探求しバランスをとっていくことが大切です。」それまで技術は技術、知識は知識と区別して学んでいた私にとって臨床の根底にはそれらを統合するもっと深い人間的なものが要求されることに気がつきました。医療とはまさに「今、生きている人」を扱うものである。ということです。よく読むとすべてが「あなた」つまり「自分自身」を知ることから始まっています。この中で最も難しいことは「あなた自身を知りなさい」ということでした。私はこの自分を知るために、相当の時間とお金を費やしましたが、それでもなお、まだ自分自身のことは見えていないかもしれません。しかし、パンキー先生の言われる「自分」を知ることで、他人との壁がとれ、患者さんの悩みが深く理解できるようになり「人を知る」「患者を理解する」「思いやる」ことが少しずつできるようになってきました。つまり当たり前のことなのですが「患者さんも、私たちも同じ人間なのだ。年齢も資格も関係ない。」という土俵に立てたということです。すると、患者さんがかかえる思いをより深く心で受け止め、傾聴し、その物語を少しずつ理解することができるようになり、プロからみて最善の方向へと患者さんを導くことができるようになりました。歯科衛生士として学んだ知識や技術を、自分の経験の中でどのように活かしていくか、どのように導き結果をつくっていくか、その相手は赤く腫れた歯肉や硬い歯石ではなく、自分と同じ生身の人間であるということです。歯科医療を通し、患者さんが健康になることで、患者さんも私たちも、ともに喜びを味わうことができる。これがパンキー先生の言う「精神的報酬」だと言えるのでしょう。

この理念には、学校教育でも出会うことができず、今でも知らない歯科衛生士がたくさんいます。「汚い、キツイ、危険」が歯科衛生士の仕事と言われていた頃、自分は何のためにこの仕事についているのか、毎日、人の口の中ばかり見て、何をしているのか解らなくなることや、迷うことがたくさんありました。患者さんに優しくすることがすべてではなく、時には、プロとして「NO」と言うことや、叱ることや突き放すこと、選択させることも必要な場面があります。心で思っていても、実際に言葉に出して患者さんに伝えることは、勇気がいるものです。まして、自分の親以上の年上の人に向かって反感をもたれないように「それは違いますよ」と諭す時の緊張感。「私には解りません」と言うときの潔さ。それは、どれも自分ではなく相手に意識を向けているからこそ出る言葉であり、患者さんが自立し、病気を進行させたり、悪化させたりしないようにプロとして責任をもって導くためのものでもあります。その時に「原点に戻る」パンキー先生の理念に戻ることで、状況に惑わされることなく「私にも、患者さんにとってもこれで、いいのだ。」と自分に「ＯＫ」を出して内心ほっとする、前に進むことができるのです。

医療の本質

最後に、近年「患者さん」を「患者様」と呼ぶことが多くなり、歯科医療がサービス化していく風潮になってきているように思われます。表現方法や環境が患者さんのためにより良く改善されることは良いことなのですが、いきすぎると違和感を感じます。医療の本質はサービスではなく、やはり病をかかえた人に対する「癒し」「安心感を与える」にあるのではないでしょうか。無意識に「患者様」と呼ぶことに慣れ医療とサービスを混同している、そこに不思議さを感じます。

将来、ボタン一つで歯周治療ができる夢のような時代が訪れたとしても、この「医療の本質」だけは変わらない、変えてほしくないと願います。

おもしろさは自分でみつけよう!

四国歯科衛生士学院専門学校
船奥　律子

歯科衛生士の仕事は、歯科医院で診療の準備や補助をされている方と誰もが思う。その歯科衛生士を育てる歯科衛生士をご存知だろうか。その仕事は、理論はもちろん実技も課外実習もすべて、学生と一緒に体験する。臨床の現場も、教員もかなりハードである。どんなにつらくても、忙しくてもいつも笑顔で仕事を楽しんでいる。困難に対応する秘訣は——。

仕事がおもっしょい（おもしろい）

歯科衛生士の資格を取得して三十年が過ぎてしまいました。

小さい頃からなりたい職業はいくつもありましたが「歯科衛生士」になるとは夢にも思いませんでした。そんな私が歯科衛生士教育に携わっているのは不謹慎な気もしますが、現在の私は、すっかり「歯科衛生士」の仕事にはまっています。

三月の卒業式。三年間の教育課程を修了し「国家試験」という壁を乗り越えた学生たちを送り出します。「先生お世話になりました。これからも熱血先生でいてくださいね。」若い人らしい桜の花びらを散らした色紙にそっと書き添えられた卒業生からのメッセージの一文です。巣立ちの時、晴れ晴れとした達成感あふれる笑顔に触れることができるのは、教育機関に携わる歯科衛生士専任教員の醍醐味です。お礼を言いたいのは私のほうです。（こちらこそありがとう。あなたたちのおかげで、私はいっぱい歯科衛生士のおもしろさをみつけることができているよ。）と、心の中でつぶやく。

そうなのです。今も歯科衛生士として熱くいられるのは、このせいかもしれません。若い頃は、この職業を選んだことにちょっぴり迷いを感じることもありましたが、おばちゃんになるにつれ、歯科衛生士という職業が大好きになってきました。学生はそんな私に「熱い！」とか「絶対に仕事好きなんと思う。楽しそうなもん。」といいます。ズバリそのとおり「おもっしょいよ。」私はこの思いを胸に学生教育に従事していきます。学生がなりたい歯科衛生士になれますように、職業のおもしろさをみつけるチャンスに出会えますように、意欲的に学ぶ姿勢が育ちますように、と心から願っているのです。

自律的に学ぶ力をのばしてあげたい

学生のチカラにはいつも驚かされます。パワーというべきか、ただ、それが最近の若い人は表面化せず、潜伏状態で体内の奥深く大切にしまわれています。勉強に関しては、その能力の宝物が備わっていることさえ知らない学生が多いのです。私が教育にかかわって確信したのは、自律的に学ぶ力が歯科衛生士力の軸になっていることです。特に臨床・臨地実習では、俄然、自らの意思により考えて行動することが多くなるので、ここで才能の開花する学生もいます。期末試験や国家試験などの筆記試験は、すでにそのチカラを発揮することが習慣化されているか、していないかの違いが結果として明確に表れます。「能力がない（無）」ではなく「開花していない」のではないでしょうか。

では、自律的に学ぶとは、どういうことなのでしょうか？　筆記試験に限局すると、点数が思うように伸びない原因の多くは、自分なりの勉強法を身につけていないことにあります。そのくせ、国家試験前には死ぬほど勉強して合格するのです。「なぁ〜だ。できるでぇ〜。」なのです。では、一刻も早くスイッチをＯＮにしなくては！　そこで本校では一泊二日の「勉強合宿」を開催するようになりました。スタートは三年生の国家試験対策でしたが予想外に好評で、すぐ一・二年生にも導入しました。以来「勉強合宿」は、入学してすぐの学校行事として定着しています。

教科は「口腔解剖学」「微生物学」などの基礎分野を選んで、合宿開始時のプリテストと終了前のポストテストで学習成果を把握します。合宿での学習内容は、ノート作りのヒントや覚え方の工夫の指導、自分の体を見て触って確かめる、宿泊の部屋対抗（クイズ形式）による解答発表などを行っていますが、教科書や小辞典などの利用の仕方、調べ方など「調べる」ことに最も多くの時間をかけます。みっちり勉強した後の親睦会は、毎年大盛況です。今年の新入生は、昼間は大浴場での入浴をためらっていましたが、懇親会後は

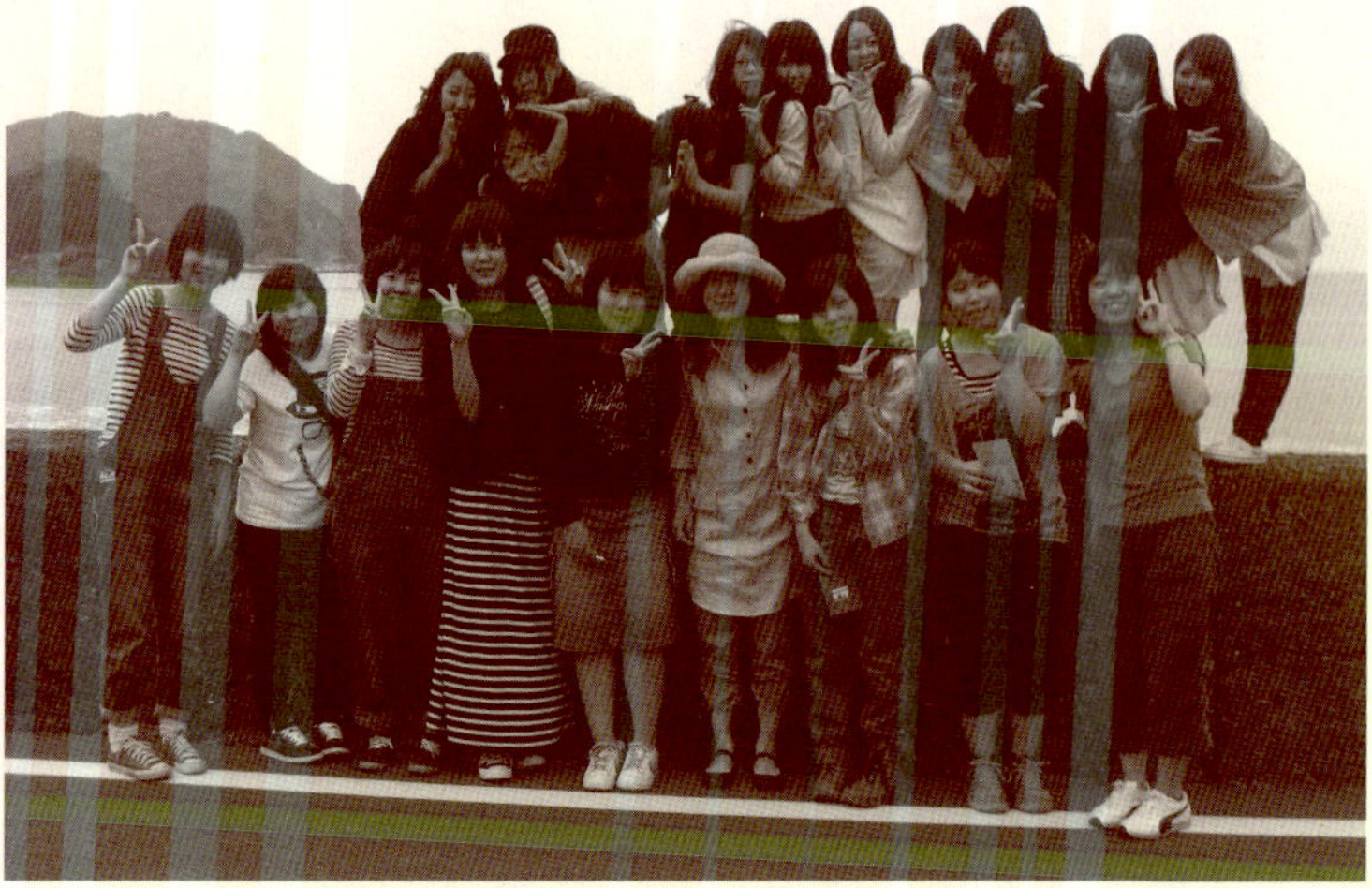

図１　一泊二日の勉強合宿、前列右から４番目が筆者

「裸族」と化したそうです（図１）。

　二日目のグループワークでは、ＫＪ法で「勉強で不安なこと」や「今からできること」などを書き出し、学生の思いを発表してもらいます。勉強に対する不安は少し解消されましたが、このようなフォローアップを継続して行ってほしいことや、中には講師に対する要望も多くあがります。ここで出たことは私たちの授業展開や学校の取り組みにも活かしていかなければなりません。

　こうした取り組みの成果かどうか、卒業前の三年生の国家試験用ノートは芸術的でさえあります。国家試験合格を危惧される学生が無事勝利を得ることができるのは、奇跡でもなく、偶然でもありません。ついに彼女たちのチカラが花咲いた結果なのです。その潜んだチカラを引き出し、ゴールへともに歩み、導くのが私たち教員の役割ではないかと考えます。「私たちは、挑戦する学生の応援団に徹する覚悟が必要である。」とは、学校案内に掲載された本校の校長からのメッセージです。

おもしろさは自分でみつけよう！

私の長所は、おもしろさをみつける能力があることかもしれません。

小学校三年生の遠足で行ったキャンプ場の広場でのことです。見たこともない深緑色のたくさんの丸いつぶを発見しました。さっそくおやつのキャラメルの空き箱にぎっしり詰め込んで、自慢げに家に持ち帰りました。母は「りっちゃん、ほれは野ウサギの糞じゃわ。あほやなぁ〜。」と教えてくれました。私の自然観察の師匠でもある母に感謝したいのは「あれ何だ？　これ何だ？」の視点を育ててくれたことです。そして、その疑問を解決するためのひとつとしていろんな図鑑をそろえてくれました。実家には小学生用から専門的な図鑑まであります。地図も大好きです。地図パズルで日本の県庁所在地や世界の首都は自然に覚えることができました。学力に直接結びついたかどうかは怪しいですが、好奇心や探究心は確実に芽生えたと思います。

意識したわけではないですが、それは私の子どもたちへも受け継がれています。我が家にも「野の草花」「動物」「鳥」「貝」「小さな生き物」「きのこ」「どんぐり」など大小の図鑑類が豊富です。先日納屋で捕獲した小動物が何であるか家族で大騒ぎをしました。頭が小さく、もこもこしていて動作が鈍い。体の長さとしっぽの長さが同じくらいあります。イタチではないようです。娘たちは、さっとスマホで検索を始めました。しかし、結局は子ども用の動物図鑑で答えがみつかりました。それは、むささびでした。

わからないものを自分で調べて答えをみつけるのはとても楽しいです。観察力は重要ポイントになります。ああでもない、こうでもないと壁にぶつかる過程もおもしろいです。学生には、そんな体験をたくさんしてほしいと願っています。

「みっけ！」の図（**図2**）は歯ブラシや奥歯の絵をみつけてぬり絵を楽しむことがねらいです。いろんなイ

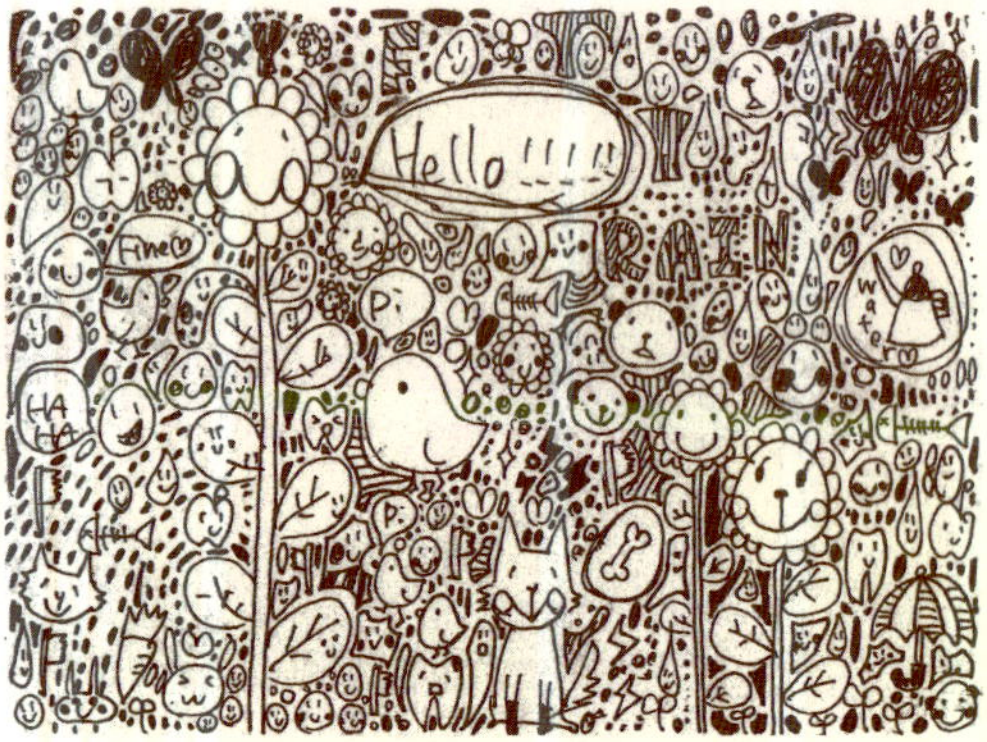

図２　大人気のぬり絵、実は娘からのプレゼント

ベントで使ってみましたが間違いなく大人気です。小さい子たちから大人や知的障がい者、みんなみつけることにははわくわくするようです。

選択肢のある臨床・臨地実習

わくわくした気持で学んできてほしいから、本校の三年生の臨床・臨地実習は「コース選択制」です。アイデアは、三年制教育移行時のカリキュラム検討会の時に学校の職員全員で考えました。国家試験の勉強中、学生から「臨床実習でもっと勉強しておくべきだった」という声が多く出ていたからです。また、教育年限の延長とともに、スタンダードな歯科衛生士の養成から専門的な歯科衛生士の養成が必要とされてきたこともあります。歯科衛生士の働く分野はどんどんひろがっているのです。

コースは「Ａ：歯科疾患予防コース」、「Ｂ：障がい者・高齢者健康支援コース」、「Ｃ：地域・学校歯科保健コース」、「Ｄ：臨床専門コース」です。二年生の三月にコースの選択を済ませ、学生自身が自らのなりたい歯科衛生士を目指して臨床・臨地実習施設の希望を学校に申請します。実習計画表で自らの実習をデザインします。学生は最初、実習計画作成が苦手です。情報収集を行い、事前学習で実習準備をし、計画表を仕上げていきます。一年生での計画作成に一番時間を要しますが、二年、三年と臨床のイメージがつかめるようになると、少しずつその時間は短くなっていきます。学生は自ら実習計画を立てる中で「何を学ぶか」を明らかにしていきます。自分で選択した実習、作成した実習計画は、責任と自覚をもって実習に取り組むモチベーションを高めます。

写真（**図3**）は、五月末から始まる三年生の前期臨床実習初日に撮ったものです。こちらの実習施設は、愛媛県今治市にあります。県外は、大阪の高槻市でも一件協力をお願いしている実習施設がありますが、どちらの院長先生もスタッフの皆さんも歯科衛生士の養成にあたたかいエールを送り続けてくださっています。

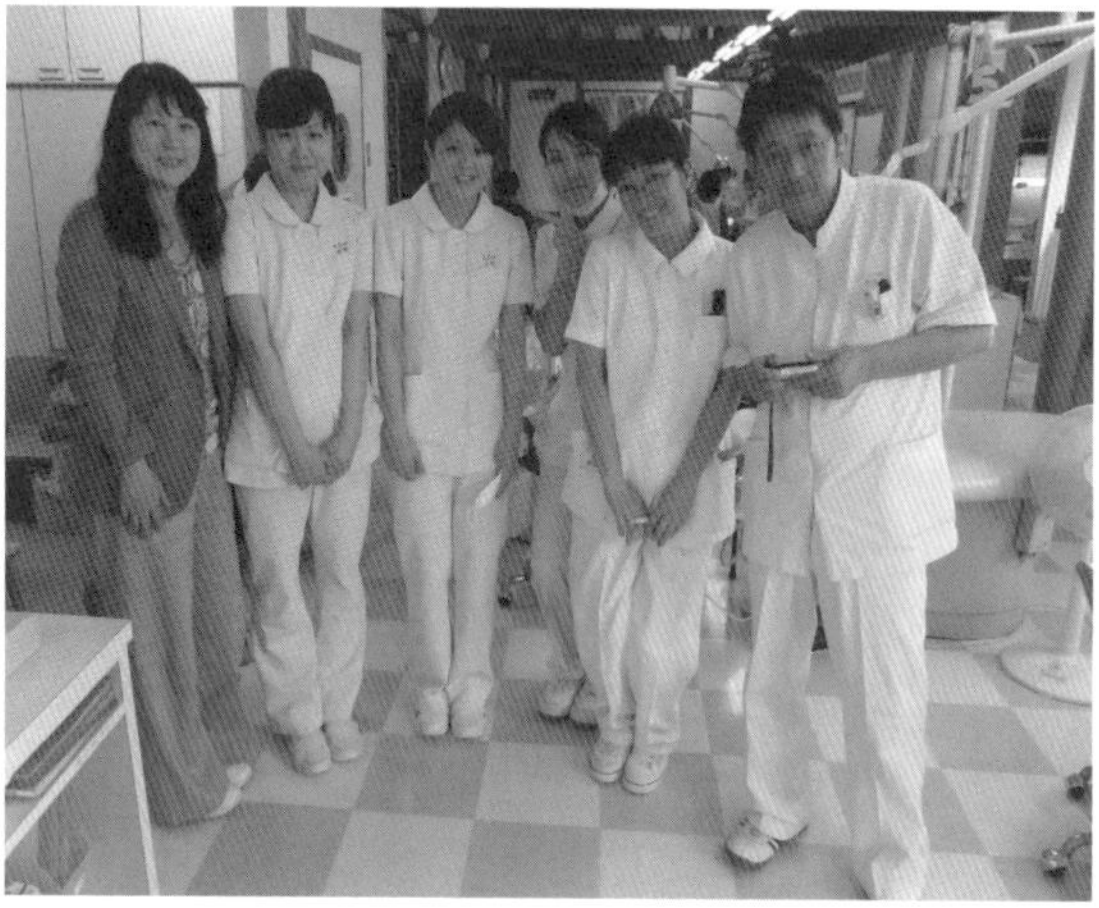

図3　Dコース（小児歯科）、右から院長先生、卒業生２名、学生２名、筆者

一緒に写っている歯科衛生士さんたちは、本校の卒業生です。実習中は、彼女たちが歯科衛生士の臨床を教えてくれます。先輩が後輩へ指導。自分も苦労して実習計画表を作成した経験のある卒業生はオリエンテーション開始後、まず学生に「あなたの実習計画はどのように立てていますか？」と聞いてくれていました。そして、その内容を院長先生に報告し、了承を得ていました。実習巡回では、立派に成長した卒業生の姿を見ることができるので、それもうれしいです。

三歩歩いて二歩下がる

コース選択制には、臨床実習施設である歯科診療所の他、様々な臨地実習施設も必要です。本校は小さな専門学校ながら、多くの臨地実習施設から協力を得ています。実は、その全部の臨地実習施設に私は歯科衛生士としてこれまで直接かかわってきたのです。

きっかけは、今から二十年以上も前になりますが、ある学生の一言から始まりました。「先生、私、障がい者の歯みがき指導がしたいのですが、どうしたらいいでしょうか？」という相談でした。以降毎月、十一年間その障がい者施設で口腔ケアのボランティアをさせていただきました。その学生と初めて施設を訪問した時は、腰がだるくなりました。「腰が抜ける」とは、このような感覚でしょうか。考えてみれば、重度の障がい者とこれまで接したことがなかったのです。よくわかりませんが、近頃の学生は障がい者や高齢者への対応がうまいです。車いすの使い方はマスターしていますし、中学生の時、施設へ行ったことがあるなど体験済み者もいます。

とにかく、私の施設実習第一日目は情けないものでした。初対面の私に対して、皆さんに極度の緊張を与えてしまい、申し訳ないものでした。しかし、回数を重ねるごとに冗談を言ってくれたり、歯みがきの感想を述べてくれたり、たくさんのことを教えていただきました。全介助の必要な方への口腔ケアテクニックの基本を学ぶことができたのは皆さんのおかげです。

そんなある日、いつも歯みがきしている男性の本棚の本が気になり、お借りすることになりました。性に関する本でした。私は愕然としました。十年あまりも口腔ケアに携わり、障がい者の方のことはよく知っているつもりでした。しかし、この本を読んで、そんな風に思っていた自分が恥ずかしくなりました。何もわかっていなかったのです。人生に愛は必要です。そんな当たり前のことに気付けていなかったのです。口だけしか見ず、自己満足していた自分が情けなかったです。

その後、書店で小山内美智子著『あなたは私の手になれますか』という本をみつけました。この本には、著者の小山内さんが介護を受ける立場から「心地よいケアをうけるために」のサブタイトルどおり、ケアをする人への要望やひとりの大人の女性としての日常生活が具体的に書き綴られています。「朝の洗面」には、歯みがきについても書かれています。前述の出来事とこの本との出会いから、私は歯科衛生士としての仕事を最初から見つめなおすことができました。

出会いはいつもささやかだけどドラマチック

脳外科病棟の患者さんへの口腔ケアを依頼されました。患者さんの奥さんは「先ほど看護師さんがケアを済ませてくれたので結構です。」とやんわり断ったのに「この人は歯科衛生士学校の先生だから、すごく専門的な口腔ケアを受けるチャンスですよ。ぜひ、受けてみましょうよ。」と半ば強引。病院で口腔ケアを実施するとき、看護師さんが大げさに勿体つけて紹介してくれるのは、ありがたいけど恥ずかしいものです。ケアを始めると、頬粘膜の間から、食物残渣がどっさり出てきました。これをみた奥さんの態度が一八〇度変化しました。「どおりで毎日歯を磨いているのに口臭がひどいと思っていました。ありがとう。」と身を乗り出してきます。そこで、私は実際に奥さんのお口の中をケアして歯ブラシの挿入の仕方、動かし方、付着物の除去の仕方を体験していただきながら、口腔ケア方法を伝授したのです。

それから、数年後、訪問看護ステーションの看護師さんからの依頼がありました。口を開けず口腔ケアが困難、何回も肺炎で入退院を繰り返している患者さんで困っているとのことでした。しかも奥さんは口腔ケアの要望が高く、厳しいらしいのです。口腔ケアを開始すると、奥さんはすぐにSpO^{2}を測定し始めました。長く船員として活躍されていたご主人に体位を整えながら「私の父も船乗りなのですよ。」と海の話を始めると、目がくるくる動き出しました。声かけをしながら、口腔周囲のマッサージを充分に行い、唾液分泌を促進させたところで、歯ブラシで口腔ケアを開始します。何の抵抗もなく、口を開けてケアできることに看

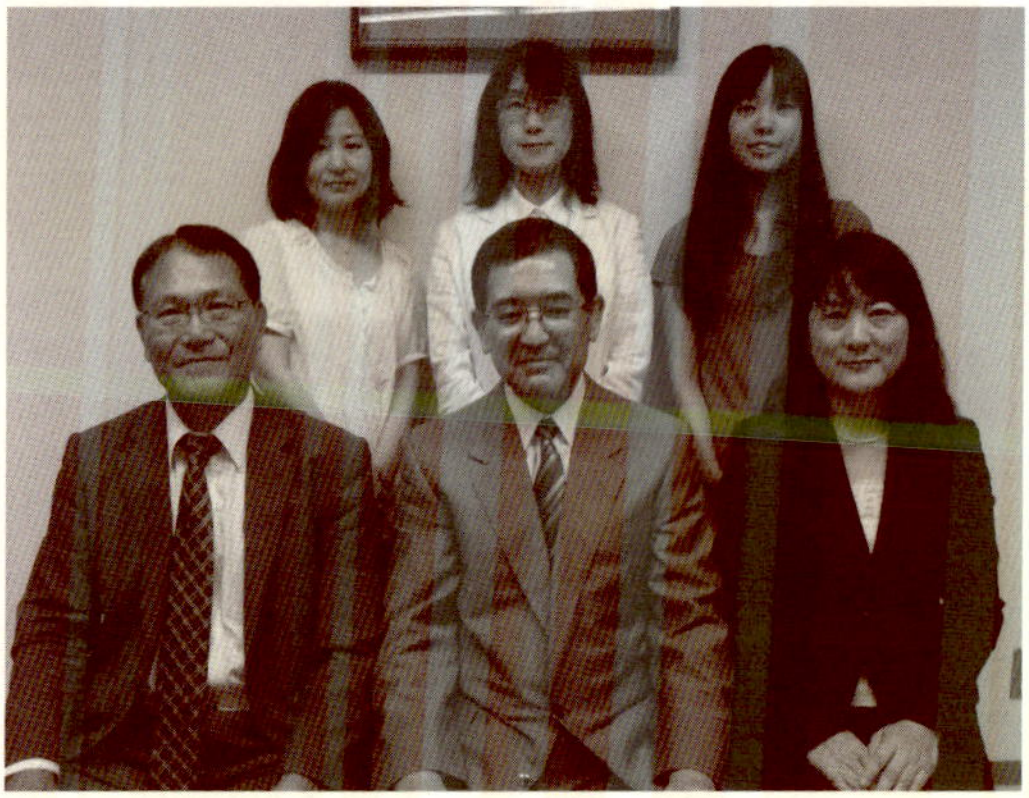

図４　四国歯科衛生士学院専門学校職員。校長を囲んで

護師さんと奥さんが驚いていました。口腔には、多量の付着物があり、二〇分程度時間がかかってしまいましたが、SpO^2の数値にほとんど変化はありませんでしたし、何よりも奥さんがとても喜んでくれました。

三回目の訪問で、前に入院していた病院では歯科衛生士さんがていねいに口腔ケアの指導をしてくれたとのことです。その時の様子が私の記憶に重なります。「もしかしたら……。」「あら、あの時の……。」「なぁ～んだ（笑）」奥さんの大好きな韓国ドラマの展開には到底及ばないですが、ちょっぴりドラマチックな再会でした。

歯科衛生士三十年の歴史にはドラマがいっぱいありました。人の人生に深くかかわっているなとつくづく感じます。

感謝の気持ち

こうしてみると、私は歯科衛生士養成所の専任教員でありながら、どうも歯科衛生士臭いことがわかります。いつも真剣に集中してこられたのは、あたたかく見守り、そして応援してくれた職場の上司や仲間、家族のおかげでしょう。なかでも夫の母には、八十歳まであと少しというのに、いまだ現役主婦をお願いしているので、実は申し訳ないと思っています。仕事のことで熱く語れる歯科衛生士仲間やママ友たちは、私のストレス発散、エネルギー充填に欠かせない存在です。もちろん学生たちにも感謝しています（**図４**）。皆さんには心から「ありがとう。」という気持ちでいっぱいです。

あとひとつ感謝したいことがあります。それは、ひとつの風景です。

徳島阿波踊り空港発、羽田行きの飛行機。離陸してしばらくは、窓から見える景色に心が奪われます。ついさっき先ほど車で走ってきたあの道を今はもう空から眺めているというのは不思議なものです。まずゆったりと流れる吉野川、徳島市内にせり出している「眉山」が見えてきます。さだまさしの小説のタイトルと舞台にもなった山です。海岸沿いに目を移すとすぐに勝浦川、那賀川の河口が見えてきます。四国の山々から集められた清流は紀伊水道へ溶け込み、そこに太平洋から黒潮が踊りこんでいます。そして、まもなく見える四国の最東端、蒲生田岬とすぐ手前の佐田岬との間には、V字型の入り江が細く深く切り込んでいます。私の生まれ育った場所です。懐かしく、いとおしい風景は、なぜか自分を客観的に振り返るきっかけを与えてくれます。「ふるさと」とはそういうものなのでしょうか。

思いがけず「歯科衛生士」となった私のスタート地点を空から眺め、自然豊かな徳島の地に感謝しながら、これからも「歯科衛生士道」を歩んでいきたいと思います。

患者さんに必要とされる歯科衛生士とは

あわや歯科医院
山浦　由佳

歯科衛生士として訪問歯科診療専門に従事し、要介護高齢者を中心に歯科医療サービスを提供されてきた。特に摂食・嚥下障害の患者さんへの取り組みや、先進的な活動もされている。患者さんに対する対応も学ぶべきところが普段の仕事からにじみ出ている。これから歯科衛生士を目指す方、すでに仕事につかれている方々のお手本になる歯科衛生士である。患者さんの接し方は——。

はじめに

現在、私は主に高齢者、障がい者の歯科医療に携わっています。歯科衛生士の学校を卒業してすぐに訪問診療を行っている歯科医院に勤めました。この仕事を選んだ理由についてお話します。在学中の院外実習で老人ホームや障がい者センターを見学した時に、そういった方々との触れ合いや診療に関心を持ち始めました。それに加えて、母校である日本大学の高齢者、障がい者の授業で歯科衛生士の働きや、必要とされているという話を聞き感銘を受け、さらに院内実習の病棟見学の時には医療人として患者と実際に触れ合っている姿勢がとても印象的に残りました。そして、就職活動中に言われた一言がきっかけでした。私の在学中成績は恥ずかしながら、お世辞にも良いとは言えない落ちこぼれ。しかし教諭から「山浦は元気が取り柄なんだから老人ホームとかで働いて元気を分ければいいじゃない。」というアドバイスをいただきました。自分の長所を最大限に生かせるのであればそんな仕事をしてみたいと思い、早速就職先を探しました。しかし当時は老人ホーム等の求人は少なかったため、自分なりにイメージした仕事ができるであろう「訪問診療」を選ぶことになりました。イメージだけで選択したため、訪問診療とは実際どのような仕事をしているのかほとんど知らないまま飛び込みました。しかし、今思うと自分自身が伸び伸びと仕事ができる環境に導いていただけて幸せだったなと感じました。

日々の診療

仕事をしていて悩まされたことの一つは人とのコミュニケーションでした。訪問診療をしていると患者だけでなく、家族や患者にかかわる医療職、介護職等と必然とかかわることになります。日々の他愛のない会話、診療内容の説明や指導、重要事項の伝達は重要であり、その場しのぎの適当な会話では信頼関係は生ま

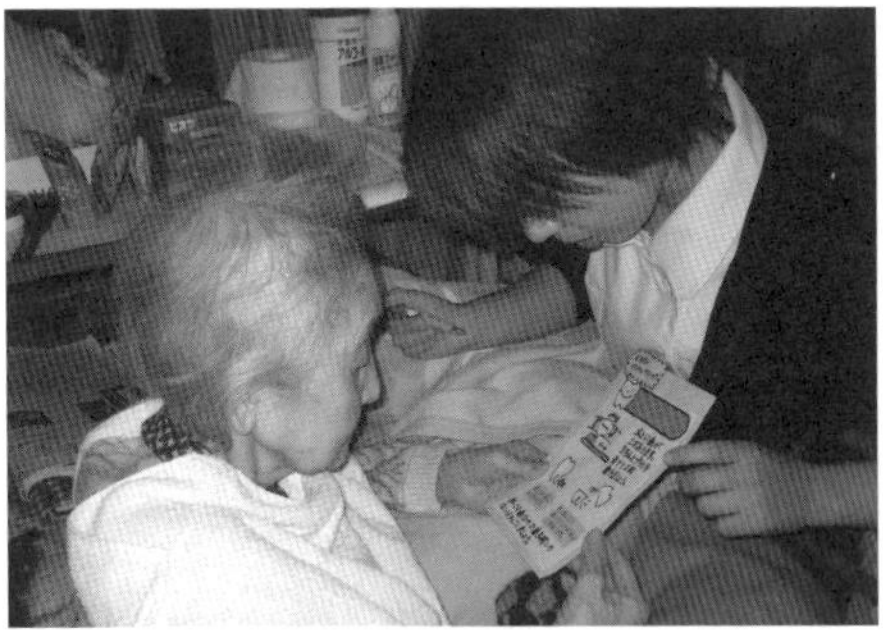
図1　TBI風景

れません。他愛のない会話の中でこそ日頃の生活の様子、介護の状況を把握する事もあります。指導をする時は押し付けではなく、様々な質問に対応できるように知識を持っていないといけないですし、実際に見せて納得していただける技術がなければ説得力がありません（図1）。当初は軽はずみに発言できずに黙り込んでしまい、コミュニケーション不足へと繋がってしまいました。そう感じた時に、卒業後の自分自身の知識や技術不足がとても腹ただしく感じた事もありました。「一生懸命頑張れば経験や知識、技術がなくてもやれるんだ」なんてことを言っていた若い時期もありましたが、医療の現場は「一生懸命頑張る」だけでは通用しないことだらけでした。日々の診療中に教わった事を吸収し、分からないことがあれば本や教科書を見返したり、学会や講習会に参加しては知識やモチベーションを補い、診療でフィードバックすることの繰り返しです。

そしてもう一つ、私は診療中に歯科医師から「どうだった?」と聞かれることが大の苦手でした。「スケーリングして。」「あの道具持ってきて。」「片づけておいて。」等の「〜して」に対しては学校での実習でしてきましたが、自分の意見を聞かれることや、伝えることは非常に少なかったように思えます。実習の中で患者を数名受け持ってスケーリングやＴＢＩの方針を立てる実習はあったものの、患者の状態を診ての方針ではなく、授業の一環としてスケーリング風、ＴＢＩ風の事をしていたんだと感じました。実際働いてから歯科医師に患者の現状を伝えることすらままならず、意見をすることなんてとてもできませんでした。

意見するということは、自分の発言に責任を持たなければなりません。

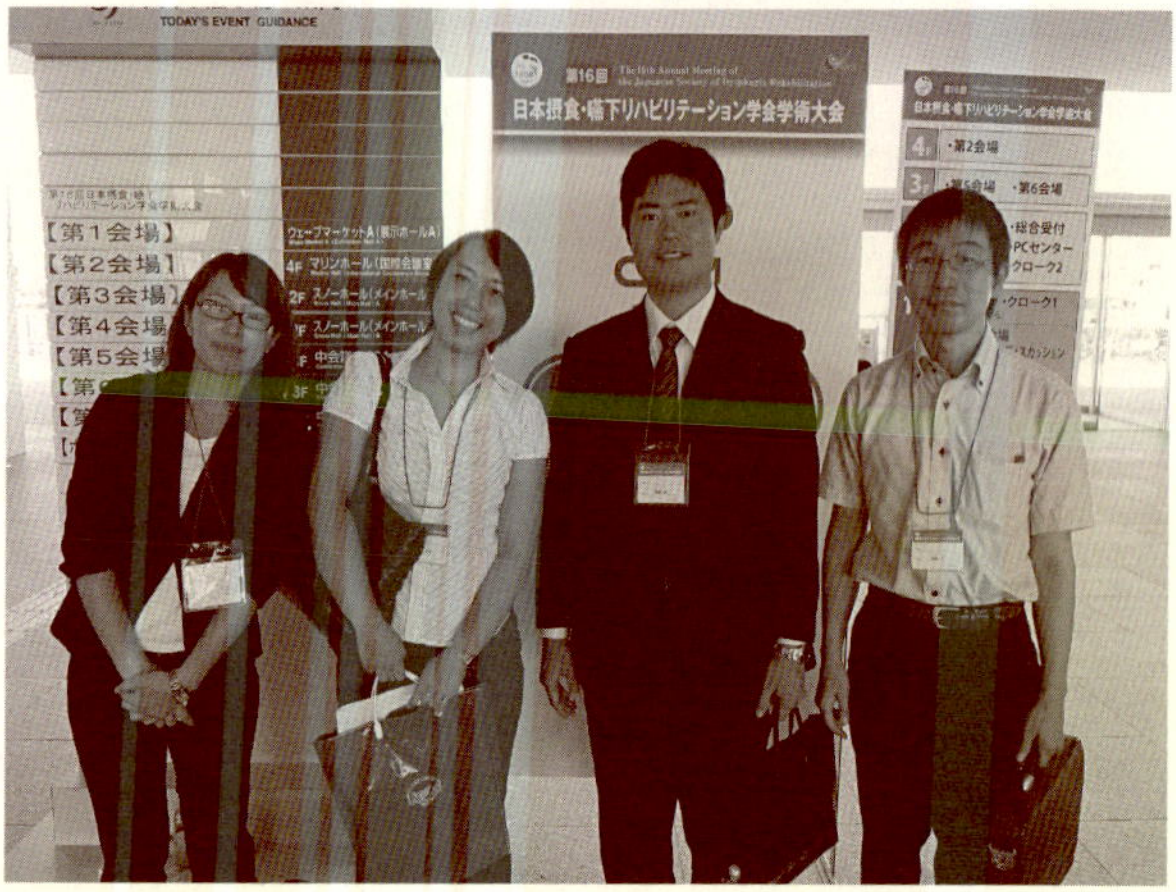

図２　日本摂食・嚥下リハビリテーション学会学術大会参加

いかに些細なことに気付けるか、それをどのように感じ、どのように伝え、患者の力になれるかどうか、医療チームの一員として自分は何ができるだろうと模索する毎日です。我が強いだけでは外れてしまうし、自己主張ができなければ医療、介護の現場では歯科衛生士という職種は埋もれてしまいます。そんな緊張感の中での仕事もまたやりがいの一つだと感じます。

スキルアップのために資格を取っていく、というイメージがありますが、私の場合はその知識が必要だから学び、必然的に資格がついてくると思っています。訪問診療を始めたいという人から「ヘルパーの資格は必要ですか？」と、質問を受けることがありますが、私自身ヘルパーの資格は持っていません。仕事をしていて必要だと思ったら学びに行きますが、現時点ではまだ必要と思っていません。それは、今の歯科衛生士の資格すら十分に使いきれていないのが現実だからです。

ただ、その中で知識として取り入れたいと思って学んだのが介護食士という資格です。歯科衛生士の仕事で食育についての仕事は頭の片隅にはありましたが、食事介助や食事の形態の指導をすることになるとは想像もしませんでした。嚥下検査や、日常の食事の内容を確認する際には必然的に食事介助を行わなければならないのですが、想像以上に難しく、悩まされました。「この方にはこんな食事形態がいいでしょう。」と検査結果で抽象的な表現で伝えたとしても、家族や病院、施設の方が実際どのような物を用意したり、調理をしたら良いのか悩まれてしまうこともあります。そんな時に適した調理方法、食材、既製品をお勧めすることができたらいいなと思い、介護食について学びに行きました（図2）。介護食士はまだ認知度が低い資格ですが、介護の現場で必要な栄養の知識や調理方法を教えていただきました。その後は学んだ知識をお伝えしたり（図3）、時に家で実験的に調理したりしています。介護食品は日進月歩で変化しているため、新商品が出るたびに試したり、味見したりしてアンテナを張るようにしています。

私は資格というものは持っているだけではなく、使ってこその資格だなと感じています。

恩師からのアドバイス

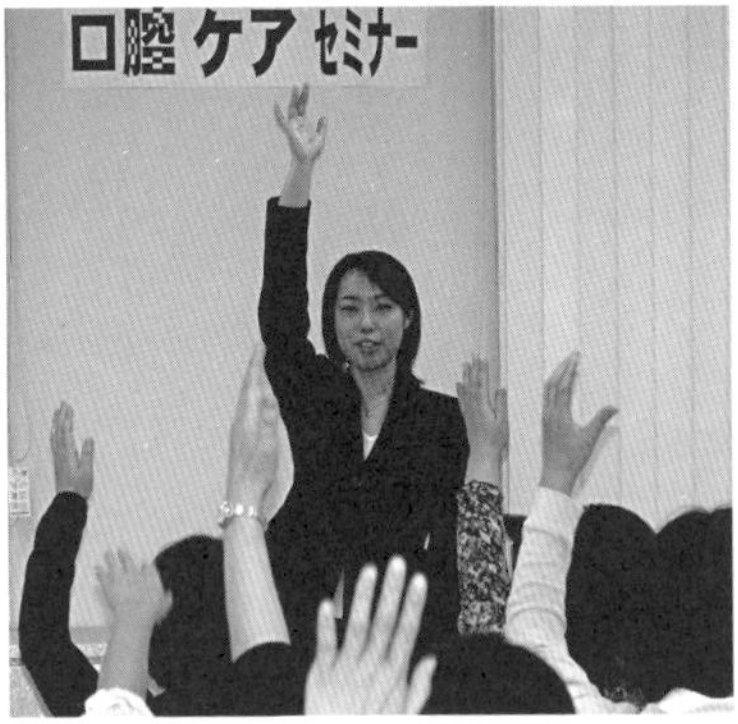

図3　看護、介護職向けの講習会風景

卒業してすぐの頃、恩師から「教えてもらったこと、感じたことをノートに記載しておくと良いよ。それが後に読み返したときに一番良い教科書になるから。」と言われて書き始めたノートがあります。見返すと様々な内容が書かれています。主にはともに働いている歯科医師から教わった事、注意された事。そして患者さんから教わる事も非常に多いです。この執筆をするにあたっても、今まで自分がしてきたことを振り返る道具としてとても重要でした。それと同時に自分の成長も感じることができました。記載されている内容は、初歩中の初歩の事や、時に漢字が間違っていたり、うろ覚えの内容がそのまま記されたりしており、読み返した時に恥ずかしくなることもあります。しかし「あれ？　自分はあの頃こんな考えを持っていたんだ。」と、ハッとさせられることもあります。知識、技術、患者への想いがたくさん記載されているこのノートは、私にとって初心に戻してくれる大事な宝物です。

患者さんの「死」と向き合って

高齢者の方の診療に携わっていると必ず訪れる「死」。徐々に仕事を覚え始めた頃、初めて口腔ケアの方針の立案から実施までを担当したのがFさんでした。その時に感じた事を記載していた文章を載せさせていただきます。

―　○月十五日○○病院へと訪問。Fさんが体調不安定の為、大部屋から個室へと移動されていた。その日私は他の方の担当をしており、歯科医と他の歯科衛生士がFさんの口腔ケアを行った。歯科医達の話によると、「息は荒く一つ一つの動作が辛そうだったな。でも、その中でなんとか笑顔は見せて下さったよ。」とのこと。私は他の患者さんの口腔ケアが終わり、帰り際カーテンを開けて遠くからFさんを見送った。いつもなら自分がその日診ていない患者さんにも声をかけて帰るのだが、今回はしなかった。「Fさんが○月二十一日早朝に息を引き取りました。」と病院から連絡が入った。何故いつものように接さなかったのか……いつもなら声をかけていたのに……どうして？

死に直面した時、亡くなった寂しさではなく、自分に心残りがあったまま亡くなってしまったことに後悔した。辛いことではあるがFさんの為にも他の患者さんへ生かしていきたい。絶対後悔する診療だけはしちゃいけない。全員に同じだけの気持ちを注ぐのは難しいかもしれないが精一杯悔いのない診療をしていくこと。Fさん御冥福をお祈りいたします。──（当時記載した内容をそのまま抜粋しましたので、文章の言い回し等不適切な部分があるかもしれませんが、ご了承ください。）

前回、前々回の口腔ケアやリハビリテーションの内容を思い出しては「あれはするべきだったのか……」「Fさんに負担かけていなかっただろうか……」と悩み、落ち込んでしまいました。亡くなられたショックも、もちろんありましたが、それ以上に日々接していた内容がいかにその場限りのものだったか。思い返せば、今までの仕事は報告義務ばかり気にし過ぎたり、その日の業務をこなすだけだった事に気付きました。私は患者と、きちんと向き合っていなかったのだと思い知らされました。Fさんに対してまた次に頑張れば良いとはいかず、シコリが残ったようでした。しかし、ここで一つ成長できたことを感謝し、今の仕事の糧となっています。疲れていたり、忙しかったりで業務に身が入らなくなりそうな時こそ、常にこの事を頭の片隅に置き、日々の仕事に向き合っています。

歯科衛生士による専門的口腔ケアとは

「最近食事が摂れません」と依頼を受けてSさんの訪問診療を始めました。歯科医師による治療と同時に専門的口腔ケアの実施と日頃の口腔ケアの指導を行いました。数カ月経ち、家族の協力もあって口腔内や食事の摂取状態が落ち着いた頃、「内科の血液検査で検査値がとても改善したのですよ。」と家族より報告を受けました。奥様は「この人は芯が強い人ですからね。」と話すと、Sさんは「いや、私の周りの環境がそうさせたんです。」と答えられました。本人から自然に出たその重みのある言葉が、とても嬉しく感じたのを覚えています。

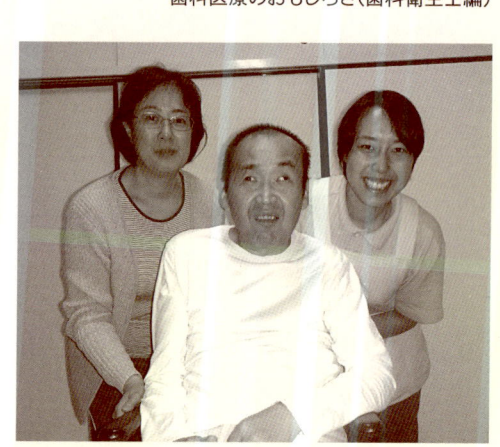

図４　単独での訪問先の患者、家族とともに

介護の現場で歯科が介入したことで劇的な変化がみられるケースは少なくありません。外来診療の際に訪問診療の経験を生かしスケーリングやＴＢＩをすると「あなたに口の中をきれいにしてもらって、とても気持ち良かったわ。」や、「今使っていた歯ブラシは特殊な歯ブラシ?」「いいえ、普通の歯ブラシですよ。」「あら！　本当！　どうして自分で磨くのと違うのかしら。」なんて言葉をいただけたりもします。歯科の重要性を感じていただけて、喜んでくださる姿を見るたび「この仕事をしていて良かった！」と思います。

これからこの分野を目指す歯科衛生士、すでに実践されている歯科衛生士へ

仕事をしていて不安や、緊張することは多々あります。私の場合、単独で訪問する時は特に緊張し、不安で仕方ありません。「急変したらどうしよう。」「質問に対して答えられるだろうか。」「この対応方法で良かったのだろうか。」「私の口腔ケアに対して、もう来なくていいよって言われたら……」などと考えてしまいます。しかし、それを乗り越えた時に、患者やその家族との絆が深まり、今まで以上の自信に結びつきます。時にはこの不安が強く出てしまう事もあります。そんな時、尊敬する歯科医師は「その不安や緊張が大事なんだよ。」と言ってくださいました。不安だから逃げる、誰かに任せるのではなくて、不安だからこそ向き合うこと。患者と、自分自身と。

私の心の中の目標はその日の診療を患者の笑顔で終わらせること。笑顔を見せていただけるとホッとしま

す。そしてまた頑張ろうと思えます。仕事をしていれば大変なことや辛いことはあります。しかし、それ以上の挙げたらきりがないくらいの患者さんからの嬉しい言葉や、最高の笑顔は私にとってパワーの源です。だからこそ私は歯科衛生士の仕事を続けることができるのだろうと思います（図４）。

在学中のレポートで「どのような歯科衛生士になりたいか。」という課題がありました。その時書いた文章を読み返してみると、内容の一部に「患者さんに必要とされる歯科衛生士になりたい。」「同職に尊敬される人、あなたに診療の介補についてもらいたいと言われる歯科衛生士になりたい。」と書いていました。

皆さんはこの職業を選んだ時、資格取得した時、どのような想いを抱きましたか？　時々思い出してみては、いかがでしょうか。

歯科技工を楽しむ

㈱コア・デンタルラボ横浜
神奈川県開業　今牧　謙

手先の器用さから、歯科技工士という仕事についたが、歯科技工士に必要なものはそれだけではもちろんなかった。独自の視点を持つことなのだ。長年の経験の中から、学校の授業では教えてもらえなかったことを、技術面・メンタルな点から述べている。ラボを経営しながら、学会活動も精力的にこなしている著者の理論に共感は――。

はじめに

私は現在、(株)コア・デンタルラボ横浜の取締役として六十余名のスタッフとともに歯科技工の仕事に携わっています。会社は、セラミックスワークを主体にデンチャー関連の仕事も行っていますが、ここ五年ほどは“Aadva”CAD/CAMシステムを利用した補綴物の制作が急伸してきました。

歯科技工作業において『基本』を大切に日々の仕事を積み重ねてきましたが、時代の変化に対応しなければ企業の永続性は保てません。自身や組織の成長、取り巻く環境の変化に適応するための指針は、弊社の基本理念である『歯科技工を通じ　患者様に喜びを・先生に安心と信頼を・社員と家族に喜びと幸福を創造し、社会に貢献する』を、判断基準にしている事です。

歯科技工士としての自分自身を振り返りながら、「歯科技工を楽しむ」までの過程をお伝えしようと思います。

なぜ、歯科技工士に……

手先が器用だから。物作りが好きだから。身内の歯を直してあげたいから。

それぞれの理由で、きっかけで、皆さんは歯科技工士の道にすすまれたと思います。

私も似たような理由で、歯科技工士になりました。

といっても一直線に技工の道に入ったわけでなく、兄とともに建築関係の仕事を夢見て電気工事士の免許を取り、就労していましたが、伯父の要望でレントゲン技師の道を進みかけたところ、家族付き合いのある医師より「歯科技工士」のほうが私に向いているのでは、とのアドバイスをいただき、紆余曲折の後に沼津歯科技工士学校に入りました。

沼津歯科技工士学校は歯科医師会立の夜間三年制で、私は歯科医師会員の診療所に勤め、朝早くから駐車場の掃除・診療室の準備から始まり、日中は技工室をサポートし、学校を終えて戻ると残った仕事の片付けや自習の毎日でした。

そのような中、技工室の大先輩に神学校を卒業されたものの牧師にはならなかった方がおられ、『自分を取り巻く環境・人々に感謝し、その時の自分にできる事を一つずつ行うこと』を心がけるよう、アドバイスされました。

当時の自分にとって歯科技工は初めての経験なわけですから、歯科医院全体の仕事といっても雑用係のような日々の中で、自分にできる事を一つずつ積み上げていく事しかできませんでした。

大先輩からアドバイスされた言葉が自分を生かしていく指針になっていた事に気がつくのは後になってからですが、仕事に限らず勉強においても、まずやってみる！　アドバイスは素直に受け入れる！　ことが大切に思います。

小さな達成感を得るための努力

「歯科技工」に携わるようになり、義歯や鋳造床、ポーセレンにアタッチメント・インプラントワークと、様々なカテゴリーの仕事に携わってきました。どの仕事も厳しくも楽しく取り組んできたのは、挑戦的な自分の性格のなせる技だったと今になって思っていますが、その時はただ『自分のできる事を一つずつ』を心の指針に一生懸命ケースに向かい、一日一日を積み重ねていたにすぎません。

しかしある時、ポーセレンの仕事が思うように仕上がらず、基礎から勉強する必要性を強く感じていたと

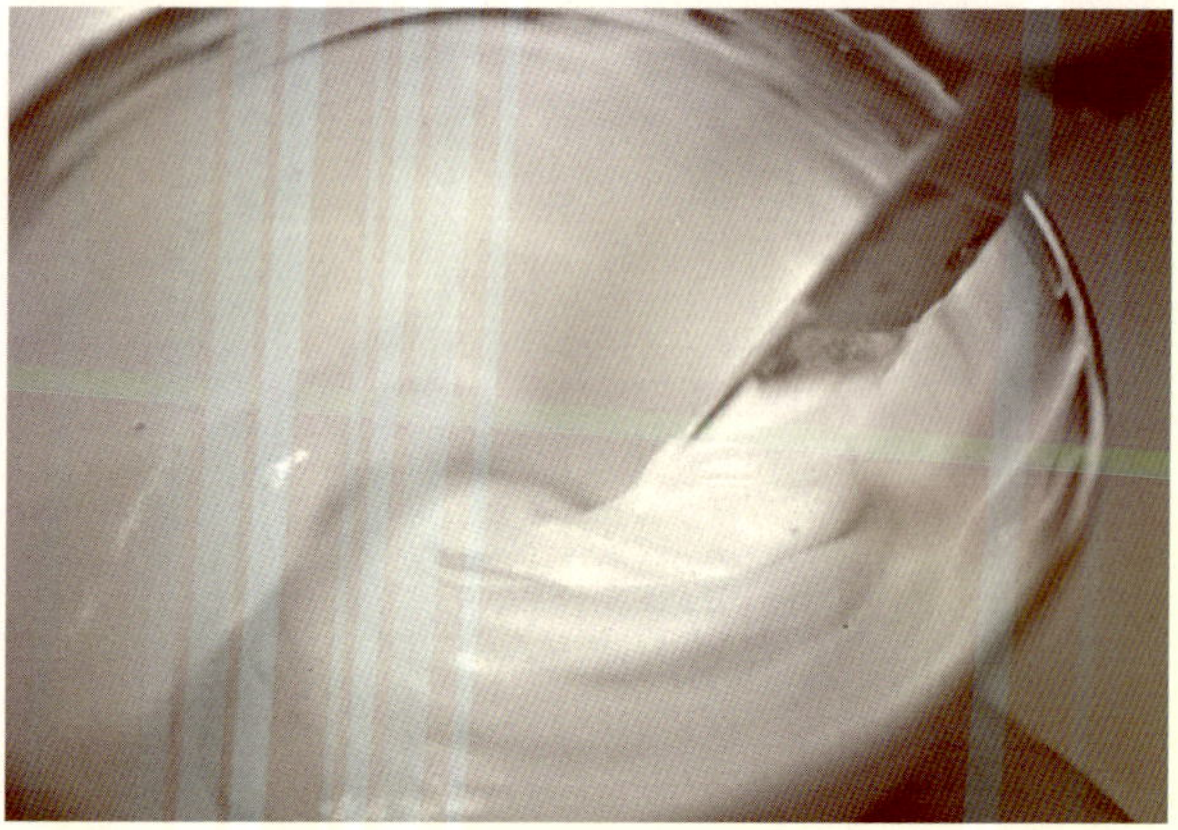

図1　素材を生かす（石膏は制約された時間の中で取扱う：練ると混ぜるは違う！）

ころ、友人の紹介で「クワタパンデント実習科」の設立を知り一期生として入所しました。

「クワタパンデント実習科」では、桑田正博先生のコースの助手をしながら臨床も手掛け、桑田先生の提唱される『何故の追及』を日々の技工の中で教えていただきました。

私達が行う技工作業に限らず生活すべてに当てはまるのでしょうが、一つの作業・動作にはそれを行う理由・目的があり、結果が発生しますし、求められもします。

実際、桑田先生の下ではすぐにでもポーセレンの知識と技術を身につけたく思っていましたが、現実は模型作りの日々が続きました。そのような中、陶材が「水分のコントロール」が重要であるならば、石膏操作も水を扱う作業で、しかも、硬化するために時間が限られてしまうことを前向きに捉え、陶材のつもりで気泡を少なく練和し、トリミングの必要がないように的確に盛り上げる事を心がけるようにし、煩雑で地道な作業の中に〝奇麗な環境・スマートな作業・無駄がなく的確な模型〟を目標に作業を行う事で、模型作りでも満足感を得られるようになりました（**図1**）。

このような、小さな満足感をゴールにするわけにもいきませんが、現状を無駄にせず達成感に転化するには〝負けず嫌い〟の性格がエネルギー源かもしれません。『人より早く、人より多く、人より上手く（自己判断）』を励行する事が、達成感に変わっていったように思います。

三角構造の理論

支台歯のマージン角度と三角構造の限界の関係は、桑田先生のコースにおいて当時の教科書ともいえる「金属焼付ポーセレンの理論と実際」の中にも掲載されていますが、後に発刊される「カラーアトラス　セラモメタルテクノロジー1」に、金属焼付ポーセレンの特性を発揮させるための四つの保証の一つに〝金属とポーセレンの移行部においてオペークラインを露出させない〟事が必要であると、示されています。

つまり、〝マージン部など金属とポーセレンの表面境界部においては金属・オペーク・歯冠色それぞれを三角形態とし、三つの異質素材（またはオペークと歯冠色ポーセレンの二つの材料）が三角形の先端において結びつかなければならない〟と考えられ、これを『三角構造』と呼んだわけですが、資料の中でベースとなる金属フレームの作成をお手伝いさせていただく事ができました。

支台歯となる模型にメタルフレームを製作しましたが、全体的なメタル調整は目視やデバイス計測によって厚みや仕上がりを確認し、マージン付近は拡大下で仕上げました。そして、桑田先生による陶材の築盛が行われ、テストピースの完成となりますが、マージン付近や内面の適合に関してはセメント合着後、埋胞し、切片となって初めて結果評価されますので、切片を見るまでは心休まりませんでした。まさに、適合を左右するそれまでのすべての技工操作を試されたわけです。

この資料作りの中で、適合の状態を指先の感覚で感じ取り、結果を予測することを感じ取ることができたように思います。この感覚が、後に丸森賢治先生・丸森英史先生のご指導の下、横浜臨床座談会の技工士メンバーとともに臨床における「インレーの適合」を検証する仕事に結びつきました。

色調感覚　美的感覚

ポーセレンを手掛けるようになると、歯冠形態を基本としながら色調表現も重要になります。陶材による色調表現は、完成形を目標に適切な色調を表現する陶材を、最適な量・最適な位置に・最適な状態で築盛を行い、周囲の陶材と適切な関係に配置する事です。それは、個々人の色調感覚が基準となりますが、陶材を思い通りに操作する技能と、思い通りの色合いを出す能力を身につけなければいけませんので、感性と技能を自身の体に記憶させる訓練が必要で、反復練習以外に近道はないように思います。

色調表現の件で、記憶に残る仕事がありました。それは、丸森賢治先生の患者様で中切歯一本の金属焼付ポーセレンのケースでした。ヘアーラインやクラックラインを適度に配置し、隣在歯に合わせて補綴物とは判らないように心がけましたが、先生から〝健康を回復するのが医療の使命で、患者は若さと健康を求めている。現在の審美性よりも健康美・機能美を求めること！〟との、ご指導をいただきました。

〝あたかも天然歯のような〟という感性の満足度だけでなく、患者様の〝こころとからだが受け入れる補綴物〟を制作することが、歯科技工士の本当の使命だと思うようになったきっかけです。

空間認識

多数歯のケースとなると機能的な調和と全体のバランスが重要となり、単独歯の連続形だけでは対応できなくなります。そこで、バイオブレンドのモールドガイドやお気に入りの形態の模型を手元に置いて〝歯列弓〟を念頭に作業を行いました。つまり、摸刻でありながらも歯列弓の中での歯牙の位置関係を表現する空間認識力を高めるわけです。

この空間認識力は欠損補綴において最も必要な能力だと思います。歯冠形態の回復だけでなく、ポンティックのように失われた歯周組織の環境下に補綴物を調和させなければならない場合に求められるものです。また、この能力が最大限必要とされる仕事は総義歯ではないでしょうか。この点は後ほどお伝えするとして、クラウンブリッジ系の話題に戻しますが、あるケースをきっかけに川島英夫先生の教えを請うことができました。それは、鉤歯となるクラウンにクラスプや義歯を機能させるための適切な設定がなされていなかったため、クラウンブリッジの視点だけでなく、欠損補綴をふまえた一口腔単位の考えのもとに歯牙形態の在り方を教えていただきました。つまり、ひとつの技術を高めるために専門的に勉強することとも重要ですが、周辺知識を身につける事で専門知識を支えるすそ野が広がる事になるという事です。

『基本』とは

補綴物（人工物）の基本はやはり『適合』ではないでしょうか。

歯科技工士が制作する補綴物の生体への適合には、咬合に代表される機能的な適合とカンツァーと呼ばれる形状がありますが、マージンに代表される形成限界付近における移行はしっかりとシールされ、ギャップも少ない形で自然に移行すべきでしょう。また、プレパレーションによって削除された歯面に対する内面全体のフィットは、補綴物の予後を高める重要な問題です。

プレパレーションは形成ではなく準備を意味します。削除された部分を回復させるために補綴を行うわけですから、補綴物は合着（接着）されることを前提に可及的にフィットさせる必要があります。これが得ら

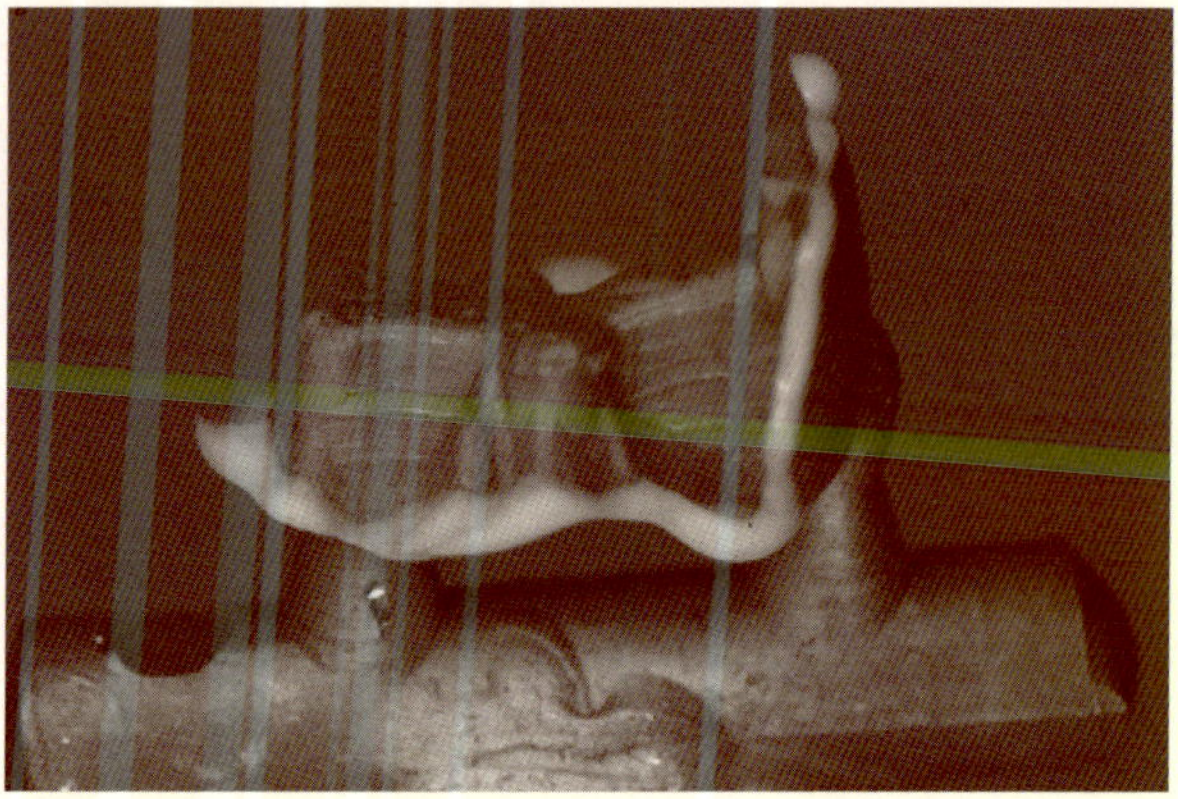

図2　軸壁から窩底まで均等に適合することが望ましい（シリコン適合試験材にて）

れたうえに形態や機能・色調が加味されなければなりません。

前述の「インレーの適合」について追記しますと、形成された窩壁に均等に適合することが重要ですから、まずは窩洞に密着したワックスアップが求められます。それには、シリコンの適合試験材の利用に耐えうるエポキシの模型材を利用し、窩洞形態（インレー形態）を分析したうえで、ワックスの盛り上げ手順を考え、模型の温度管理・分離剤の量・ワックスの温度コントロール・硬化時期を見計らった圧接を行い、追加のワックスを盛り上げる時もワックスの温度変化に注意しつつ最終形態付与時のストレスや、経時的な応力解放による形状変化・スプルーイング時の熱と力による変形等を考慮することで、はじめて窩洞に密着したワックスを得ることが可能になります。さらに、埋没・鋳造の様々なファクターを的確にコントロールしたうえで、インレーの鋳造体が得られるわけです。この鋳造体をシリコンの適合試験材を用いて模型上の適合確認を行い、フィットの状況を確認していきました（図2）。

これら一連の操作の要点をマニュアル化するとなると、膨大なチェックポイントを設けなくてはなりません。しかし、人間の能力は素晴らしいもので、なぜこのようにしなければいけないのかという条件設定と評価を瞬時に行い、感性という物差しで判断していきます。

ですから、一つひとつの作業に対し〝なぜそうしなければいけないのか〟を考え、「三角構造」の試験片製作時に感じた挿入時のフィット感を感じ取ることと、客観的にみる適合状態のフィットチェックを関連付けることが、補綴物を製作するうえで重要になります。

さらに、咬合の経時的変化に対応したマージン設定が長期の保全に欠かせません。

このマージン設定は窩洞形態と同じく歯科医師の裁量により決定されます。また、正確な印象採得も必須です。ですから、お互いの立場を尊重し「一本の歯を守る」という共通の認識を持てる人間性が基本となり、その目的に向かって綿密なコミュニケーションが重要になってきます。

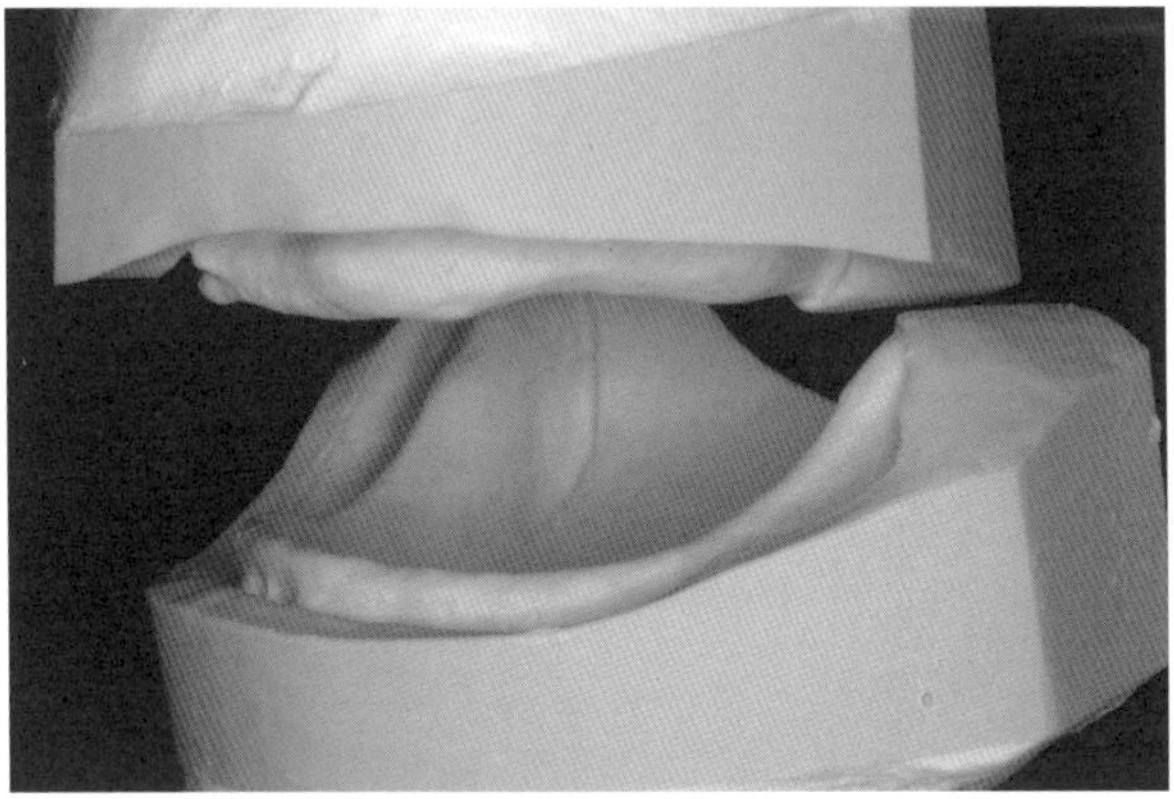

図3　空間認識能力が最大限必要とされる仕事　総義歯

模型を読む

空間認識の項で触れましたが、総義歯はその能力を最大限に求められる補綴物だと思います。

失われた歯牙とともに、歯周組織の形状も回復しなければならないからです。しかも、硬組織への適合ではなく軟組織への適合が求められるので、模型を基準に作業する歯科技工士にとっては、歯科医師による様々な条件を加案した印象や咬合採得により得られた模型を基に、十分な共通認識をもち患者様の受容能力を加味しなければいけないように思うからです。

「模型を読む」という作業には、模型面の形状を読むのではなく、その石膏の内面に位置する粘膜の厚さや非圧縮度、筋の付着や運動機能要素、骨の状況もふまえたうえに感覚受容能力をも読み取るとともに、上下の関係や、舌・頬粘膜の状態を想像することのように思います。

このような条件下で総義歯を製作するわけですから、広範囲の空間認識能力に解剖学・生理学の知識も織り込まなくてはいけないわけです（図3）。

歯科技工士として

ヒトが持ち合わせる時間や経験には限りがあります。しかし、素直な心を持ち、柔軟な発想と豊かな感性をもって多くの方々の研究成果や経験値を勉強することにより、知識と技能を高めることができるのです。その結果として、人間的にも技術的にも人々に信頼され存在を認められる事は幸せな事です。

何より、自分の分身である補綴物によって、患者様に〝よかった！〟と喜んでいただける素晴らしい職業だと思います。

歯科技工士として……

広島大学大学院医歯薬保健学研究院
統合健康科学部門　生体構造・機能修復学分野
下江　宰司

出会いとは、偶然であり必然であると思う。自分にあった職業につくことも人生に影響を与えてくださった師との出会いの大切さは誰しも感じることだろう。著者も恩師との出会いによって、歯科技工士の仕事に対して向き合い方が変わった。多くの出会いをすばらしいものと感じることのできる感性を学生に伝えることとは——。

歯科技工士を目指して

まず最初に断っておかなければいけないのですが、私は現在歯科技工士養成施設の教員をしており、みなさんが目指す将来とは少し違うかもしれません。しかし、それ以前の十六年間は病院（医院含む）で歯科技工士として患者さんの技工物を製作しており、重なる部分も多いかと思います。こういう歯科技工士もいるのだという程度に参考になれば幸いです。

私が歯科技工士を目指したのは高校二年の冬だったように思います。それまで将来何になりたいという考えはなく、漠然と高校を卒業したら大学に行くものだと思っていました。しかし兄弟が多かったこともあり、親から「大学にいくなら国立」、「浪人は不可」と言い渡されます。田舎で受験に対する情報もなく、また予備校にも通っていなかったため、とてもそれからの準備では大学進学は無理に思えました。そんな時、歯学部に在学している従兄弟から歯科技工士という職業を教えてもらったのです。もともとプラモデルなど小さなものを作ることが好きだったことから、すぐに進路を決めました。歯科技工士を目指した理由としては至って普通ですが、私にとっては最初の分岐点でした。そして学費の安い国公立の歯科技工士学校を中心に受験し、地元広島の学校に入学することができました。

私が学んだ技工士学校は一学年二十人という少ない人数でしたが、一人暮らし、アルバイト、飲み会など学生生活は新鮮でした。そして、二年生になると卒業後のことを考えるようになり、紹介された歯科技工所の見学や、現役の歯科技工士さんからのいろいろな話にも興味を持つようになりました。卒業はあっという間でしたが、二年間の勉強だけで一生の仕事としてやってくことに不安を感じ、併設の大学病院の歯科技工室で一年間の研修を受けました。そこでは実際に患者さんの技工物を製作し、そのセットを見学することができたので大変勉強になりました。また、歯科技工所でアルバイトも始め、病院での研修とはまた違った技工も知ることができました。そして将来は自分で歯科技工所を開設したいと思うようになっていました。

研修修了後は実家から通える歯科医院に就職しました。しかしコスト最優先の仕事にモチベーションも上がらず、一年もたたないうちに精神的に行き詰まってしまいました。患者さんのための仕事という理想と経済的な現実の折り合いをつけるにはあまりに知識、技術が不足していたのです。歯科技工所を開設するという夢も歯科界の現実を知り、それを自分の性格と照らし合わせると難しいと判断せざるをえず、完全に暗礁に乗り上げてしまいました。今考えればこのとき歯科技工士の道をあきらめるということも選択肢の一つとしてあったと思います。そうしなかったのはすでに技工という仕事に魅力を感じていたからでしょうか。取り敢えず転職は考えず、環境を変えることにしました。そして本当に患者さんのためを考えた仕事ができるところであれば、自分のレベルアップにつながり、将来に向けた希望が持てるのではないかと考え、ちょうど歯科技工士を公募していた大学病院を受験し、幸運にも採用されることになったのです。

遠く離れたところに行くことに両親は反対でしたが、新しい職場での仕事内容は自分の納得できるもので、充実していました。ここでの十五年間で様々な人に出会い、勉強させていただき、人間としても歯科技工士としても成長できたと思います。そしてその後、少しでも歯科技工業界を変えることがしたいと考えるようになり、四年制大学への昇格を検討していた歯科技工士養成施設へ教員として赴任し、現在に至ります。

スキルアップ

技工士学校時代は先生からすれば、可もなく不可もなしで目立たない学生であったように思います。もともと目立つことが嫌いな性格ではありましたが、この時に歯型彫刻などもっと努力できていたら、その後の歯科技工士人生もまた違ったものになったかもしれません。しかしながら、「卒後三年間をどれだけ勉強するかで、その後上手な歯科技工士になるか、下手な歯科技工士になるかが決まってしまう」という話しを聞いてからは、もっと積極的に技術を磨かなくてはと考えるようになりました。卒業後すぐに就職せず、研修生として学んだのもそれが理由でした。そして昼間は病院で研修を受けながら、知り合いに紹介していただいた歯科技工所にも勉強がてら手伝いに行っていました。とにかく経験者から仕事の話を聞いていたと思います。同級生では決してわからないことばかりで、大変新鮮であり、すべてが将来役に立つであろうことばかりでした。また、「歯科技工」や「ＱＤＴ」などといった技工専門誌で上手な人の臨床例をよく見ていました。これらの雑誌は文字だけでなく臨床の写真がたくさん掲載されています。写真に載っているような高度な症例をできる訳でもなく、すぐに自分の仕事の役に立つものばかりではありませんでしたが、モチベーションが上がり、自分も将来こうなりたいと思ったものでした。

歯科医院に就職してからも、同級生の勤めている歯科医院や歯科技工所を見学させてもらっていましたが、さらに視野を広げたいと考えて歯科技工士会に入会しました。仕事をしていくための情報を得るためにはこういう会に入っておくことが必要だと考えてのことでしたが、それは正解だったと思います。まず私がプラスになったと思うのは、生涯研修という学術講習会です。生涯研修は各県で開催されますが、歯科技工専門誌などでも活躍されている有名な先生が来られることも多く、他県まで講演を聴きに行くこともあり、大変勉強になりました。また懇親会などでは、講演では聞けないような裏話や仕事に対する考え方なども聞くことができ、立派な技工物を作る先生は考え方や振る舞いまで立派だなあと感心したものでした。また、そういう場に出て行くことでたくさんの先輩歯科技工士と顔見知りになることができました。土肥学さんや峰友幸治さん、伊川英利さんといった歯科技工士として尊敬できる方と出会うことにより、技工や業界について多くのことを教わり、学ぶことができました（**図1**）。この方々に共通していたのは、自分が損か得かでは

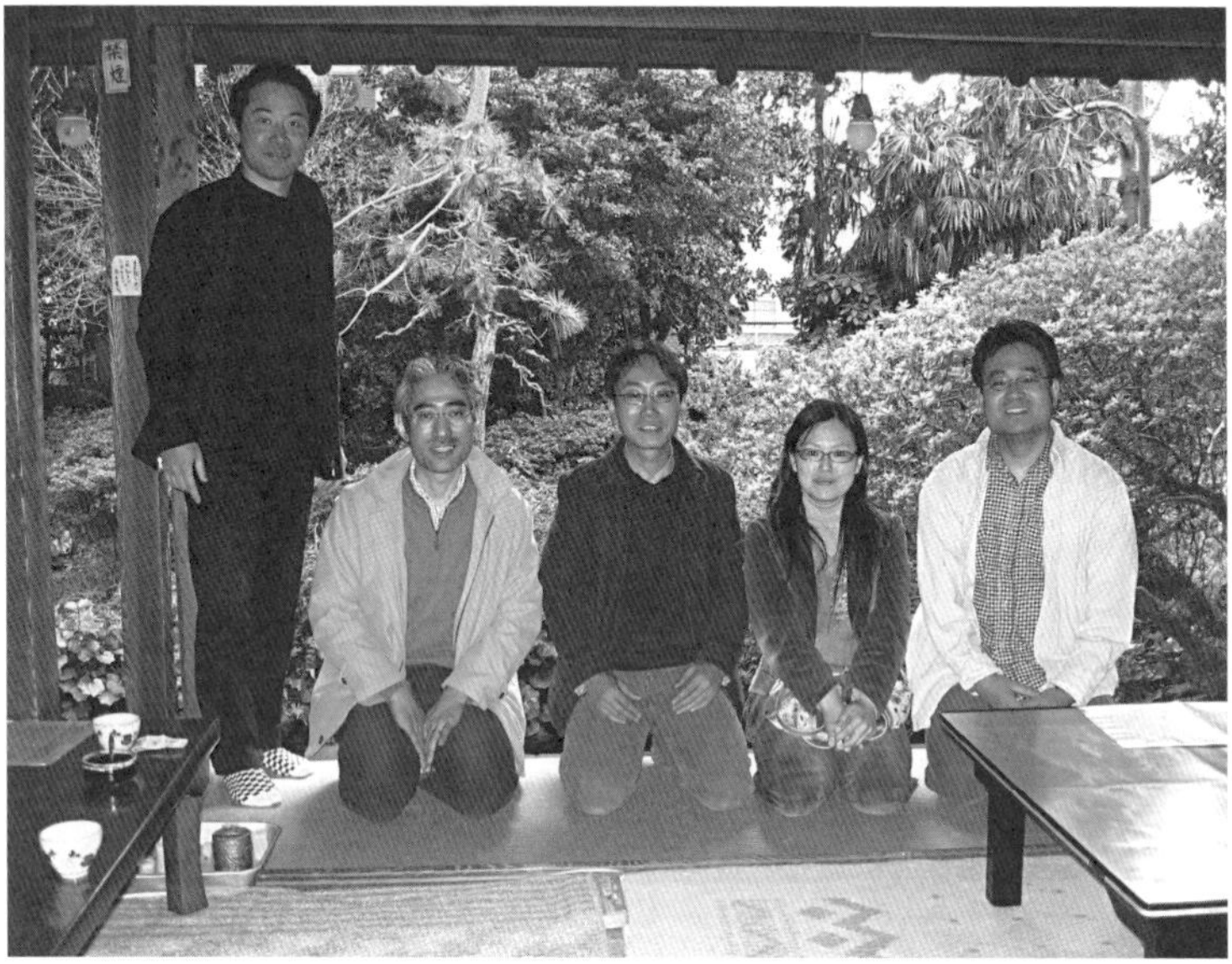
図1　若い頃に技工士会でお世話になった“先輩技工士”の方々と

なく、夢と理想に向かって前向きに物事を考えられていたことだと思います。学術の会議や生涯研修前日に集まった時など、朝方まで技術的なことや業界の情勢について、時には喧嘩になるくらい熱く話されることが大変勉強になるとともに楽しみでもありました。

恩師

大学病院での仕事環境は自分の理想とするものでした。高い水準の治療で地域医療に貢献するという病院のスタンスは自分にとってこれ以上ないものでした。しかしながら勤め始めたころの私は何もできない新米歯科技工士です。一人前になるまでに、この職場で数多くの先生にお世話になりました。その中でも出会わなければ今の自分はなかったと思える先生がおられます（**図2**）。お一人は中央技工室の技工士長をされていた永野清司先生です。私が長崎に行く直前まで存じ上げなかったのですが、同じ技工士学校の大先輩で、すでに技工専門誌や日本歯科

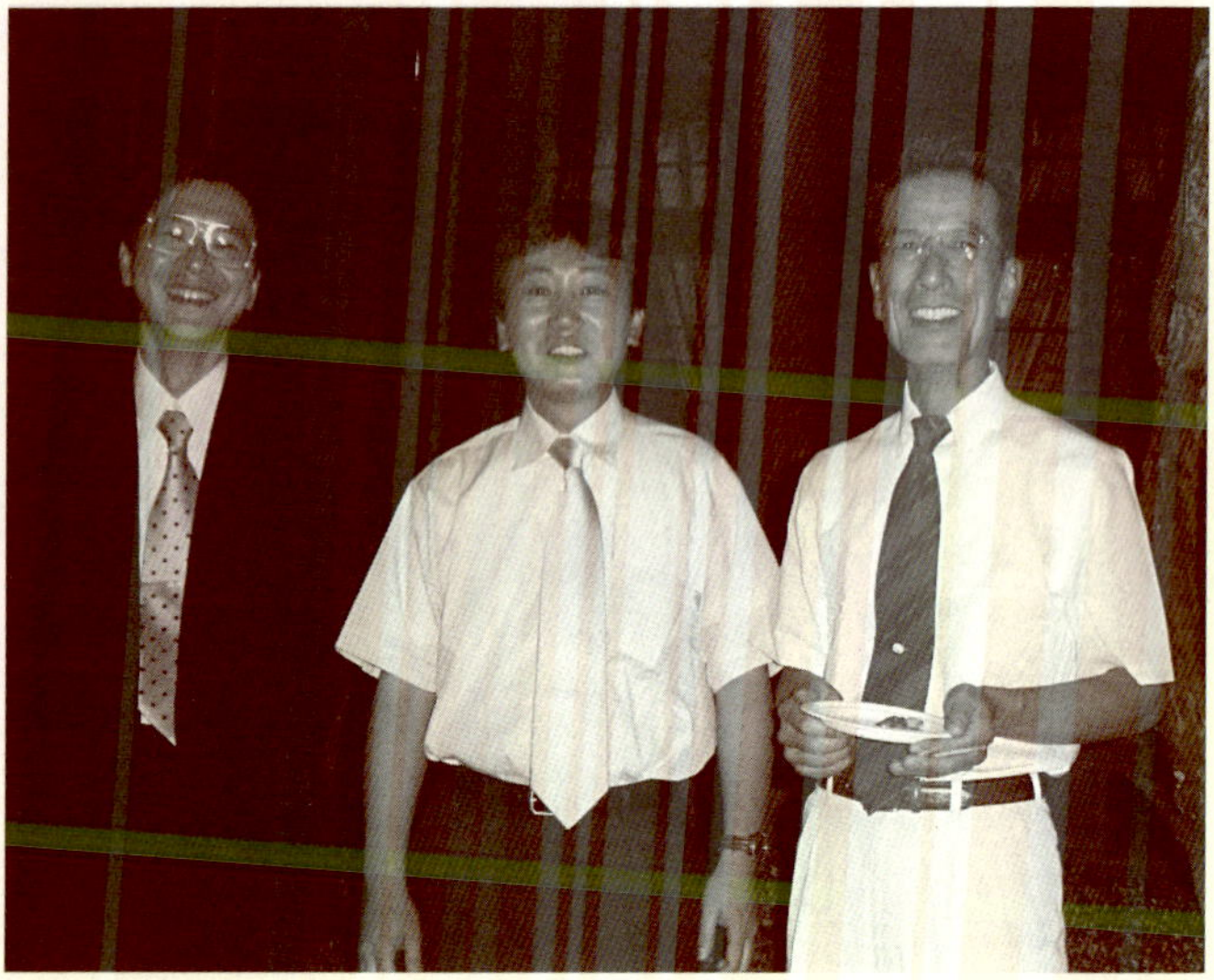

図2　お世話になった永野先生（右）と松村先生（左）

技工学会誌に数多く投稿や研究発表をされており、全国的に有名な先生でした。まずは技術的なことについて一から教えを受けるとともに、臨床における疑問点やわからないところなどすべて相談させていただき大変お世話になりました。そしてある時、臨床以外に研究発表や論文投稿をされている理由を尋ねたところ「一人の技工士が製作できる技工物には限りがあるが、学術的な発表で他の技工士の役に立てば最終的により多くの患者に貢献することができる。」と言われました。最初はその意味がよく理解できず技工物を製作するほうが好きでしたが、少しずつ研究や雑誌への投稿をするうちに、給料には反映されなくてもやらなくてはいけない立場なのだと思うようになりました。とはいうものの、こういう学術活動は通常の勤務時間外に行う取り決めとなっていたため、夜遅くなったり、休日を潰して家族に迷惑をかけることもありましたが、学会で新しい出会いがあったり、いろいろなエビデンスを勉強できたりと、結局は技工物の製作にも役立ったと思います。

そして大きな影響を受けたもうお一人は当時の歯科補

綴学教室に在籍されていた歯科医師の松村英雄先生です。指導はとても厳しいものでしたが、課題に対して費やした努力を認めていただける先生でした。技工では先生の投稿される学術誌の臨床写真になる症例も多く、常に高いレベルでの依頼でしたが、形成や印象などは教科書に載っているような完璧なものであったため、作れなければすべてこちらの技術不足です。完成物が依頼どおりにならないときなど叱られることもありましたが、いつも緊張感を持って仕事ができ、とても勉強になりました。また研究面でも永野先生の提案で共同研究として加わっていただき、論文の書き方から統計処理のやり方まで一から指導していただきました。ある時、大学教員は「教育、臨床、研究」の三つで結果を残さなければ評価されないとの話しを聞き、大学病院所属の歯科技工士も臨床だけではなく研究も必要だと考えるようになり、継続して学会発表や論文投稿を行いました。この延長で通信教育により学士を取得し、その後勤務しながら大学院に進学しましたが、そこでも先生に指導をお引き受けいただきました。

このお二人の先生に指導していただいたことは今の職場の採用試験でも評価され、現在の学生への教育や研究指導にも活きています。そして現在所属は別になりましたが、今でも共同研究等でお世話になっています。これまでたくさんの方に受けた恩はいつか返さなければと思いつつ、実力不足でままなりませんが、感謝の気持ちだけはいつも心に留めています。

歯科医療に従事して

歯は体の一部であり、もし一本でも失われれば上手に喋ることができなくなって日常生活に支障をきたすだけでなく、ものをうまく食べられなくなることにより、全身の健康にも影響を及します。しかしながら歯科医師だけでは失われた歯を回復することはできません。歯科医師が処置をしますが、人工の臓器としての歯を製作するのは歯科技工士です。そして製作された歯は患者さんの体の一部となり一生役にたっていくものです。そのためには違和感なく、すべてが調和していなければなりません。粗悪なものを作れば逆に患者さんの健康を害してしまいます。それゆえ仕事に対する責任はとても大きなものがありますが、それだけ人の役に立つスペシャリストであると言えます。

歯科技工士の仕事は、患者さんの食べる喜びや話す喜びに貢献することですが、日々の仕事においても気持ちを込めて製作したものを患者さんが満足され、直接お礼を言われたりするとなぜか自分がその道のプロと認められたようで誇らしく、嬉しくなったりします。また不思議なことにそれまでの苦労が消えてなくなり、次の仕事の活力となります。これこそが医療技術者としての喜びであり、やりがいではないでしょうか。実力不足で患者さんの希望どおりのものができず落ち込むこともありますが、この喜びがあるからこそ次は患者さんの笑顔が見られるようにと努力し続けるのだと思います。

私が卒後働き始めてすぐの頃、祖母の入れ歯を作ったことがありました。コーヌスクローネという差し歯と入れ歯のコンビネーション義歯で、当時の自分としては精一杯妥協せずに作ったつもりでした。しかし装着された状態を見ると、差し歯の形や大きさ、方向が歯列と調和するものではありませんでした。それでも祖母は文句一つ言わずとても喜んでくれました。いつか作り直したいと思いつつ、亡くなるまでにできなかったことは今でも悔いています。

若い歯科技工士の方へ

歯科技工の世界は日進月歩です。新しい技術、材料、機器が次々に発表されます。歯科技工士を一生の仕事として考えるなら日々勉強しようとする姿勢は絶対に必要です。職場、仲間内だけの輪に閉じこもらずに自ら講習の場に足を運びましょう。そしていろいろな場所に積極的に参加し、いろいろな先輩技工士と交流をもってください。

また、最近はCAD／CAMが歯科にも応用されるようになり、歯科技工士が必要なくなるのではないかと心配する方もいらっしゃいますが、器械が今の歯科技工士の仕事をすべてできるようになるのは遠い未来の話だと思います。大事なことは、これまでの歯科技工の技術とCAD／CAMなどの科学の力を融合させることです。CAD／CAMではできない部分もありますが、歯科技工士より優れている部分もあります。そういうところにうまく使って省力化すればよいのです。その設計はコンピューターがするのではなく、修復物の製作について教育を受けた歯科技工士にしかできないのですから。

そして独立開業についてですが、夢を叶えるため、現状への不満から、リストラなど様々な理由があるかもしれません。私の若い頃も「勤務している歯科技工士も何があるか分からないので、いつでも開業できるだけの知識や技術を身につけておかなければいけない」と言われていました。ですが、開業しても現状より価格を安くして仕事を取る歯科技工士にはならないで欲しいのです。患者さんには何の利益もなく、そのために品質が下がるならこれほど患者さんの期待を裏切る行為はありません。そうしなければいけない事情もあるかもしれませんが、開業するためには正常に経営できるだけの技術や知識の研鑽と準備をする必要があると思います。それほど新規で仕事を得ることは簡単ではありません。仕事を出してもらえるという約束が幾つも必要でしょう。何とかなるでは絶対にダメです。また、従業員を雇用するということは、大げさに言えばその人の人生を左右させますので、よほどの覚悟が必要です。自分だけでなく、他人も不幸にしてしまわないように十分な勉強と慎重な判断をお願いします。

最後に、現在の歯科界は厳しい状況ですが、歯科技工だけが人生のすべてではありません。家族のために余暇や気分転換も必要です。辛いことばかりでは長続きしません。時には歯科技工以外のことにも目を向けてみてください。広い視野で物事を見られるようになれば、この業界のどこに問題があるのかが分かるかもしれません。そして、今の厳しい現状は私たち現役歯科技工士の責任が大きいですが、少しでもこの業界を良くしようと頑張っている人もいます。歯科技工士という、人の役に立ち、やりがいのある職業をもっともっと魅力あるものにできるよう、みなさんのように若い方の新しい感性や柔軟な発想、行動力で新しい風を吹き込んでください。

自分の意志と責任が生き方を決める

北海道デンタル・システム所長
北海道開業　杉岡　範明

若き多感な時代に挫折を味わい歯科技工の道へと進み、教育機関での学生生活、専任教員としての研究や学生との接し方、独立後の歯科技工に対する考え方等、飾り気ない生き様が述べられている。教員時代も多数学会発表され基礎的な知識を持ち合わせ、また、滝川市に歯科技工所を開業後、業界・歯科界・社会のために歯科技工士会の長となって活動。ゼネラリストとしての氏の本稿は必ずや若い方々の——。

思い通りにいかない人生

私の歯科技工士歴も今年で三十四年になりますが、この職業との出会いは、多感な青春時代の大いなる挫折からでした。

北海道のほぼ中央に位置する滝川市で生まれた私は、父が旧国鉄の機関士（蒸気機関車）ということもあって、幼い時から乗り物が大好きで、大きくなったら父の後を継ごうと密かに思っていました。しかし、進路を決めなければならないころ、旧国鉄は大赤字で全国を五つの旅客会社と一つの貨物会社に分割して民営化で再建を図ろうという、とても将来に希望が持てる状況ではありませんでした。

そこで、友達から進路を聞かれ、あまり深く考えもせず、鉄道がだめなら飛行機だと思い「民間航空会社のパイロットを目指すよ」と答えてしまいました。今もそうですが、当時もパイロットは子どもたちのなりたい職業で常に上位を占める憧れの職業でした。そして、何よりもカッコ良く、きっともてるのだろうなという不純な動機でした。

当時、民間のパイロットを目指すためには、自衛隊のパイロットになってから転職したり、直接、航空会社が育成する自社養成に応募したり、様々な方法がありましたが、高校卒業後に旧運輸省管轄の航空大学校に進むのが一番の近道であることを知って、さっそく、受験勉強に取り掛かりました。しかし、学科試験に身体検査と面接が加わり倍率は十数倍の難関で、しかも、受験できる年齢に制限があって、結局、三浪しても合格することはできませんでした。不純な動機からの選択が災いして、久しぶりに会う同級生はすでに大学三年を終えようとしている時期なのに、私は、進路も決まっていないという悲惨な状況でした。浪人生活も二年目位までは、友人もいましたが、さすがに三年目になるとそれもいなくなり、自分一人という孤独感と親に負担を掛けていることの申し訳なさで、自信喪失の毎日でした。予備校からの帰り道など一人で歩いていると、「きっとここで行き倒れても誰も気づかないだろう。これで、自分の人生も終わりか」と本当に思っていました。

歯科技工との出会い

そんな矢先、母が突然、「歯科技工士という職業知っている?」と言いだしました。それまで、幸いに虫歯もあまりなく、歯科医院には一、二度しか通った覚えがないことから、歯科については全く分からず、藁にもすがる思いで、歯科技工士について調べることにしました。本屋に行ってみると、国家資格でありながら、二年間の専門学校卒業で良いこと、仕事の内容は本を読んでも良く分かりませんでしたが、何やら物を作る仕事のようであり、将来は開業もできることなどが書かれていました。また、北海道にも札幌市と旭川市に歯科医師会立の学校が一校ずつあることも分かりました。(当時は、さらに道立聾学校附属もありました。)

心を入れ替えて大学受験も考えましたが、二年間の専門学校なら、同級生があと一年で大学を卒業して社会人になったとしても、三年間の遅れを、うまく行けば一年間の遅れにできるかもしれない。そうすれば、親に負担を掛けることも少なくてすみます。ただ、失意の身としてはこの周り道を誰にも知られずに挽回したいと考えて、北海道から一番近い大学附属の専門学校が盛岡市にあったので、岩手歯科技工専門学校(現岩手医科大学医療専門学校)にお世話になることになりました。

昭和四十一年に創立した母校は、私が入学した昭和五十一年に学校教育法の一部改正によって専修学校として認可されたばかりで、定員もそれまでの二十名から二十五名に、その内、女子が十一名もいました。施設は岩手医科大学歯学部校舎の一階にあって、歯学部附属病院とも渡り廊下で行き来でき、その先には医学部があるという、まさに、岩手医科大学と一体となった環境でした。今考えても医療技術者を育てる環境としてはとても恵まれていたと思います。一、二年生用の小さな講義室はあるものの、専門講義や実習室は歯学部学生と同じ施設を使っていました。講師もすべて歯学部の教授陣があたっており、二年生の臨床実習は、独自の実習室は十五名ほどの広さしかありませんでしたので、附属病院の二階にある医局員と歯学部学生が使うフロアの一角に歯科技工士学生の設備があり、歯科医師と専任教員、歯科技工士学生のチームで直接患者さんと接して行っていました。もちろん、使用する機材もすべて歯学部の臨床実習と同じものを供与され、半調節性咬合器を使っての歯科技工はあたりまえのことでした。歯科技工物も補綴物、充填物等はこの実習室で製作しますが、矯正装置は班に分かれて一カ月ほど別にある矯正技工室に出向き、そこにいる矯正専門の歯科技工士に集中して教育されました。顎態模型にサンドペーパーをかけ過ぎて何度もやり直しをさせられたことが思い出されます。四月から十二月までの八カ月間、歯科技工物別に、かなりのノルマが決められており、症例ごとにチームの歯科医師と専任教員の審査があり、それに合格しなければやり直しですので、戦々恐々の毎日でした。しかし、地元でも母校の卒業生は、即、臨床に対応できる歯科技工士であるとの評判で、それまでの浪人生活とは別世界の充実した二年間でした。同級生も一学年二十五名と少なかったこと、進む道が同じで、毎日、消化しなければならないスケジュールが詰まっていたことなどから、お互いが切磋琢磨すると同時に男女を問わず助け合って過ごしていたことが忘れられません。私自身もあの時の経験がなければ、今の歯科技工士歴はなかったと思っていますし、一人の人間として大きく成長させられたことに心から感謝しています。ただ、小さな講義室の階下は、医学部と歯学部共有の解剖室でしたので、季節によって強いホルマリン臭が漂っていたことと、時々、献体と出くわすのには驚きました。でも、それも医学の一面であることを知ったことは貴重な体験でした。

歯科技工の『師』

二年間の教育を終え、晴れて、歯科技工士免許を取得したものの、大学附属病院の歯科技工室や専任教員の最先端の歯科技工を目の当たりにした私は、このまま、北海道に戻るのではなく、母校の専任教員になることを希望し、さらに、高度な歯科技工を学び、将来は滝川市で歯科技工所を開設したいと考えました。当時の専任教員は、日中は学生の指導にあたりますが、自身も教育者として技術を磨かなければなりませんので、空いた時間を利用して極めたい臨床ケースを自由に選んで歯科医師とマンツーマンで行うシステムになっていました。しかし、その席に空きはなく、諦めなければならないと思っていましたが、そのことを、歯科技工士の『師』と仰ぐ専任教員の渡辺良二先生に相談したところ、「これからの歯科技工士教育を考えると教員の層を厚くしなければならないな」と言われ、学校関係者を説得していただき、専攻生として残れることになりました。どうして、この渡辺先生を私の歯科技工士の『師』と仰ぐかと言えば、何と言ってもその歯科技工士としての生き方がとてもカッコ良かったのです。先生の教えの第一は「まず、身なりを整えなさい」ということでした。つまり、歯科技工士は立派な医療技術者なのだから、自分が患者さんの立場だったらどう思うかということを考えなければならないということでした。そして、常に最先端の歯科技工を身に着けるためにあらゆる努力をすること。専任教員は臨床ケースを自由に選択できますが、先生はいつも教授から依頼された難症例や、各講座の研究症例に携わっていました。そのため、深夜まで残っていることもよくありましたが、ただ日常の臨床歯科技工に没頭するだけの歯科技工士ではないところに強い憧れと尊敬を抱いていました。

母校に専攻生として席を置いた私は、一週間の内、月曜日から水曜日は専任教員の補助として一年生の基礎実習の手伝いをしながら、先生方からメタルボンドや金属床の技術を教えていただきました。しかし、無給でしたので、木曜日から土曜日は、紹介された県南のある村の診療所に二泊三日で歯科技工士のアルバイトをさせていただきました。宿泊と食事付の好条件でしたが、泊まる部屋は少し古ぼけた国保診療所（歴史にも出てくる有名な村にありました。）の使われていない宿直室でしたので、初めのころは中々寝付かれませんでした。

アルバイトはこれだけではなく、時間の空いている日は夜七時ごろから十二時ごろまで、先輩の歯科技工所や、土日には医局員を派遣している他県の病院でもしていました。

このように、生活には困らない程度の収入を得ることができましたが、とにかく忙しい毎日であったことが懐かしく思い出されます。卒業間もない心身ともに柔軟な時期に歯科技工士として働けるあらゆる環境を経験できたことは、その後の学生教育にとても役立ちました。

結局、私の専攻生としての生活は一年足らずで終了し、翌年、晴れて専任教員として母校に奉職することができました。

後日、採用試験の面接官を務められた方が「よく採用されたものだ」と言っていたと聞きました。思い当たる節は、試験官から「どうして専任教員になりたいのか」と聞かれ「私は将来、歯科技工所を開設したいと思っています。今までにない明るく近代的な歯科技工所を作りたいのです。そのために歯科技工士としてスキルアップしたくて応募しました」と答えたところ、試験官から嘲笑されました。専任教員と言っても学校法人岩手医科大学の職員ですので、当時は岩手県内でも職員数は二千人を超える大企業でした。その面接で自分の将来のために一時的に採用して欲しいなどということは、前代未聞の答えだったのかも知れません。ただ、一番偉く見えた方が「いいじゃないか、おもしろい。その考えは大切なことだ。それで、何年ぐらい勤めるつもりか」「はい、十年ぐらい勉強したいと思っています」と元気よく答えてしまいました。今考えても顔が赤くなる思いですが、あの一番偉く見えた面接官（後日、本当に偉い方だと分かりました）がいなければ、きっと不採用だったと思います。

人生の『師』

専任教員の仕事もまた忙しく、一年生の基礎実習は、実習前にステップ模型や製作マニュアルを作ることから始まります。実習中は工程ごとにデモンストレーションをしながら最終工程までやり遂げさせる。これが中々思うようにはいかないもので、一定のレベルまで学生の手技を高めることは知識を身に着けることとは別の能力を引き出さなければならないと実感しました。また、二年生の臨床実習は大学病院の患者さんの歯科技工物を担当医から有資格者の専任教員が受け、学生とチームで製作する訳ですから、もちろん妥協は許されず、気の抜けない指導の毎日でした。（現在は制度が変わり臨床的模型で教育）さらに、自身の技術を高めるための歯科技工や各講座の研究の手伝い、所属している学会の論文執筆など、今考えてもぞっとする日々でした。

そんな中でも、以前、歯科理工学の教授が教務主任であったことから、歯科理工学教室にはしょっちゅう出入りさせていただき、その縁で学会にも所属して幾つかの研究をさせてもらいました。特に指導していただいた当時、助教授であった大泉貞治先生（後に別講座の教授に就任）には、研究と論文執筆の基礎から親切に教えていただきました。先生はいつも笑みを絶やさず、温かく人と接し、それでいて凛としている。まさに人間性の豊かさを学びました。今も時々連絡を取っていますが、実はその後、私たちの「仲人」をお願いしました。

また、平日の勤務後、先輩の歯科技工所で長い間アルバイトをさせていただきました。この先輩は、お父さんが医者であったことから、ご自身も医者を目指して医学部を何度か受験していましたが叶わず、歯科技工士になったという方で、私の挫折を知って「おれと似たような青春時代だな」とその後、公私を問わず親身に面倒をみてもらいました。とにかく、後輩の面倒を良くみる方で、多くの後輩が慕っていました。

この先輩は趣味も多く、信条が「よく働き、よく遊ぶ」で、平日は朝五時から働いていますが、土日はしっかり休んで自分のために時間を使う。有効な時間の使い方と人との付き合い方、そして、人生の楽しみ方を教えてもらいました。

その後、面接で十年勤めると言いましたが、七年で専任教員を辞めて、夢であった歯科技工所を開設するために一年半、札幌市の開業医でお世話になって、平成元年一月一日に滝川市で『北海道デンタル・システム』を開設しました。

この間、本当に多くの方に支えられ、導いてもらったと思いますが、改めて考えると、七年間で二〇〇人近くの学生を指導しましたので、この一人ひとりが私にとって最大の人生の『師』だと思っています。今でも多くの当時の学生と付き合いがありますが、本当にいろいろなことを学び、私自身を成長させてもらいました。そして、縁あって、この中の一人が、今の私にとってかけがえのない妻です。

これからの歯科技工士の皆様へ

歯科技工所を開設して今年で二十五年になりますが、こんな私でも、希望どおりの歯科技工所を建て、何とか今日まで営んできました。

仕事に貴賤がないことは当然でありますが、中でも医療は人の生命にかかわる重要なことです。私たち歯科技工士も回復した患者さんの安堵した姿に接すると、何ものにも代えがたい達成感に浸ります。まさに、やりがいのある職業だと思います。反面、医療技術者として常に、患者さんに最善で最高の歯科技工物を提供する義務と責任があるわけですから、当然、自分を律した毎日を送らなければなりません。つまり、歯科技工士として知識と技術を追求することと社会人として自身を磨く、このバランスを成し遂げた人こそが、歯科技工士になって本当に良かったと満足できるのだと思います。そして、それは、人から与えられるものではなく、自分で目標を定め、自らチャレンジして行かなければなりません。

今、私は、一人の歯科技工士として成し得ない問題を解決するために、北海道歯科技工士会の会長と日本歯科技工士会の副会長を務めています。その中でいつも思うことは、『感謝』の想いが足りないということです。親に対する感謝、家族に対する感謝、生活できる社会に対する感謝、……人は一人で生きていけないのですから、支えてもらっていることに対する様々な感謝がなければなりません。それを忘れて、不満ばかりを口にする人があまりにも多いように思います。

一度しかない人生を悔いなく過ごすために、ぜひ、『感謝』の想いを育ててください。そして、その想いを次の世代のために役立てていただきたいと思います。

歯科技工士という職業選択を考えてみよう

㈱ハーテック・デンタルサービス
広島県開業　松井　哲也

歯科技工士の立場からご自分の経験と、歯科技工士の現状をデータを基にして述べてもらった。歯科技工士として、どのように生きていけばいいか、読者それぞれの立場（職業の選択・歯科技工士への興味・新人歯科技工士へ・継続したい歯科技工士へ・独立を目指す方へ）から分析していただいた。歯科技工士として悩んでいるかたへのメッセージである。著者のデータや考え方を踏まえて自分はどのような――。

私の場合

私が歯科技工士になったのは成り行きでした。しかしそこには必然があったようにも思います。私の父親は歯科技工士で、院内技工士をしていました。その勤務先の先生のご厚意もあって、病院の二階に間借りして住んでいました。当時もご多分に漏れず歯科技工は長時間労働で、父親と遊んだ記憶もほとんどなく、唯一技工室でチョークや石膏をカービングしたり、ワックスでキャラクターを作ったりしたことを覚えているぐらいです。仕事の邪魔になったであろうに不思議なことに叱られた記憶はありません。

大学受験を控えていたころ私は、最初から浪人する気でした。そんな私に友人が歯科技工士学校の過去問集を譲ってくれました。その友人は父が歯科技工士であることは知っていましたが、私が歯科技工士になりたいと話した記憶もないし、そもそも広島に歯科技工士学校があることすら知りませんでした。その問題集を親に見せると、喜ぶだろうという想像とは裏腹に「絶対歯科技工士にはなるな」と言われてしまいました。予想外の反応でしたが、今考えれば当然のことでしょう。いずれにしても浪人するつもりでいたため、共通一次（今のセンター試験）と合わせて受けてみるということで話は落ち着きました。結果、県外の某大学と広島大学歯学部附属歯科技工士学校に合格しました。しかしその報告を聞いたのはベッドの上でした。以前から患っていた胃潰瘍が穿孔し、救急車で病院に搬送。緊急手術を受けました。後日談ですが、搬送先のドクターが飲酒していたため手術が遅れ、腹膜炎をおこしてかなり危ない状況だったそうです。そんな訳で体を心配して浪人も県外への進学も断念。消去法により唯一残った歯科技工士学校への進学となりました。

遅れて歯科技工士学校に入った私は、アルバイトや友人たちとの飲み会、ドライブなどよく遊びました。授業にこそ出ますが、上の空。実習のデモ中先生の前で眠ってしまい、目を開けると先生の顔が大写しで目の前にあるなんてこともありました。その先生が妹尾輝明先生です。先生から学ぶことはたくさんありましたが、その中で鮮烈に記憶に残っていることがあります。「自分の最終目標を設定し、その目標を達成するために行うべき中期目標を設定しなさい。さらに絞って一年で行うべき目標が設定できれば、あとは一年ごとの目標に向かって行動すればよい。これができれば自ずと最終目標は達成されます。」多感な私は感銘を受けて目標を立てました。「上手い歯科技工士になる。有名な歯科技工士になる。金持ちの歯科技工士になる。」何とも幼稚な目標ではないでしょうか？　でも二十歳そこその若者が考えることはこんなものでしょう。とりあえず目標を達成するために、大学病院の歯科技工室研修科に進みました。進んだことに安心して努力もせずに……。

研修科では大学病院の患者さんの入れ歯や差し歯の製作をします。その中に大学病院の先生の症例がありました。通常そういったケースは大学の技工室の職員が製作しますが、どう間違えたのか私が製作することになり、シェードテイクのため診療室に立会いました。この先生が後に私が勤めることになる歯科医院の院長でした。先生は開業準備をされており、ぜひ私を迎えたいと治療に当たられた担当の先生に相談されたそうです。担当の先生は「あいつは性格はいいが下手だぞ」と反対したそうですが、とりあえず研修科が終わった後、夕方からアルバイト勤務することになりました。開業当初はそれほど忙しくありませんでしたが、すぐにとてもアルバイトでは賄えないほどの仕事量になりました。アルバイトをやめるか研修科をやめるかの選択を迫られましたが、成り行き人生の私は結局研修科を中退し、そのまま就職しました。

しかし、勤務を始めてすぐに壁にぶち当たりました。完成した入れ歯や差し歯を見て何かおかしいことはわかります。しかし、どこがおかしくてそれをどのように修正すればよいかがわからないのです。次から次へと発注される仕事。しかも当時は加熱重合レジンから光重合レジンに移行し、多数歯ブリッジのケースが増えていました。ただ数をこなすだけの毎日が続きました。技工士学校や研修科での怠慢を思い知らされましたがもう遅かったのです。すがる思いで同窓会に参加し、歯科技工士会に入り、研修会に積極的に参加しました。しかしまず専門用語がわからない。日頃の寝不足も手伝って爆睡。ひどいときは東京のセミナーに参加し、二日間爆睡ということもありました。さすがに落ち込みました。

それでも研修会には参加しました。そうすると不思議なもので、今までつながらなかった点と点がつながり、線となり、面となり、立体を織りなすように理解できるようになってきました。睡眠学習もまんざら嘘ではないのかもしれません。

その頃歯科界ではインプラントによる治療が紹介され始めていました。口腔外科医であった院長の下、おそらく広島では先駆けであろうインプラント治療に携わることとなりました。時はバブル直前。インプラントはもちろん、メタルボンドやアタッチメントなど自費の仕事にも追われながら、セミナーや専門書で勉強しました。それをまた日々の作業にフィードバックし、評価し、改善するという繰り返しにより、この時期少し成長できたように思います。ちょっと天狗になっていたのかもしれません。

しかし先輩から紹介された大久保雄司氏（大阪セラミックトレーニングセンター出身、現在ドイツにて開業）の作品を見させてもらって天狗の鼻はぽっきり折れました。それからは昼休みや休日をカービングやサンプル製作に充てるようになりました。

また、歯科技工士会の役員も務め、物事の考え方や、組織運営、業界の動向、大量の資料とその分析、さらに多くの人との出会いなど、技工室では学べない多くのことを勉強させていただきました。ついでに会では財務を永年担当しており、これが後に大きな役に立つこととなりました。

転機が来ました。院外に別会社で歯科技工所を立ち上げていましたが、診療所の拡張に伴い、技工室を元の診療所内に再移転させるとの計画が持ち上がったのです。当時父親は歯科技工所を経営していたため、いつかは父親の後を継がなければと考えていました。歳はすでに四十五歳。技工所の移転にお金をかけさせてしまえば退職しにくくなり、この先父親の跡を継ぐことは不可能でしょう。父親が望んでいるであろう跡取りの道を選ぶか、このまま勤務を続けるか色々悩みました。しかし、やはり成り行き任せの私は父親には申し訳ないと思いながらも跡を継げない旨を伝えました。診療室のそばで技工をしたいという願いを優先させた決断でした。

さて、移転後突然院長が倒れ、治療に専念することとなりました。後を預かるスタッフ、ご家族や周りの方々と連携して何とか再建に努め、技工所は新しく(株)ハーテック・デンタルサービスとして私が引き継ぐこととなりました。その間の対外的な折衝や手続き、経理などは、ただ技工を行っていただけでは決して乗り越えることができなかったと思います。

私の歯科技工に関する現在までを思いつくままに書き綴ってみました。さて、後半は歯科技工に興味のある方や、現在歯科技工に従事しながら悩んでいる方々へアドバイスをしてみたいと思います。

職業を選択する前に

職業を決める際の基準は何でしょうか? 将来性や収入・社会的地位ややりがいなどと、自分の学力や適性・取り巻く環境などから選ばれると思います。情報が氾濫している昨今、HPなどを見ると歯科技工士の評価は非常に低いようです(**図1**)。しかし、当分なくなる職業ではないですし、近年患者さんの補綴物に対する要求は高まっており、歯科医師と歯科衛生士に歯科技工士も加えたチーム医療の重要性も認知され始めています。技術や能力を持った人は歯科技工士に限らず、どの業界でも必要であり、トップと底辺のピラミッド構造はどこでも存在します。誤解を恐れず言いますが、歯科技工士という職業選択を敬遠する人が多

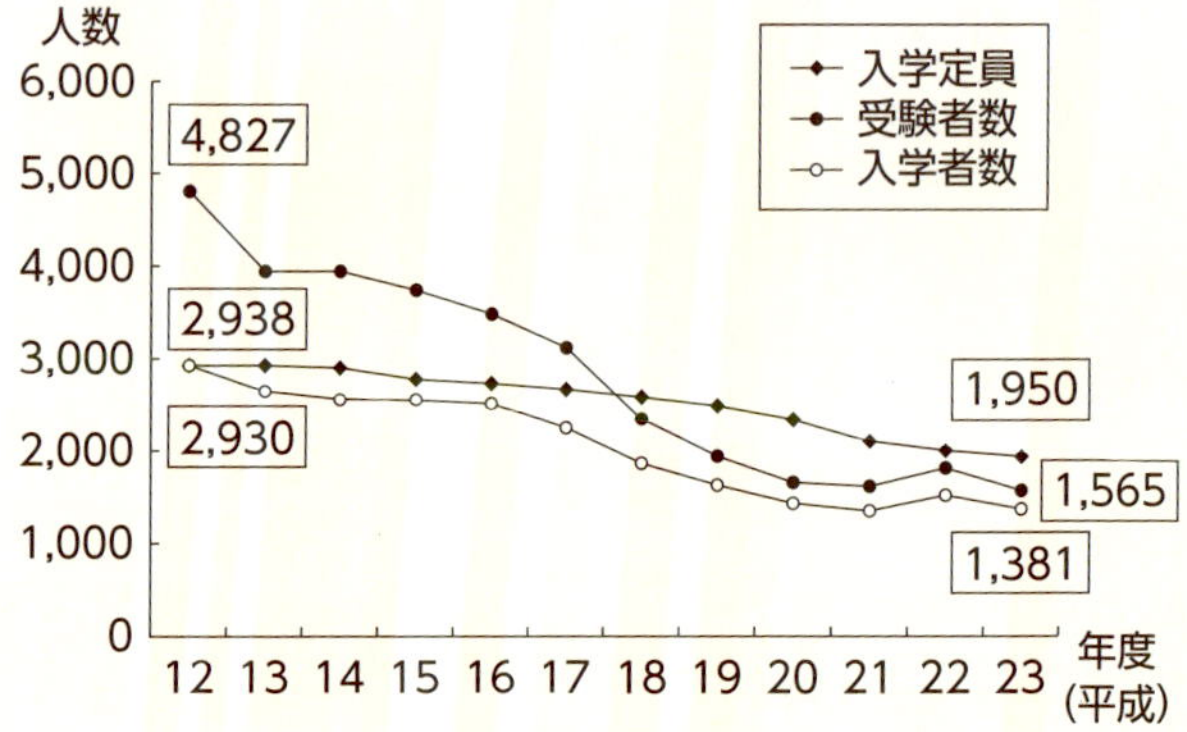

図1　歯科技工士養成所受験者と入学者数の推移

く、学力低下が顕著であれば、少し頑張れば、ピラミッドの上に登れる可能性は高くなります。報道でも大企業志向は根強く、みんな勝ち組になるために必死です。勝ち組が正しく、負け組は間違いみたいな風潮を私は危惧しています。自分が社会で生きていくうえで何が大事かを職業選択する前にまずしっかり考えるべきでしょう。

では仕事は何のためにするのでしょうか？　生活のため？　家族のため？　お金のため？　生きがいのため？　人間は文字通り人の間に存在して社会を形成し、その中で生きています。その手段の一つに仕事があると思います。全員が一流企業に勤めて社会が成り立つでしょうか？　お金持ちになりたい・幸せになりたいとよく言われることですが（私も前述したように同じことを考えていました）、この尺度は何でしょうか。結局相対的であり比較の問題です。対象にする人がビルゲイツなら、日本で金持ちはいなくなります。幸せもしかりで、少なくとも一流企業に就職すれば幸せになれるわけではありません。「牛の尻尾より鶏の鶏冠」と昔から言います。もし歯科技工士に興味があるなら、ぜひ選択肢の一つに加えて欲しいと思います。

歯科技工士に興味があるあなたへ

歯科技工士という仕事のどこに興味を持っているのでしょうか。①モノづくりが好き。②国家資格が取得できる。③手に職があると将来転職などの際も安心。④医療関係なので安定している。⑤多くは二年で社会に出られるし、入学のための偏差値も低い。⑥将来独立することができる。他にもあるかもしれませんが、こんなところでしょうか。入れ歯や差し歯は患者さんごとに完全オーダーメイドで製作します。製作した物は「床の間」に飾っておくものではありません。精密に口腔内に適合し、生体と調和して長期間機能し、審美的でなければなりません。そのためには芸術性や器用さだけではなく、理工学や顎口腔機能など多くの理論の理解、患者さんや歯科医師・歯科衛生士の要望を具現化にする想像力やコミュニケーション能力などが必要でしょう。興味のある方はお近くの歯科技工士学校や歯科技工士会に電話して職場を見学させてもらい、お話を聞いてみてください。

歯科技工士になって間もない方へ

現在歯科技工に従事されている方は色々な心配や不満があると思います。①長時間労働や休日出勤など労働条件が悪いし、それに見合った給料が支給されてない。②保険や年金など福利厚生がしっかりしていない。③作業環境が悪く健康が不安である。確かに我々の業界は国家資格を持ちながら労働条件は過酷で、多くの若い歯科技工士たちがこの業界を離れていっています。部屋にこもって作業することが辛いなど、生理的に我慢できない人は別として、非常に残念なことだと思います。

多くの歯科技工所あるいは他業種でもそうですが、会社自体が人を育てる余裕がなくなっています。このため、一人前になるまでは能力以上の仕事に追われていることも現実でしょう。まず自分で製作している仕事量を考えてみてください。技工料金はそのまま自分の給料にはなりません。材料費や光熱費・家賃・機械などの設備投資・外交費用・交際費・保険や福利厚生など原価要素があり、その中の一要素として人件費が

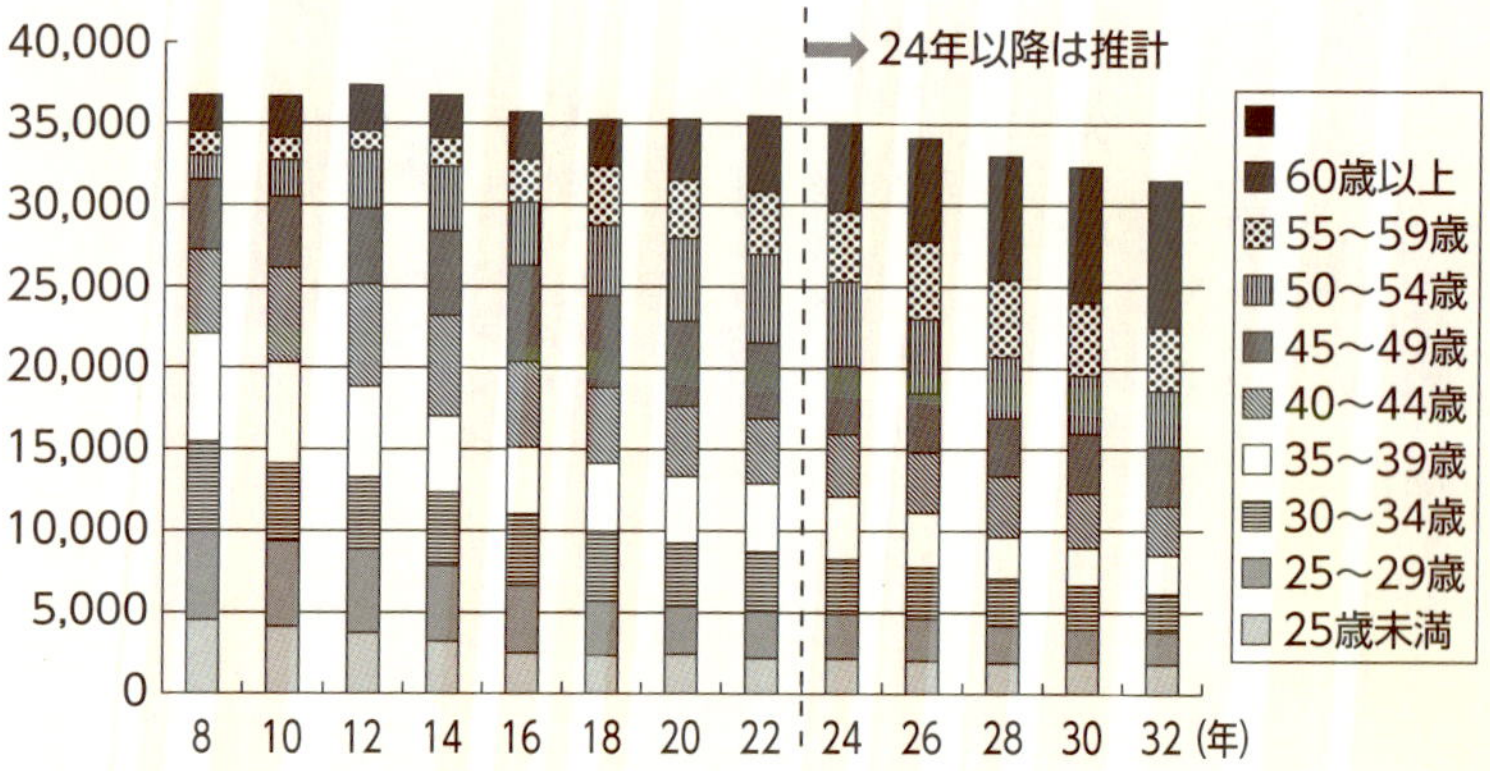

図２　年齢階級別にみた就業歯科技工士数の年次推移・推計

あります。単純に給料が多い少ないではなく原価計算を理解したうえで考える癖をつけたほうが良いでしょう。卒後三年ぐらいまでは会社として利益が出るほどの仕事はできないと聞きます。その間は会社があなたに投資していると考えるべきで、極端な長時間労働や理不尽な待遇を甘受しろとは言いませんが、卒後研修ぐらいのつもりで頑張って欲しいものです。

歯科技工士を一生続けようと考える若い方へ

①給料は今後どれくらい上がるのだろうか。②安定した仕事の供給は将来にわたってあるのだろうか。など技術的に上達して自信を持ってくると将来への不安を感じるようになると思います。前項で原価計算の話をしました。さらに給料が上がるためには①短時間でより多くの入れ歯・差し歯を製作する。②単価を上げる。③利幅の多い仕事を行う（自費など）。④グループリーダーなど作業以外の組織運営に携わる。などが考えられます。そのためには日々の仕事に加えてスキルアップの努力が必要です。職場にそのような環境があれば良いのですが、なければ研修会に参加するなど積極的に動きましょう。そうすれば人脈を拡げることにもつながるので、見識も広がります。二十五歳までに七〇％の人が歯科技工士をやめるとい

うデータもあります。これは残っている者にとってチャンスととらえるべきでしょう。図２からもわかるように十年後には特に若い技工士数の減少が予想されます。また、少子化に伴う人口の減少も懸念されますが、補綴の需要が多い六十五歳以上の人口は増えていきます（図３）。残念なことに歯科技工士、特に高度な技術を持った歯科技工士が足りなくなったとき、即座に供給することは不可能なのです。

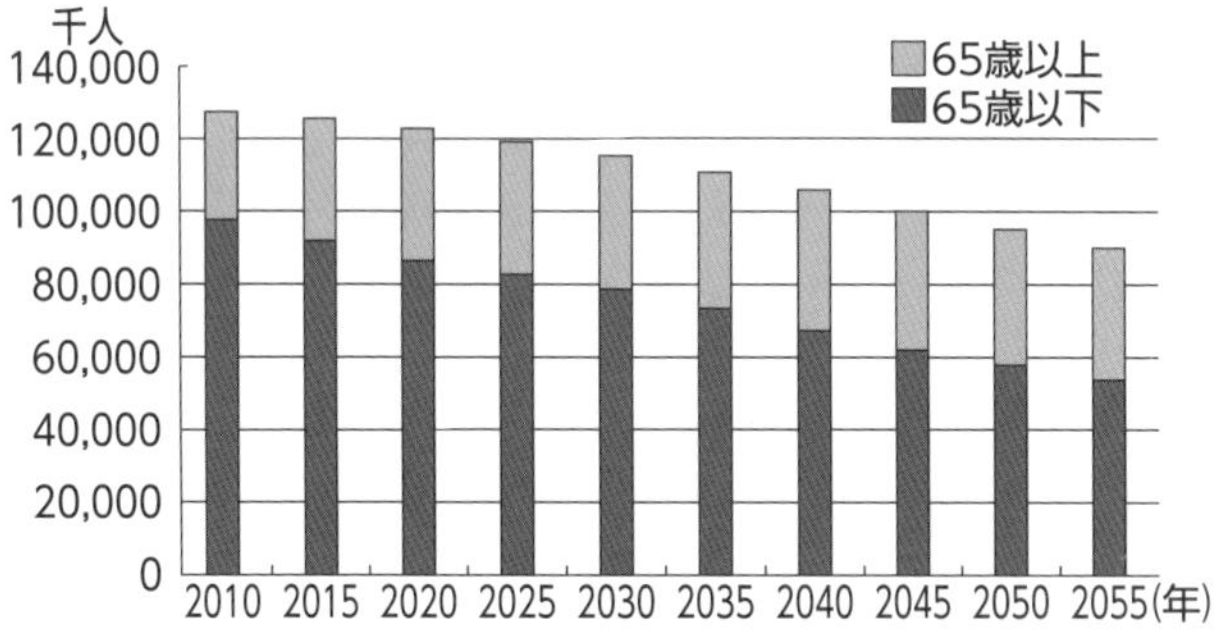

図３　日本の年齢別人口の推移と将来推計

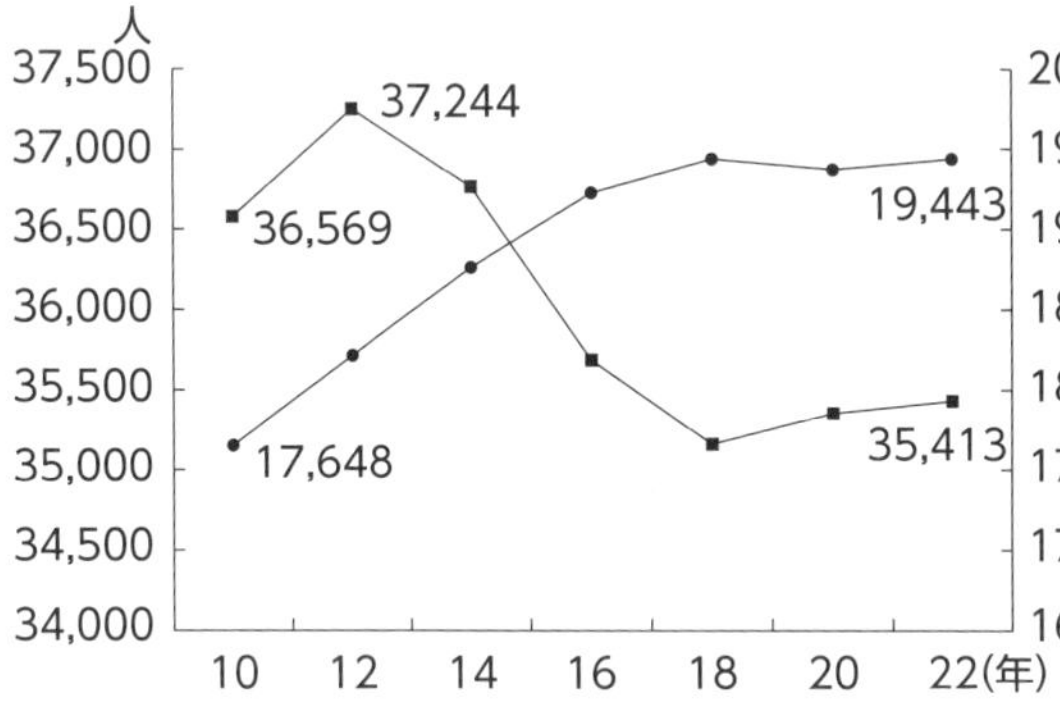

図４　歯科技工士数と歯科技工所数の年次推移

将来独立するべきか悩んでいる方へ

図４からもわかるように歯科技工所の数は現在ほぼ横ばいです。この理由は色々考えられますが、①技工所の多くが個人事業所でしかも一人が圧倒的に多いため、その人たちの高齢化などによる廃業と新規開業が相殺されている。②インプラントやＣＡＤ／ＣＡＭ・ジルコニアなど設備・技術が必要となり、開業へのハードルが上がっている。③独立しようとする熱意を持った若者が減少している。などが考えられるでしょう。

私も成り行きで独立しましたが、い

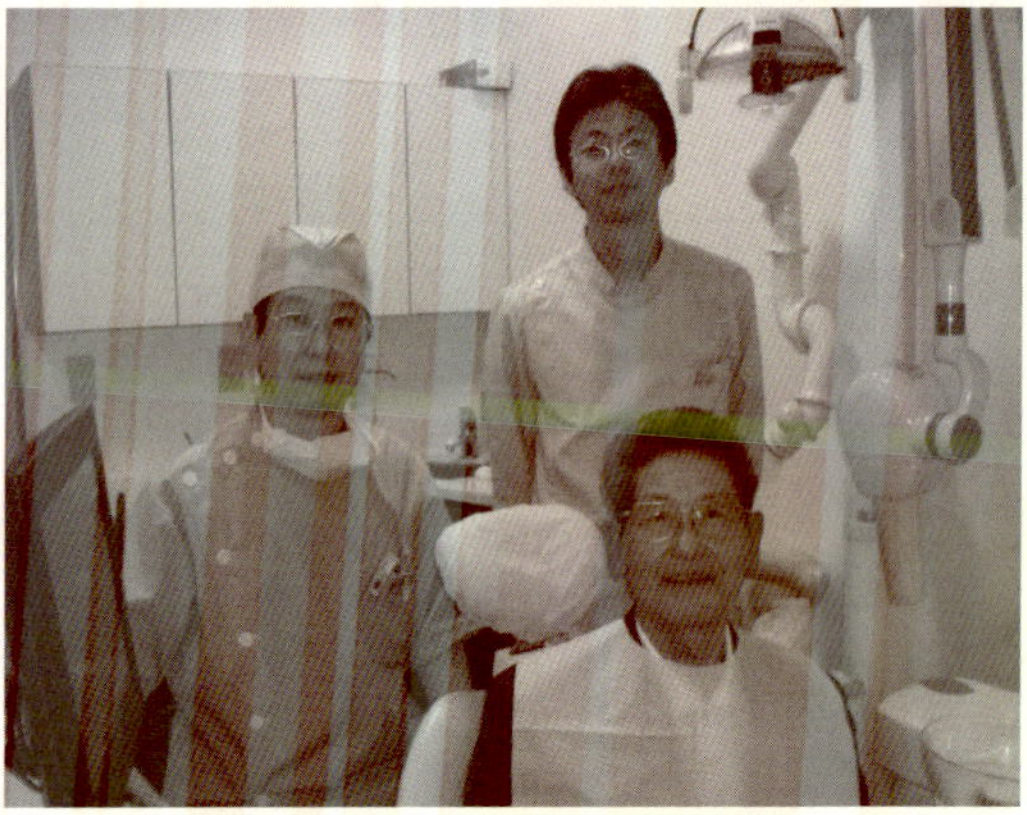
図5　入れ歯装着後の父（右前）と治療いただいた坂本先生（左前）、右後は筆者

つ独立しなければならなくなるかもわかりません。そのためにも人脈を拡げ経営のみならずより多くのことを学んでおきましょう。

歯科技工士のやりがいについて

入れ歯や差し歯を評価するのは最終的には患者さんです。ただ残念なことに、その患者さんの評価を直接伺う機会は非常に少ないと思います。私は幸いにも歯科医院のそばで仕事をしていますが、それでも患者さんと接するのはトラブルや要望を聞くための呼び出しがほとんどです。その中でも患者さんからの感謝の言葉や歯科医師・歯科衛生士からの評価を励みにしています。歯科技工士を続けていくためには労働環境も大事ですが、自分が行っている仕事が、社会の役に立っているというプライドも大事だと思います。その確認ができるような環境は歯科技工を続けていくうえでのカンフル剤になります。

図5は患者である私の父親とその治療にあたっていただいた坂本有文先生（現平和通り歯科口腔外科院長）です。実はこの時まで私は父親の口腔内を知りませんでしたが、私の技工士人生の中で最高の超難症例。上下とも顎堤はなく、反対咬合で上顎はほとんどフラビー。下顎に骨隆起までありました。患者は歯科技工士のため要望も多く大変でしたが、義歯装着後体重は五キロ増え、本人も満足しています。

まとめ

私は剣道を習っていますが、上達のために①好きであること。②勉強すること。③感謝すること。が大事と考えています。小さいころ父の職場で遊んでいたのはやはり興味があったから。幼稚な目標を達成するため少しは頑張って勉強しました。社会の中で生きてきて多くの人たちとの出会いに感謝し、その気持ちを大切に育ててきたつもりです。仕事は学校と違って卒業という区切りがありません。一度決めた職業を変更するには自分自身の決断が必要になります。そのため慎重になってしまいがちですが、まず好きかどうかを判断基準に選んでみてはどうでしょう。好きなら少しの我慢はできるでしょう。好きなら少しの努力ができるでしょう。努力すれば賛同する仲間との出会いがあります、仲間を大切にすれば、あなた自身もささえられます。それはあなたが歯科技工を好きであり続けることに繋がります。

最後に今回執筆のチャンスを与えていただいた（一財）口腔保健協会と、貴重な資料をご提供いただいた（公）日本歯科技工士会時見高志常務に感謝します。

参考文献

(1) 社団法人日本歯科技工士会調査企画部：歯科技工士実態調査報告書、二〇〇六。
(2) 吉田栄介：歯科技工原価計算要領（二〇〇五年版）、日本歯科技工士会、二〇〇五。
(3) 岩崎夏海：もし高校野球部の女子マネージャーがドラッカーの「マネージメント」を読んだら、ダイヤモンド社、二〇〇九。

図の出典

図1〜4については、「厚生労働省平成二十二年度衛生行政報告例」を基に時見高志先生が作図されたものを提供していただきました。

編集者一覧

橋本光二（日本大学歯学部歯科放射線学講座）

升谷滋行（日本大学歯学部歯科保存学第Ⅰ講座）

飯野文彦（医療法人社団創美会 いいの歯科医院）

歯科医療のおもしろさ —後輩たちへ贈る28のドラマ—

2013年1月15日 第1版・第1刷発行

編集 橋本光二・升谷滋行・飯野文彦

発行 一般財団法人 口腔保健協会

〒170-0003 東京都豊島区駒込1-43-9

振替 00130-6-9297 Tel. 03-3947-8301㈹

Fax. 03-3947-8073

http://www.kokuhoken.or.jp

乱丁，落丁の際はお取り替えいたします． 印刷・製本／歩プロセス

ISBN978-4-89605-288-6 C3040